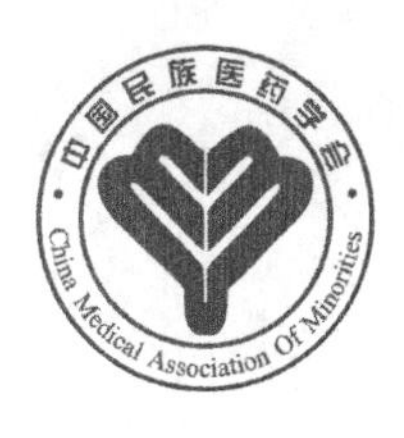

國醫大師養生智慧集萃

孫光榮 敬題

主编 李志更 岳利峰 翟志光 刘理想

中医古籍出版社
Publishing House of Ancient Chinese Medical Books

图书在版编目（CIP）数据

国医大师养生智慧集萃 / 李志更等主编 .—北京：
中医古籍出版社，2022.12（2023.12 重印）
ISBN 978-7-5152-2369-8

Ⅰ. ①国… Ⅱ. ①李… Ⅲ. ①养生（中医）–
基本知识 Ⅳ. ① R212

中国版本图书馆 CIP 数据核字（2021）第 262671 号

国医大师养生智慧集萃
李志更 岳利峰 翟志光 刘理想 主编

责任编辑 张 磊
文字编辑 车佳欣
封面设计 宝蕾元
出版发行 中医古籍出版社
社 址 北京市东城区东直门内南小街 16 号（100700）
电 话 010-64089446（总编室） 010-64002949（发行部）
网 址 www.zhongyiguji.com.cn
印 刷 北京中献拓方科技发展有限公司
开 本 710mm×1000mm 1/16
印 张 18.25
字 数 310 千字
版 次 2022 年 12 月第 1 版 2023 年 12 月第 2 次印刷
书 号 ISBN 978-7-5152-2369-8
定 价 88.00 元

《国医大师养生智慧集萃》
编委会

主　编　李志更　岳利峰　翟志光　刘理想

副主编　马　培　朱爱华　姜幼明　高宏杰　邵小桐
陈　颖　周培娟　张　宁　于雁鸿　孙琛琛

编　委（排名不分先后）
周宇馨　刘　阳　付宏宇　刘鑫雨　吴柔燕
贾岳津　孙淑艳　孙晓峰　张　敏　申传莱
吴墨政　张滨斌　倪敬年　张学凯　奚胜艳
刘　宇　郑乘龙　魏明清　李　婷　王建伟
李　楠　芦红梅　张楠楠　吴　瑶　边　清
杨淑慧　杨　霞　贾海骅　孙志波　李玉波
白云翼　金秋月　李晨阳　杨冬妹　王　京

主编简介

李志更，医学博士，中国中医科学院基础所治则治法与养生学研究室研究员，硕士生导师，中国中医科学院广安门医院西单门诊部主任医师，第六批全国老中医药专家学术经验传承人，中华中医药学会亚健康分会委员，中国中医药信息研究会名医学术传承信息化分会理事。曾参研多项国家级、院级科研项目，临床擅治皮肤、脾胃、心脑血管、男妇科等多种疾病。

岳利峰，医学博士，主任医师，硕士生导师，任职于北京中医药大学东直门医院脑病科三区。出身中医世家，北京中医药大学青年名医，美国康奈尔大学 Houston Methodist Hospital 神经病学临床访问学者。师从田金洲院士，擅长失眠专科（焦虑、抑郁）、头痛专科、脑血管病、更年期综合征、头晕、记忆力减退、痴呆、亚健康等疾病诊治，研究方向为中医药防治脑血管病及情绪障碍。主持完成国家自然基金青年项目 1 项，在研北京中医药大学杰出青年人才项目 1 项，发表学术论文 80 余篇，其中 SCI 收录 15 篇，主编专著 6 部。

翟志光，医学博士，中国中医科学院中医基础理论研究所病毒中心副研究员，硕士生导师，中国中医科学院广安门医院西单门诊部副主任医师，中国中医药信息学会干支象数医学分会常务理事，中国民族医药学会疑难病分会常务理事，中国民间中医医药研究开发协会生命健康专业委员会常务委员，北京市海淀区新型冠状病毒肺炎防治中医专家组成员，北京中医药“薪火传承 3+3 工程”项目孔伯华名家研究室成员。曾主持和参加国家级或省部级科研项目多项，临床主治皮肤病、男科病。

刘理想，医学博士，中国中医科学院中医基础理论研究所研究员，国医大师陆广莘先生学术经验传承博士后，第六批全国老中医药专家魏雅川学术经验继承人，研究生导师，兼任北京华夏中医药发展基金会《伤寒杂病论》学术传承工作委员会秘书长，中国民间中医药研究开发协会生命健康专业委员会副秘书长，国际易学联合会易学与养生专业委员会常务理事。主要从事中医治则治法与养生、健康医学研究及中医临床工作，先后出版《中医历代名家学术研究丛书·龚廷贤》《黄帝内经养生使用手册》及《中医“肝肺气交”理论及其在临床自身免疫性皮肤病诊治研究》等图书。

路 序

中医药是祖国传统文化中的一颗璀璨明珠，为中华民族之繁衍昌盛和世界医学的发展做出了巨大贡献。半个多世纪以来，余亲见中医同道们为中华民族保存、继承、丰富祖国医药学这份珍贵宝藏艰苦卓绝地奋斗。在思想解放、科学昌明的好时代，广大青年更当肩负使命，在传承、发扬中医药学之道路上奋勇攀登，寸积铢累。

国医大师乃国家及中医药行业之宝贵财富，其学识丰赡，成就卓越，理论造诣精深，学术思想独到，临证经验丰厚，技术水平精湛，饱含创新精神，在业内具有相当影响力。继承好、发展好、利用好国医大师学术经验，是当代中医药传承发展的重任之一。

中国中医科学院中医基础理论研究所立足于从中医学的科学观念和理论体系出发，采用传统和现代相结合的方法，继承和发展中医学理论体系，成立三十多年来成绩斐然。中医后起之秀李志更博士主持的基础所科研发展基金项目“国医大师学术经验研究”，从养生思想到临证经验，全面梳理、归纳、总结国医大师之学术，初步形成了“国医大师学术思想及临证精华”这套书稿。

其中，《国医大师养生智慧集萃》由养生概论和养生心法两部分组成。养生概论介绍中医养生学发展简史、基本观念和基本原则；养生心法讲述国医大师们的养生智慧，包括调神、饮食、起居、因时、雅趣、运动、体质等方面，各章节都选录了大师们的养生医话，并对养生方法进行详细解读，方便读者领悟掌握。

中医药不仅属于中国，更属于全世界。衷心期望后学能全面继承国医大师及老一辈中医人的学术经验，传承精华，守正创新，使祖国医药学这颗千年瑰宝焕发新彩，造福全人类健康。

欣然为序。

九九醫翁路志正
辛丑冬月於北京

前 言

国医大师是由国家人力资源和社会保障部、卫健委（卫生部）和国家中医药管理局在全国范围内评选出的国家级中医大师，是我国德高望重、医术精湛的中医中药名家，是中医药领域的卓越代表和国家级楷模。我国于2009年评选表彰了首届30名国医大师，之后又于2013年评选出第二批国医大师30位，2017评选出第三批国医大师30位。截至2022年1月1日，全国共90名国医大师，其中更有在世（或已故）百岁国医大师干祖望、邓铁涛、颜正华、路志正、阮士怡、李辅仁等。

健康中国倡导“重视疾病预防和慢病健康管理”。中医养生作为治未病和慢病防治的重要载体，越来越受到重视。中医养生是中医学特有的概念，是在探索生命规律的过程中逐渐形成的涵盖预防疾病、增进健康、延年益寿等技术与方法的独特理论体系。“养生”一词最早见于《庄子·内篇》。“养”指调养、补养、养护；“生”是生命、生存、生长之意。中医经典著作《黄帝内经》奠定了养生理论基础，建立了养生的科学理论体系，对养生学的形成和发展起到了承前启后的作用。随着经济与社会的发展变革，人们对美好生活的向往和益寿延年的渴望与日俱增。同时，各种各样的环境及食品问题，生活节奏的加快，精神心理的压力，饮食结构的变化，又使亚健康人群不断增加、慢病比例不断上升，养生日益受到人们重视。人口逐渐老龄化、未病先防的思想观念以及医疗费用加大等因素，也促使养生成为个人和社会的必需。越来越多的人体会到，健康才是人生最宝贵的财富，拥有健康才能更好地拥有未来。

为了传承好国医大师们的养生学术思想与实践经验，弘扬中医药养生文化，我们组织编写了这本书。全书分为养生概论和养生心法两大部分。其中，养生概论主要向读者介绍中医养生学的发展简史、养生观念和基本原则；养生心法讲述国医大师们的养生智慧，具体包括调神养生、饮食养生、起居养生、因时养生、雅趣养生、运动养生、体质养生等章节，在每个章节中都选录了国医大师们的养生医话，并在编者按语中对该养生方法进行了分析解读，以便读者能更好领悟和掌握。书中有些内容需要在专业医师的指导下进行，不要盲目照搬。国医大师排名不分先后，由于编写时间仓促，还有些国医大师的养生医论未能收集，深感自责和歉意。本书疏漏、不足和错误之处在所难免，恳请读者批评指正！

本书出版得到中国中医科学院中医基础理论研究所科研发展基金项目（KJ202012）、北京中医药大学青年名医培育项目（BUCM-2019-QNMYB011）和北京中医药大学杰出青年人才项目（BUCM-2019-JCRC007）的支持，本书被列入中国民族医药学会图书出版规划项目（编号：ZMTS22023）。

编者 2021 年 7 月于北京

目录

一、养生概论

二、养生心法

一、养生概论

养生，顾名思义，“养”，含有保养、培养、调养、补养、护养等意；“生”，就是指人的生命。概言之，养生就是保养人体生命，是指有意识地通过各种手段和方法保养生命的一种主客观行为，是人类为了自身良好的生存与发展，根据有机体生命过程中的活动规律所进行的一切物质和精神的身心养护活动。这些方法充分利用了自然和社会环境的诸多有利因素，强调精神、情志、饮食、起居、气功、运动、时序、日光、空气、环境、针灸、天然药物等对养生的重要作用，全面调动人体自身的调节能力，使人与环境和谐一体，对人体不仅无伤害，能养、能防、能治，而且简便易行，卓有成效，是人类却病延年的理想手段。

中医养生学凝聚了前人的养生智慧和经验，是中医学的重要组成部分，中医学的基本观点、理论和方法都在养生学中有具体的应用，甚至还更加深入。养生学内容涉及天文气象、预防保健、心理行为、社会医学等多学科领域，实为综合我国历代研究人体养生保健的科学总结，已逐渐成为一门富有中医养生保健特色的独立学科。

（一）养生学发展简史

中医养生学的形成与发展经历了漫长的岁月，具有悠久的历史和极其丰富的内涵。其发展源流大致可分为以下几个历史阶段：

1. 远古起源期

原始社会，生产力极为低下，人类生活条件艰苦，此时，生存是最迫切的需要，促使人们积极探求祛病延年的方法，朦胧的养生思想行为就融合在人类最初为生存而斗争的实践探索中，体现于食、住、狩等活动中，人们为生存而与大自然相适应的过程中，开始萌发一些养生保健的方法。

食：在人类生存初期，由于生存条件和认知的限制，人们过着茹毛饮血的生活。火的发现结束了这种原始的饮食方式，食物烤熟后不仅容易消化，更重要的是大大提高了饮食卫生，减少了肠道传染病的发生。此外，火的发现可以帮助人们抵御严寒，温暖机体，灸、焫、熨等治疗方法在此基础上应运而生，成为早期治疗及养生保健的重要手段。

住：古人生产力水平低下，改造自然的能力有限，为了生存，会尽量选择自然条件较好的河谷区域群居，且冬居营窟夏居橧巢，以避免生禽猛兽的侵害和适应自然气候的变化，此即环境养生的起源。“古者禽兽多而人少，于是民皆巢居以避之，昼拾橡栗、暮栖木上”（《庄子·盗跖》），说明古人筑巢穴、栖木上是为了躲避野兽，以防猛兽的伤害；而为了适应自然界气候变化，才选择“冬则居营窟，夏则居橧巢”（《礼记·礼运》）。

狩：原始时期，先民长期采集、狩猎于森林之间，听百鸟之鸣，闻山间松涛之声，观飞禽走兽之姿，随而模仿之，此便是音乐、歌、舞、体育养生的发端，如《吕氏春秋·适音》记载：“筋骨瑟缩不达，故作为舞以宣导之。”

2. 先秦奠基期

（1）先秦时期的养生实践

先秦时期，养生知识和实践经验得以进一步积累。

在个人卫生方面，甲骨文中的“沬”字表示洗脸，“浴”字表示洗澡，说明早在夏商时期，人们已经有洗脸、沐浴的习惯。在《礼记·内则》中提到，“五日则燂汤清浴，三日具沐，其间面垢，燂汤清浴，足垢，燂汤清洗”“头有创则沐，身有疡则浴”，说明在周代人们已经有定期沐浴的生活习惯并记载入册。中国古代的个人卫生意识觉醒较早，对疾病防治及养生具有重要意义。

在环境卫生方面，商代的甲骨文中，即有扫帚的“帚”字。史载更早即有“厕所”，《周礼》云“宫人为其井匽，除其不蠲，去其恶臭”，“匽”，即路厕，这说明当时人们已经注意到环境卫生的重要性并有专人负责清洁。《礼记·内则》云“凡内外，鸡初鸣，咸盥漱衣服，敛枕簟，扫室堂及庭”，说明清洁扫除在当时已经融入人们的日常生活，成为每个家庭及个人的日常卫生习惯，人们的环境卫生意识较强。

在饮食调摄方面，据《周礼》记载，当时已经有了专门管理饮食卫生的食医，“掌和王之六食、六饮、六膳、百羞、百酱、八珍之齐”。对于饮膳烹饪，注意五味调和。《吕氏春秋·本味》云：“调和之事，必以甘、酸、苦、辛、咸，先多后少，其齐甚微，皆由自起。”同时创造了“食治学”，将病人的饮食营养和临床结合起来，通过饮食调摄促进人体康复或者改善预后。

在行为道德方面，对敬老养老已经有了丰富经验。《礼记·内则》云：“孝子之养老也，乐其心，不违其志；乐其耳目，安其寝处，以其伙食忠养之”“凡养老，有虞氏以燕礼，夏侯氏以飨礼，殷人以食礼，周人修而兼用之。”在婚育制度上，《左传》提出“男女同姓，其生不蕃”之论。《周礼·地官·司徒》中说：“男三十而娶，女二十而嫁”，提示古人早就提出了反对同姓、近亲结婚，优生优育等主张，这与后世所倡导的相同，对于中华民族的健康繁衍具有重要意义。

在药物养生方面，《山海经》中有百余种药物，并对其进行分门别类。其中补药具有益气养血、调和机体、延年益寿的作用，说明古代就有通过药物进行调养的医疗实践，为后世药物养生提供了文献参考及实践基础。

（2）诸子百家的养生观点

在养生经验进一步积累的同时，随着社会生产力的提高，科学文化的进步，诸子百家总结诸多养生经验，将其上升为理论，其中包括了许多养生保健的精辟论述。

《周易》是先人着眼于宇宙天地，立足于人类自身，对自然界发生、发展、变化规律的总结，是生活及生产实践的伟大历史记录。它蕴藏着深邃的哲学思想，以阴阳来阐述宇宙变化规律，即所谓“一阴一阳之谓道”。《周易》以求认识宇宙运动变化规律、探讨生命奥秘，进而把握生命的思想，是中医养生学理论的本源。

先秦时期，道家学说以老子、庄子为代表，他们各自的学术主张与中医养生有一定联系。道家所提倡的“道”，是天地万物化生的基本法则，是万物生长变化的基本规律。《道德经》云“人法地，地法天，天法道，道法自然”，就是对“道”的具体阐述。人，生长于天地之间，隶属于自然，符合自然界基本规律，即“是谓深根固柢，长生久视之道”。起源于道家的养生思想便植根于此。除此之外，道家思想中的“清静无为”“返朴归真”“顺应自然”“贵柔”及“动形达郁”等主张，对中医养生理论形成及后世养生实践有很大促进作用。

儒家非常重视修身养性，指出养心与养形都是养生的重要内容，精神与形体之间，精神起统率支配作用，强调道德行为修养。在饮食养生方面，儒家提出“食不厌精，脍不厌细，食饐而餲，鱼馁而肉败，不食。色恶不食，臭恶不食。失饪不食，不时不食”，强调了饮食要求烹饪得当，腐败变质的食物不可食用，同时提出了饮食要规律、顺应四时的原则。在注重身体方面，儒家养生思想也强调要合理地安排生活，注意起居有时、劳逸适度、饮食有节等。

《管子》在老子关于“道”是宇宙本原思想的基础上，明确提出“道”即“精气”的观点。《管子》中记载，“精也者，气之精者也”“精存自生，其外安荣，内脏以为泉源”，认为“精”是五脏六腑的物质基础，是正常生理功能的保障，同时提出存精的具体方法，即“爱欲静之，遇乱正之，勿引勿摧，福将自归”(《管子·内业》)，主张虚其欲以存精。还提出养生的重要原则是按时作息、节制饮食与适应气候，这些原则是现代医家提出的饮食养生、起居养生、四时养生等概念的理论雏形。

《吕氏春秋》强调生命的根本是精气神与形体的统一，并认为人之精血贵在通利流畅，精血一旦有郁，则百病由生，故明确提出“动”对于健康的重要性，并且指出不能长寿的原因有气不宣达与血脉壅塞等，所以“作为舞以宣导之”。

总之，先秦时期是我国从原始时代进入文明时代的重要转折时期。这一时期里，生产的发展、社会的进步，使人类对自然、生命的认识有了更大进步。长期的医疗实践活动，为医学的发展积累了大量的宝贵经验，先秦诸子的“百家争鸣”为中医理论体系的建立打下了初步的基础。

3. 秦汉成形期

这个时期中的许多帝王君主都热烈追求养生长寿，故中医养生学发展较快，涌现出一大批著名的养生家以及养生专论、专著。秦汉时期，道教已盛行，道家学说作为统治阶级维护统治的思想武器，黄老学说得以进一步继承发展；西汉之际，汉武帝“罢黜百家，独尊儒术”，使儒家思想得以大力发展；东汉时期，佛教传入中国，并迅速成长起来，道、儒、佛三教思想都对当时的养生思想产生了巨大影响。

（1）《黄帝内经》奠定了养生学理论基础

中医经典著作《黄帝内经》的成书是中医养生学史上的一块里程碑，为中医养生学的形成奠定了理论基础。书中内容涵盖了中医养生学的理论体系、基本观点、基本法则和诸多养生方法，为养生学做出了极其重要的贡献。

①对生命起源规律的阐述

《素问·宝命全形论》指出“天地合气，命之曰人”，认为自然界的阴阳精气是生命之源，因而《黄帝内经》中的生命观是认为生命是物质的。《素问·上古天真论》中论述了男子以八岁为一生理阶段，女子以七岁为一生理阶段的生理递变规律，《灵枢·天年》中记载了以十岁为一阶段的递变规律以及人的生理变化特点。以上都说明《黄帝内经》对人体生、长、壮、老、已的生命规律有了细致的观察和科学的概括，并注意到了年龄阶段的变化和性别上的生理差异。

②天人相应，顺应自然

《黄帝内经》提出人与自然界为一个整体。人依附于自然而存在，自然对人的生、长、壮、老已有极大的影响。因而，《黄帝内经》强调要天人相应，顺应自然规律，如《灵枢·本神》指出，要“顺四时而适寒暑”，《素问·上古天真论》明确指出“虚邪贼风，避之有时”，从而开辟了中医“治未病”的先河。

③对衰老的认识

《黄帝内经》中详细记载了衰老的过程及表现，并指出衰老与情志、饮食、起居、劳伤等因素密切相关，提出要“法于阴阳，和于术数，饮食有节，起居有常，不妄作劳，故能形与神俱，而尽终其天年，度百岁乃去”（《素问·上古天真论》），是后世中医养生学发展的理论基础。

④明确提出养生原则和方法

《黄帝内经》中载有许多重要的养生原则和行之有效的养生方法，如顺应自然、调和阴阳、濡养脏腑、疏通气血、形神兼养等原则，以及调情志、慎起居、节房事、适寒温、和五味、导引按跷、针灸等多种养生方法。《黄帝内经》中提出的“治未病”原则将养生和预防疾病密切结合在一起，这一点对后世具有极其重要的指导意义。

（2）张仲景的养生思想

东汉医圣张仲景提出“养慎”的养生方法。《金匮要略·藏府经络先后病脉证》中提出：“若人能养慎，不令邪风干忤经络，适中经络，未流传腑脏，即医治之。四肢才觉重滞，即导引吐纳，针灸膏摩，勿令九窍闭塞。更能无犯王法，禽兽灾伤，房室勿令竭乏，服食节其冷热苦酸辛甘，不遗形体有衰，病则无由入其腠理。”明确指出了注意外避虚邪贼风，是防病保健的一个重要方面。这段话也同时强调饮食与养生的关系，认为饮食之冷热、五味之调和，以适宜为度，方可起到养生作用。并主张运用导引吐纳等方法防病治病，体现了中医防治结合、预防为主的原则。

（3）华佗的养生思想

《三国志·华佗传》载：“人体欲得劳动，但不当使极尔，动摇则谷气得消，血脉流通，病不得生，譬犹户枢不朽是也。”在先秦《吕氏春秋》中动则不衰之说基础上，华佗进一步阐述了“动形养生”的道理。华佗对导引健身术也十分重视，在总结前人的基础上，改良归纳成模仿虎、鹿、熊、猿、鸟五种动物动作的导引法，称之为“五禽戏”。该法操作简便，行之有效，大大促进了导引健身的发展。

（4）王充的先天禀赋说

禀气的厚薄决定寿命长短的观点由东汉时期的王充提出，在他所著的《论衡》中提到，“若夫强弱夭寿，以百为数，不至百者，气自不足也。夫禀气渥则其体强，体强则其寿命长；气薄则其体弱，体弱则命短，命短则多病寿短”。在生育方面，王充还认为下一代健康与生育数量相关，他指出：“妇人疏字者子活，数乳者死。……字乳亟数，气薄不能成也。”少生少育者则赋予子女后代精气较为充足，子女先天禀赋充足，故健壮而寿命长；反之，“数乳”者，则禀受父母精气薄弱，故子女体衰而寿命短。因此王充提倡少生少育。王充的这一思想，将优生与长寿联系起来探讨，具有超时代的先进性。

（5）《神农本草经》重药补

《神农本草经》成书于东汉时期，将中药分为上、中、下三品。其中，上品药物为补养之品，多具有益气养血、缓和调中、补益延年之功效，科学服用可强身健体，常用之品如人参、黄芪、茯苓、地黄、杜仲、枸杞等。

（6）《淮南子》

该书集道、儒、法、阴阳等各家思想为一体，在养生方面强调形、神、气之间的联系和统一，提出要慎守三者，对后世养生学的发展有一定影响，提醒人们要"将养其神、和弱其气、平夷其形"（《淮南子·原道训》）。

4. 魏唐充实期

（1）道家养生兴起

魏晋时期，盛行服食丹石药饵的风气，客观上促进了药物养生及道家养生流派的兴起；导引吐纳学术迅速发展，出现以葛洪、陶弘景为代表的倡导导引吐纳的养生家，促进了功法养生的发展，充实了中医养生学的内容。

①葛洪《抱朴子》

东晋医家葛洪不仅精道教理论而钻研深刻，对中医养生也有独到的见地和理论。他首先提出"养生以不伤为本"，认为预防先于治疗，日常生活中以预防为主进行养生，良好的生活习惯有利于长寿。对于养生之术，葛洪首次提出了"胎息"功法。其在《抱朴子·释滞》中指出，"行气可以治百病……或可以延年命，其大要者，胎息而已"。

②陶弘景《养性延命录》

南朝的著名养生家陶弘景，融合了佛、道思想，精研医术，学习总结前人文献后编撰成《养性延命录》一书，是现存最早的一部养生学专著。全书共二卷，分教诫、食诫、杂诫、服气疗病、导引按摩、御女损益等六篇。书中论述的养生法则和方术概括起来，大致有顾四时、调情志、节饮食、宜小劳、慎房事、行气吐纳等几个方面。《养性延命录》不仅总结了秦及两汉时期的养生思想，更反映了陶弘景对于养生的理解与创新，对推动中医养生学的发展具有重要意义。

（2）佛家养生思想的发展

佛教自传入中国后，发展迅速，对我国医药学的发展有一定促进作用。医家们总结出佛学中有关养生的思想、观点和方法，与中医理论相结合，形成独特的佛家养生思想。

在养生方法上，佛教有其独特之处，比如参禅、达摩《易筋经》。参禅的过程要求宁神静气，故有调身、调气、强健身体、祛病延年的作用。养生家将参禅的要点融入吐纳导引健身功之内，成为以静坐为特点的健身功法。唐代《备急千金要方》中记载的“天竺国按摩法”，也是由当时印度传入的佛教徒常做的一种体操式的按摩法。

在环境养生方面，佛学强调人与自然同调同养，因此提倡自然环境的保护，进行植树造林等事业。在寺院的选址要求上，多选在依山傍水、风景秀丽之处，有益于佛教修行，清心宁神，摒除杂念。从环境养生角度出发进行精神调摄，大大丰富了中医养生的内容。

另外，佛家有关养生的论述十分丰富，比如《六妙法门》《摩诃止观》，以及阐述心理修养的《百法明门论》《妙云集》等，均是佛教典籍中关于养生的经典论述。这些典籍不仅对佛学的继承和发展有促进作用，对于养生学的发展也产生了很大影响。

（3）道、儒、佛、医思想的汇通

隋代王通提出道、儒、佛“三教归一”的纲领后，三家之说成为官方正统思想推行于世，并相互渗透融合。社会安定、经济繁荣和文化思想的多元化，为养生学术的发展创新提供了良好的平台。中医养生学得到了进一步的充实。唐代孙思邈作为最具代表性的人物之一，融道、儒、佛、医诸家学说于一体，广泛搜集、整理、推广养生方法，不但丰富了养生术内容，也使得诸家传统养生法得以流传于世，在养生学发展史上，具有承前启后的作用。其在养生学方面的贡献，大要有以下五方面：

①继承和发展了《黄帝内经》“治未病”的思想

《备急千金要方·养性序》中强调“善养性者，则治未病之病，是其义也”，“是以圣人消未起之患，治未病之疾，医之于无事之前，不追于既逝之后”。孙思邈在继承和发展了《黄帝内经》“治未病”思想的基础上提出了“养性”之说。

②奠定了我国食养学的基础

“安身之本，必资于食”“不知食宜者，不足以存生也”。孙思邈认为适宜饮食是安神保健的根本，是养生防病的重要手段。他在《备急千金要方》中将食物分为谷米、蔬菜、果实、鸟兽四类，并附上性味、功效，为人们日常选用提供指导。此外，对老人饮食他也提出了具体的要求。孙思邈的食养、食疗学术思想，奠定了我国食养学的基础。

③强调房中补益

孙思邈在《备急千金要方·房中补益》中指出“凡觉阳事辄盛，必谨而抑之，不可纵心竭意，以自贼也”，提示房事应当有所节制，不可肆意纵欲。在《备急千金要方·养性禁忌》中还指出，“男女热病未瘥，女子月血、新产者，皆不可合阴阳”，提示男女结合也要视双方身体状况而定，防止诱发或加重疾病，这些观点都是具有科学性的性保健内容。

④重视妇幼保健

孙思邈在《备急千金要方》一书中，首列妇科、儿科卷，对妇幼保健的疾病诊治论述甚详，特别强调了妇女、儿童在生理病理上的特殊性，为后世妇幼保健开了先河。

⑤收集、整理、推广养生功法

孙思邈在研习道、佛之学的同时，对养生之理论及养生之术也皆颇有见解。在他的《备急千金要方》中提到，“道林养性”“房中补益”“食养”等道家养生之说，也有“天竺国按摩法”等佛家养生功法。他将佛、道思想与养生相结合，创新出独具特色的养生功法，丰富养生内容的同时，也推广了诸家传统养生方法。

5. 宋元发展期

宋元时期，卫生事业的发展受到了政府的特别重视，大量的养生食药出现在官修的医药典籍中。活字印刷术的出现，更便于人们对以往养生经验、成果进行整理总结，使其更加系统化；在大量实践中积累的新经验、新知识，使养生学不断地丰富和发展。如八段锦，分南北两派，特别是南派歌诀易记，术式简便，流传至今不衰。

（1）中医养生理法的日趋完善

宋元时期养生理论和方法日益完善。北宋末年，官方编撰的《圣济总录》及《太平圣惠方》中载有许多摄生保健的内容，特别强调药食结合的方法。寇宗奭编撰的《本草衍义》中，指出药物有不同性味，只有方证相应，有的放矢，才能取得良好疗效。此外，张元素的《珍珠囊》、李杲的《用药法象》、朱震亨的《本草衍义补遗》等对此多有发挥补充及完善。

针灸学在宋元时期也有了很大的发展，出现了“针灸铜人”以及相关针灸专著，如《新铸铜人腧穴针灸图经》《针灸资生经》《十四经发挥》等。同时，又出现了子午流注针法，主张穴位与时辰相结合以达到更好的治疗保健目的。宋元时期中医养生取得了卓越的成就，对后世产生了深远的影响。

（2）老年医学的充实和发展

在唐代孙思邈提出老年保健的基础上，宋元医家对老年保健方法有了进一步的认识与发展，更加全面认识老年人的生理、病理特点，促进了老年医学的发展。宋代陈直撰《养老奉亲书》，元代邹铉在此书的基础上继增三卷，更名为《寿亲养老新书》，是老年医学专著。其主要特点如下：

①强调精神摄养

陈直指出，“凡丧藏凶祸不可令吊，疾病危困不可令惊，悲哀忧愁不可令人预报……暗昧之室不可令孤。凶祸远报不可令知，轻薄婢使不可令亲”。根据老年人的精神情志特点，强调老年人应保持情绪稳定，防止情绪过激。《寿亲养老新书》云“自身有病自身知，身病还将心自医，心境静时身亦静，心生还是病生时”，进一步说明了心理与生理状况可互相影响。

②主张饮食调养

“高年之人，真气耗竭，五脏衰弱，全仰饮食，以资气血；若生冷不节，饥饱失宜，调停无度，动则疾患”。因此，提出“老人之食，大抵宜温热、熟软、忌其粗硬生冷”，及“善治病者，不如善慎疾；善治药者，不如善治食”（《寿亲养老新书》）的主张。老年人尤其应注意饮食调养。

③提倡顺时奉养

顺应四时的自然规律进行养生对老年人来说更为重要。故陈直指出，“依四时摄养之方，顺五行休王之气，恭怡奉亲，慎无懈怠”（《寿亲养老新书》）。依据天和的性质，顺四时变化而摄养，才能老当益壮。

④重视起居护养

《寿亲养老新书》云“竭力将护，以免非横之虞”，老年人在日常生活中要时时注意，护养方法是：“凡行住坐卧，宴处起居，皆须巧立制度。”

⑤注意药物扶持

老年人用药慎用峻猛方药，恐伤正气，甚则危及生命。《寿亲养老新书》提出，老年人医药调治应采取“扶持”之法，即用性味平和、药力温平的方药进行调治，切不可峻补猛泻。

（3）食养方法的丰富

陈直是宋代对食养食治贡献最大者，他在《养老奉亲书》中，介绍了大量食养食治的内容，并阐明了食养的理论。我国现存第一部完整的饮食卫生和食疗专书是元代饮膳太医忽思慧所撰《饮膳正要》，该书制定了一套饮食卫生法则，具体阐发了饮食卫生、营养疗法，乃至食物中毒的防治等，是一部具有养生指导意义的古代食谱。另外，李东垣、朱丹溪等对饮食保健的有关原则和诸般宜忌也有很多精辟论述，进一步丰富了食养的内容。

（4）“金元四大家”的中医养生观点

①刘完素：调养正气

刘完素强调“主性命者在乎人”“修短寿夭，皆人自为”的思想。他重视气、神、精、形的调养，但尤其强调气的保养。这种“人主性命”说，说明能否延年益寿取决于人自身的主观能动性。对于养气方法，他认为“吹嘘呼吸，吐故纳新，熊经鸟伸，导引按跷，所以调气也；平气定息，握固凝神，神宫内视，五脏昭彻，所以守其气也；法则天地，顺理阴阳，交媾坎离，济用水火，所以交其气也”（《素问病机气宜保命集·原道论》），通过这种调养之法可起到调气、守气、交气的作用。

②张子和：祛邪扶正

张氏认为祛邪即所以扶正，邪去则正气自安，反对唯人参、黄芪“为补”的狭隘观点，主张用攻法防病治病，他还提出“养生当用食补，治病当用药攻”（《儒门事亲》）的主张。“君子贵流不贵滞”是其养生保健的思想核心。此外，他还提出通过调饮食、施药物、戒房劳、练气功等方法进行养生调摄。

③李东垣：调养脾胃

李东垣认为元气耗损是人之早夭的根本原因，“人寿应百岁……其元气消耗不得终其天年”（《兰室秘藏·脾胃虚损论》），而“元气之充足，皆由脾胃之气无所伤，而后能滋养元气”（《脾胃论·脾胃虚实传变论》）。脾胃为后天之本，顾护脾胃是防病抗衰、延年益寿的一条重要原则。通过调节饮食可护养脾胃。“饮食自倍，则脾胃之气即伤，而元气亦不能充，则诸病之所由生也”。饮食应适量，不可超过自己所能承受，否则会损伤脾胃，影响精微物质生成。另一个重要途径是通过调摄情志保护脾胃。李氏指出，“凡愤怒、悲思、恐惧，皆伤元气”，说明精神情志变化可影响脾胃功能。同时也要注意未病先防，防止其他脏腑传变影响中焦脾土。李氏重视顾护脾胃，并提倡以此来益寿延年的精辟理论别树一帜，另辟一途，不仅创立了“补土派”这一流派，疗效也为后世所肯定。

④朱丹溪：阴气保养

朱丹溪力倡“相火论”，提出“阳常有余，阴常不足”的观点，强调阴气

“难成易亏”，因而在治疗与养生上，主张以滋阴为主。特别是对于老年群体，肾精渐衰，阴血不足，虚火易亢炎为害，故在老年人治疗和养生方面，更要注重阴血、阴气、阴精的保养。

宋元时期涌现出了不少养生学家及养生专著，尤其是金元的学术争鸣，更促进了养生学的发展。具有代表性的就是金元四大家的学术观点。宋元时期对前人的养生理论、原则和方法的继承与发展，对老年病学的防治和摄生保健有了独特的见解与推动。中医养生学在宋元时期，理论趋于完备，内容更加丰富。

6. 明清鼎盛期

明清时期，形成了全民性的养生文化热潮。很多士大夫和知识分子弃仕为医、转儒从医。大部分医家和养生家非常重视实践，勇于创新。此时期名家辈出，名著纷呈，使中医养生学得到了更大范围的发展和推广。

（1）明清时期主要养生观点

①养生注重调养“命门”

明代的温补派以赵献可、张景岳为代表，他们主张命门学说，反对滥用寒凉药物，主张用温补药物峻补命门，其主要著作是《医贯》和《景岳全书》。

赵献可主张养生及治，均以保养真火为要，提出“吾有一譬焉，譬之元宵鳌山之走马灯，拜者、舞者、飞者、走者，无一不具，其中间惟是一火耳。火旺则动速，火微则动缓，火熄则寂然不动，而拜者、舞者、飞者、走者，躯壳未尝不存也”（《医贯·内经十二官论》）。

张景岳提出“阳强则寿，阳衰则夭”（《景岳全书·传忠录》）的论点，指出“欲知所以生死者，须察乎阳，亲阳者，察其衰与不衰……此保生之本法也”。张景岳认为“命门主乎两肾，而两肾皆属于命门。故命门者为水火之府，为阴阳之宅，为精气之海，为死生之窦，若命门亏损，则五脏六府皆失所恃，而阴阳病变无所不至”（《类经附翼·求证录》），故他特别重视顾护命门之火，这对纠正当时滥用寒凉，败胃伤阳的时弊有重要意义。

②养生注重调养五脏

李中梓主张肺、脾、肾三脏俱重并编著了《寿世青编》一书，并提出了养心说、养肝说、养脾说、养肺说、养肾说，强调了五脏同调的重要性。明末医家汪绮石曾言："治虚有三本，肺、脾、肾是也。肺为五脏之天，脾为百骸之母，肾为性命之根，治肺治脾治肾，治虚之道毕矣。"强调了虚劳的预防，提出了六节、七防、四护、三候、二守、三禁的原则。

③养生注重药饵、饮食保健

药饵学说从明代开始进入了快速发展时期，出现了一批杰出的医家，如万密斋、龚廷贤、李时珍、李梃等。他们在继承了前人的理论基础上，对方药的运用原则和方法均有创新及发展，对药饵养生的形成起了较大的推动作用。

李时珍的《本草纲目》对药饵和食养有较多论述，不仅详细记载了大量饮食药物养生的资料，还整理了很多食疗方法。《寿世保元》云："温而不热，清而下寒，久服则坎离既济，阴阳协合，火不炎而神自清，水不滋而精自固，平补之圣药也。"说明该书作者龚廷贤主张老年保健用药应温和平补，长久服之则可延年益寿。李梃同样认为药饵保健用药宜选用平和、中和、温和之品，反对温热峻补和滥施汗、吐、下等法，同时强调了"量体选药"的重要原则。

④养生注重动静结合，形神共养

动静结合的养生方法在明清时期明确提出。李梃在《医学入门》中指出，"精神极欲静，气血极欲动"。明代以后，导引术逐步进步和发展。如《遵生八笺》载有八种导引；罗洪先所撰《仙传四十九方》详细载录华佗"五禽图"，并指出"凡人身体不安，作此禽兽之戏，汗出，疾即愈矣"，说明了导引对减轻疾病及养生保健具有重要作用。清代沈金鳌于《杂病源流犀烛》中列有"运动规法"，主要包括导引、气功和按摩等。导引保健在明清时期提出并发展，使人们意识到动静结合养生的实用价值。

⑤养生注重颐养老年人

明清时期非常重视老年人的养生保健，出现了大量关于老年养生保健的著作，如龚廷贤《寿世保元》和龚居中的《万寿丹书》《安老怀幼书》《老老恒言》等，均继承和发扬了中医养生学，为中医老年医学做出了重要贡献。

（2）明清时期主要养生著作

①《遵生八笺》

《遵生八笺》是一部成书于明代的养生著作，由高濂所著。全书由相对独立的八个部分构成，所以命名为"八笺"，分别为《清修妙论笺》《四时调摄笺》《起居安乐笺》《延年却病笺》《燕闲清赏笺》《饮馔服食笺》《灵秘丹药笺》和《尘外遐举笺》。全书内容非常广泛，包括医药卫生、气功导引、饮食起居、山川逸游、花鸟鱼虫、琴棋书画、笔墨纸砚、文物鉴赏等与养生有关知识，论述了身心调养、性情陶冶、生活调摄、卫生保健、疾病防治、气功修炼、艺术欣赏等却病延年、养生防病的知识与方法，是明代集养生学之大成的一部名著，也是我国历史上不可多得的一部全面介绍养生理论与方法的养生全书。本书名为“遵生”，寓意十分深远，含有“尊重、珍爱、珍惜”生命的意思。此外，讲求养生之道又必须顺应自然，要遵循生命的规律，所以，“遵生”又有遵从的意思。

②《养生四要》

明代医家万全著《养生四要》。全书五卷，分别为寡欲、慎动、法时、却疾及养生总论。万全提倡以寡欲而守性，以慎动而保气，以法时而和阴阳，以却疾而慎医药，从而固本保枝，辟邪防毒，以此长养性命，故称《养生四要》。《养生四要》指出：“无阳则阴无以长，无阴则阳无以化，阴阳互用，如五色成文而不乱，五味相济而得和也。凡养生却邪之剂，必热无偏热，寒无偏寒；温无聚温，温多成热；凉无聚凉，凉多成寒。阴则奇之，阳则偶之，得其中和，此制方之大旨也。”这个中和平衡既济的制方原则，对老年的药饵养生有重要指导意义。

③《老老恒言》

《老老恒言》为清代曹廷栋所著，共五卷。该书延续了《黄帝内经》的养生思想，并形成了鲜明的养生风格，其养生思想主要体现在“首在养静”“贵在养心”“善于遣兴”“顺应自然”“慎饮食起居”等几个方面。曹庭栋虽认为“养静为摄生首务”，但同样很重视动以养生的重要作用。如在《老老恒言·导引》指出，“导引一法甚多，如八段锦、华佗五禽戏、婆罗门十二法、天竺按摩诀之类，不过宣畅气血，展舒筋骸，有益无损”，并提出了“卧功、坐功、立功三项”，以供老年锻炼之用;《老老恒言》载有散步专论，对散步的要求和作用做了专门且详细的论述。针对老人脾胃虚弱的特点，曹庭栋重视以粥养胃益寿，在《老老恒言》中编制药粥配方百余首，以“备老年之颐养”，可谓集食养保健粥之大成。

此外，明清时期的养生专著还有袁黄的《摄生三要》、胡文焕的《寿养丛书》、河滨丈人的《摄生要义》、息斋居士的《摄生要语》、陈继儒的《食色绅言》及《男女绅言》、冯曦的《颐养诠要》、汪昂的《寿人经》、汪潘磨的《内功图说》、尤乘的《寿世青编》、黄克楣的《寿身小补》等，均对养生保健做出了一定贡献。

综上所述，明清时期，随着养生学术普及程度的提高，养生实践对养生学术的验证进一步促进了理论的发展，在养生理论上提出了温补肾阳、治形宝精、调养五胜、动静结合等养生法则，在养生方法上提倡导引保健、武术健身，使老年养生保健得到进一步发展。在这一时期，养生学向前迈进了一大步。

7. 近现代弘扬期

近现代时期，特别是改革开放以来，校勘注释了大批古代文献，总结了大量中医临床经验和学术成果，出版了很多养生专著。养生学界开展了广泛的学术交流活动，对养生学的传播发展起到了很大的促进和推动作用。

在科学研究上，近几十年来，我国借助现代研究手段，对传统养生理论和方法进行了大量的研究，在探索衰老与长寿的奥秘、老年病学基础等各方面都不断取得新进展。一些老年病防治研究所（室）、中医养生研究所（室）相继成立，全面研究中医养生保健的理论与方法，有效地指导了人们的健康保健活动。

在人才培养方面，从 1987 年开始，国家教委决定在中医院校开设中医养生康复专业，并把《中医养生学》和《中医养生康复学概论》列为中医高校的课程之一，部分高校已开设中国养生文化研究生课程。

社会性的养生保健教育全面展开，各地开办了多种培训班，传授传统养生保健的理论和方法；普及养生保健的科普期刊、图书、报纸、电视台、网络、微信等媒体广泛宣传养生知识，为全民族健康素质的提高做出了贡献。

（二）中医养生观念

在中医理论的指导下，中医养生学经过漫长的实践和总结，逐渐形成了特有的养生观念，归纳起来，有如下几个方面：

1. 生命观

中医养生学的生命观是其对生命存在性质、生命活动特点的基本认识和看法，主要包括生命的物质性和运动变化观两方面的内容。

（1）生命的物质观

中医学认为，生命存在是物质性的，是由物质化生的，生命活动是依赖物质的运动。精、气、神是人体生命的三宝，精是生命的物质基础，气是生命的动力，神是生命的主宰。精、气、神三者密不可分，协调统一，维持“形与神俱”的正常生命状态。

①生命活动的根本——精

精是泛指构成人体和维持生命活动的基本物质，正如《素问·金匮真言论》所说：“夫精者，身之本也。”这里的“本”就是根本、基础的意思。精根据来源分为先天之精和后天之精。

先天之精，禀受于父母，充实于水谷之精，而归藏于肾。《灵枢·决气》云：“两神相搏，合而成形，常先身生，是谓精。”父母生殖之精结合形成胚胎之时，便转化为胚胎自身之精，此即禀受于父母以构成脏腑组织的原始生命物质，即《灵枢·经脉》篇所说：“人始生，先成精，精成而脑髓生，骨为干，脉为营，筋为刚，肉为墙，皮肤坚而毛发长。”先天之精在化生人体的过程中，一部分转化为脏腑之精成为人体脏腑组织结构功能的物质基础，一部分封藏于肾中成为生命活力的物质基础。

后天之精，在人出生后才逐渐产生，来源于饮食物中的精微物质、从自然界吸入的清气和脏腑组织代谢所化生的精微物质，是生命得以持续的基础物质。人体生命形成之后，后天之精在先天之精所提供的生命活力的推动下，得以不断化生，同时在后天之精的滋养下，先天之精得以不断充盈。后天之精和先天之精相互依存，融为一体，继续为人体脏腑组织的结构功能提供物质基础。

②生命活动的动力——气

人体之气是由先天之精气、后天水谷之精气及自然界的清气，通过肺、脾胃和肾等脏腑的综合作用而生成的。气是构成和维持人体生命活动的最基本物质，是形成生命活动的根本保证。如《素问·宝命全形论》说：“人生于地，悬命于天，天地合气，命之曰人。人能应四时者，天地为之父母。”《类经》曰：“精、气、津、液、血、脉，无非气之所化也。”气具有推动、温煦、防御、固摄及气化的作用，其运动形式是升降出入。人之所以有生命，是构成人体之“气”的气机运动。正如《素问·六微旨大论》所说：“出入废则神机化灭，升降息则气立孤危。故非出入，则无以生长壮老已；非升降，则无以生长化收藏。是以升降出入，无器不有。故器者，生化之宇。器散则分之，生化息矣。”人体生命力的强弱、生命的寿夭取决于“气”的气化作用，

③生命的主宰——神

神是生命的主宰，人体脏腑组织的功能活动、气血津液的运行、精神意识思维活动，都受着“神”的主宰和影响，如《素问·五常政大论》说：“根于中者，命曰神机，神去则机息。根于外者，命曰气立，气止则化绝。”《灵枢·本神》说：“故生之来谓之精，两精相搏谓之神，随神往来者谓之魂，并精而出入者谓之魄，所以任物者谓之心，心有所忆谓之意，意之所存谓之志，因志而存变谓之思，因思而远慕谓之虑，因虑而处物谓之智。”

神的产生及其所以能发挥主宰作用，是以精和气血为物质基础的，如《灵枢·天年》说：“血气已和，营卫已通，五脏已成，神气舍心，魂魄毕具，乃为成人。”说明形神统一是生命的基本特征，奠定了形神共养的养生理论基础。

总地来说，精、气、神三者，虽然概念不同，但在人的生命过程中，三者是密切联系，不可分割的。就精和神的关系来说，神来源于先天之精，又依赖于后天之精的滋养，故《灵枢·平人绝谷》曰：“故神者，水谷之精气也。”可见精与神的关系是：精能生神，神能御精，精足则形健，形健则神旺；反之，精衰则形弱，形弱则神疲。气与神的关系是：气是生命的动力，气能生神，神能御气。精与气的关系是：精为气的物质基础，气为精的生命力表现，二者密不可分，故习惯“精气”并称。所以精、气、神三者既是生命组成的三种基本物质，也是密切联系不可分割的统一整体，精充、气足、神旺是生命充满活力的根本保证。

（2）生命的运动变化观

中医学认为，天地自然是事物生化的本源基础，天地之气的运动是生化宇宙万物的根本，生命是天地运动的产物，生命体是不断运动变化着的个体，生命永恒地运动变化着，直至终结。故《素问·天元纪大论》云：“太虚寥廓，肇基化元，万物资始，五运终天，布气真灵，总统坤元，九星悬朗，七曜周旋，曰阴曰阳，曰柔曰刚，幽显既位，寒暑弛张，生生化化，品物咸章。”天地之气的升降出入，时刻推动和激发着人体的各种生理活动，故《素问·六微旨大论》说：“故非出入，则无以生长壮老已，非升降，则无以生长

化收藏。是以升降出入，无器不有。”生命运动变化是永恒的，唯有无限期的运动变化，才能生化不息；如果运动变化停止，生化就停止，生命也就随之而消亡。因此，生命是一个运动变化的过程。

生命的物质性决定了生命运动的实质是物质的运动，即精、气、神的运动。人体之精不仅禀源于先天，同时也来源于后天的水谷精气和自然界清气，而这些后天精微物质转变的过程始终都离不开气的运动变化。只有精、气、神三者运动协调互济才能保证生命的物质基础充盛，使生命充满活力。人外应天时，故人之生命活动也随着天时的变化而有相应的节律变化。由于人之生命活动根源于精，受气推动，反映于神，故人体生命活动的节律也反映了精、气、神的运动规律，具体有日节律、月节律、季节律、年节律等。

2. 寿夭观

生、长、壮、老、死是生命过程的自然规律。养生不是追求“长生不老”，而是却病益寿、达到“尽终天年”的目的。所谓“天年”，即自然寿数，自然衰老而死的称为“寿”；不及“天年”而死的称为“夭”。能享受“天年”的人很少，年寿的个体差异也很大。因此，养生学的主要研究课题之一就是探索寿夭衰老的原因、过程与机理。中医学的寿夭观念，归纳起来主要有以下几个方面：

（1）先天禀赋

中医养生学认为，先天禀赋强弱，是人体寿夭衰老的决定性因素，并用体质说和命门元气说来阐释。

①体质说

体质说认为，由先天禀赋因素所形成的体质特点，决定了人体的寿夭衰老。因为人体寿命之长短，依赖于形体之强弱。只有体质壮实坚强，五脏六腑元真通畅，各部器官配合有序，才能长寿，反之则夭亡。

②命门元气说

人体生死寿夭取决于命门之功能。命门功能之强弱取决于元气之多少，而元气之多少是先天遗传的。由于每个人先天所禀赋的元气量不同，以及在后天生活中调摄保养的情况不同，于是便形成了寿夭的个体差异现象。元气命门学说乃为体质学说的补充和发展，因为“元气”质和量的差异是形成体质差异的根本原因，命门只不过是贮藏“元气”之所而已。

（2）后天因素

后天因素是决定人体寿夭的重要方面，其中包括生活方式、社会因素、地理环境、疾病损伤等。

①生活方式

生活方式是指个人在饮食、劳逸、起居、嗜好、欲望等方面的行为方式。不合理、不适度的生活方式，常常是影响寿夭的重要原因，如饮食偏嗜、过饥过饱、过劳过逸、情志不畅和房事不节等等。正如《素问·上古天真论》中所说："今时之人不然也，以酒为浆，以妄为常，醉以入房，以欲竭其精，以耗散其真，不知持满，不时御神，务快其心，逆于生乐，起居无节，故半百而衰也。"

②社会因素

人生活在社会之中，社会的政治因素、经济情况、治理能力、生活层次、文化水平等对人体疾病寿夭的影响非常大。战争、饥荒、骚乱等可引起许多疾病与非正常死亡。研究社会因素和健康、疾病之间的相互作用及规律，促进政府参考制定相应的政治、经济、卫生、法律、文化等各种社会措施，以保护人群身心健康和社会活动能力，提高全社会平均寿命是非常必要的。

③地理环境

地理环境能够影响人体的体质禀赋、饮食习惯、生活方式等，是影响寿夭的重要因素之一。早在《素问·异法方宜论》中就分析了五方的地形、地势、地质、气候、物产等特点。五方居民在各自不同的地理环境和生活习惯的长期作用下，逐渐形成了不同的体质，所患的常见病、多发病也不同。

④疾病损伤

疾病与寿夭之间的关系非常密切。疾病会损伤正气，加速机体衰老，反之衰老更是许多疾病产生的重要原因。还有一些传染病的流行传播，也会造成生命的死亡。所以想要提高人类的寿命，就应当提升人类预防和治疗疾病的能力。

3. 健康观

健康观是指人们对健康状态的认识和界定。养生以保持健康、延年益寿为目的，因此正确的健康观是从事一切养生活动的基础和标准。

（1）中医的四维健康观

传统中医养生学对健康状态的认识相当简洁，但深刻，就是“形与神俱”，具体则有四个维度，即生理、心理、道德、社会的四维健康。需要注意的是，绝对的健康是不存在的，我们都难以达到和具体评价完美的健康状态。

对于生理健康，中医强调阴阳调和，具体指的就是脏腑功能协调，阴平阳秘，表里气机调畅。《素问·调经论》曰：“阴阳匀平，以充其形，九候若一，命曰平人。”就指出阴阳和调之人即为健康之人。

对于心理健康，中医养生学强调心理上要保持与社会环境的和谐与适应，“美其食，任其服，乐其俗”（《素问·上古天真论》），“和喜怒而安居处”（《素问·上古天真论》）；对于欲求则要适度，“内无眷慕之累，外无伸宦之形”（《素问·移精变气论》）。

对于道德健康，孔子提出了“仁者寿”“大德必得其寿”的思想，“君子坦荡荡，小人常戚戚”（《论语·雍也》）。唐代著名医家孙思邈指出：“性既善，内外百病皆悉不生，祸乱灾害亦无由作，此养性之大经，故养性者，不但药饵餐霞，其在兼于百行，百行周备，虽绝饵，足以遐年，德行不克，纵服玉液金丹，未能延寿……道德日全，不祈善而有福，不求寿而自延，此养生之大旨也。”（《备急千金要方·养性序》）

对于社会健康，孙思邈提出在社会生活中应“于名于利，若存若亡，于非名非利，亦若存若亡”（《备急千金要方·养性序》），与人交往要始终保持谦逊诚恳，宽以待人，“常以深心至诚，恭敬于物，慎勿诈善，以悦于人，终生为善”，从而“自平其心”“其德不孤”（《备急千金要方·道林养性》）。

（2）形与神俱的健康标准

完美的四维健康状态是理想化的。中医养生学对健康状态的形与神特征，可以从形体生理、精神心理两个主要方面去判断，其具体标准如下：

①形体生理健康的特征

形体健康主要指观察人外在的表象，是否眼睛有神、呼吸徐缓、二便正常、脉象缓匀、形体壮实、面色红润、牙齿坚固、双耳聪敏、腰腿灵便、声音洪亮、须发润泽、食欲正常等。随着科学技术的发展，现代医学所包括的各种生化、物理等检查的正常，也应该纳入其中。

②精神心理健康的特征

精神心理健康包括精神愉快、心态平和、记忆良好、适应良好等，目前好多方面都可借助现代心理学的量表进行量化评估。

4. 和谐观

中医养生的和谐观，主要包括人与自然的和谐、人体自身的和谐、人与社会的和谐三个方面。养生必须从这三方面着手，合理调养，纠正偏颇，达到和谐状态，才能却病延年。

（1）人与自然的和谐

中医学认为人与自然息息相通，“天人一体”“天人相应”。自然环境包括气候环境、地理环境和生物环境，人与此三者互相通应、密切相关。人们只有将自身融入大自然中，与之协调一致，才能尽终天年。自然气候的运动变化是有一定规律性的。如以一年为观察周期，则有春、夏、秋、冬四季；以一天为观察周期，则有清晨、正午、傍晚、子夜四时，这都是由于自然界气的升降出入运动形成的。在自然气候变化的影响下，人体自身的气机也会随之发生相应的生理、病理的改变，这就是天人相应的道理所在。人体生命活动与自然界阴阳的消长变化密不可分，所以人也必须依据自然的变化来调整自身的阴阳平衡。

（2）人体自身的和谐

人体作为一个有机整体，必须有赖于各部分组织结构的完整和功能上的高度和谐，才能发挥出最佳的生命效应，这就是人体自身的和谐观，主要包括脏腑的和谐统一和形气神的和谐统一。

脏腑的和谐统一主要是指人体内部各脏腑组织器官按照五行生克制化规律相互联系，共同构成一个有机的整体，维持生命活动的正常运行。脏腑的和谐统一尤以五脏最为重要，因为五脏分别贮藏着人体赖以维持生命活动的精、气、神、血、津液等重要物质并主宰着人的精神活动。

形气神的和谐统一主要体现在形、气、神三者之间的关系上。形是指人的形体；气是构成和维持人体生命活动的最基本物质，人体的各项功能都是气化的体现；神有广义与狭义之分，广义之神是指人体生命活动的外在表现，狭义之神是指人的精神意识思维活动，这里着重指狭义之神。形、气、神三者相辅相成，密不可分。神气依赖于形体而存在，形体功能活动的正常以神气的充足互济为前提。

（3）人与社会的和谐

人除了有自然属性外，更有社会属性。人与社会是密不可分的整体，人作为社会的一员，社会对人的影响有时甚至会超过自然因素，其中又以家庭因素对人的影响尤为深重。每个人的一举一动也都可能会对周围其他人及社会环境产生一定的影响。社会存在的比较严重的环境问题、人口问题和道德问题等都是影响人类寿命的重要因素，养生必须注意这些因素，主动减轻这些因素的影响，并要尽可能地营造一个良好的生活环境，以提高生活质量。此外，社会地位的情况对人的精神心理常会产生影响，对自身社会地位的改变要泰然处之，多以平常之心对待地位的变化。

（三）中医养生原则

中医养生学在发展过程中，不断吸取各学派之精华，积累养生实践经验，逐步丰富养生理论，总结凝练出了一些贯穿养生始终、有效指导养生实践的基本原则。谨遵这些原则进行养生，即可达到却病延年、健康长寿的目的。

1. 预防为主

在疾病发生之后再进行治疗，即使痊愈，对健康还是有所损伤，有的还会留下后遗症或残障，因而必须提前预防，重视“治未病”。中医养生学始终强调“治未病”，认为预防疾病的发生是保持健康、延年益寿至关重要的环节。《素问·四气调神大论》指出：“圣人不治已病治未病，不治已乱治未乱……夫病已成而后药之，乱已成而后治之，譬犹渴而穿井，斗而铸锥，不亦晚乎！”这种预防为主、防微杜渐的思想受到历代医家及养生家的推崇，成为中医养生的一条重要原则。概括而言，预防为主的原则包括未病先防、既病防变和病后防复三方面。

（1）未病先防

要善于“防微杜渐”，体察已经出现的或可能出现的不利于健康的因素，采取相应有效的养生保健措施，防患于未然。未病先防具体主要包括调养身体以提高正气抗邪能力和防止病邪侵害两个方面，是预防为主的原则中最重要一环。

（2）既病防变

如果未能未病先防而致疾病出现，那就要“见微知著”，在疾病始萌阶段就采取有效手段进行治疗以解除疾病，同时辅以养生等方法以防范疾病的继发和传变。《金匮要略·藏府经络先后病脉证》所言“见肝之病，知肝传脾，当先实脾”，叶天士所说的“先安未受邪之地”（《湿热论·逆传入营》），都是“早治防变”的具体运用。

（3）病后防复

疾病基本治愈后，由于病后机体阴阳未复、正虚无力或余邪未尽，容易因起居、饮食、劳逸、七情、外邪等而再次发病。因此病后同样应采取有针对性的养生措施以增强体质，平衡阴阳，预防疾病复发。

2. 扶正辟邪

所谓“邪气”，泛指各种致病因素，简称“邪”。与之相对的则是“正气”，简称“正”。所谓“正气”，指人体内具有抗病、祛邪、调节、修复及对外环境适应等作用的一类细微物质。中医养生学非常重视人体的正气，如果正气充足，脏腑功能协调，人的身体也就健康强壮，邪气就不易侵犯，机体就不会发病，即使患病，症状也比较轻，而且也容易治疗和恢复；反之，正气不足，则身体虚羸，精神不振，抗病能力低下，此时邪气便可乘虚而入，侵犯人体而发生疾病。当然，在一定条件下，邪气也可以成为主导因素，因此也主张采取某些措施，“避其毒气”，以维护正气，避免机体阴阳失调而发病。

中医养生学提出了“扶正辟邪”的养生原则，强调以正气为中心，发挥人自身的主观能动性，通过主动调摄，保养正气，增强生命活力和适应自然界变化的能力，从而达到强身健体、却病延年的养生目的。扶正避邪的养生法则在具体实施时，需要做到以下几方面：

（1）调养脾肾

精是生命的根本，精气的盛衰直接影响人体功能的强弱，而肾主藏精，为先天之本。因此，养生学认为扶正当首先从肾入手，将护肾保精固本作为养生的基本措施。护肾保精的方法有很多，可以从节欲保精、运动保健、按摩益肾、导引补肾、食疗补肾、药物调养等多方面入手。通过调补肾气、肾精，培育先天之本，协调各脏腑之间的平衡，使肾中精气保持充沛，以利于元气运行，增强身体的适应调节能力。

历代医家和养生家都十分重视调理脾肺以养生。脾胃为后天之本，肺主一身之气，人出生后依靠脾胃化生的水谷精微和肺所吸入的清气来充养人体，为生命活动提供物质基础。因此益气扶正当从脾肺入手，通过调理脾肺，使化源充足、正气充沛，而达健康长寿的目的。调养脾肺的方法非常丰富，包括饮食调节、药物调养、精神调摄、针灸按摩、起居劳逸调摄、气功锻炼等。

另外，补肾益精与健脾养胃二者相互促进、互为补充，即所谓“先天养后天”“后天补先天”。在所有的养生实践中，必须重视脾肾功能的维护和促进。

（2）清净养神

神是生命的主宰，神能御气。人体的正气只有在神的统驭下，才能保持和顺调达。《素问·移精变气论》高度概括其重要性为“得神则昌，失神则亡”。养生学强调清静养神而和调正气，认为只有保持清静，精神方可得以养藏。具体而言，养神要以清静为本，精神内守，祛除杂念，神动而不躁；少思少虑，用神而不耗神，保持神机灵敏，如此则真气从之，精气充足，邪气不侵，病无由生，生机昌盛。

（3）慎避邪气

《金匮要略·藏府经络先后病脉证》中记载：“夫人禀五常，因风气而生长，风气虽能生万物，亦能害万物，如水能浮舟，亦能覆舟。若五藏元真通畅，人即安和。客气邪风，中人多死。千般疢难，不越三条：一者，经络受邪，入脏腑，为内所因也；二者，四肢九窍，血脉相传，壅塞不通，为外皮肤所中也；三者，房室、金刃、虫兽所伤。以此详之，病由都尽。”中医学认为“风为百病之长”，多种邪气，尤其是六淫外邪，总是依附于风邪而侵犯人体。风邪又常常伤人于不知不觉中，容易为人所忽视。因此，为了免受“贼风”损害健康，即使对于细细微风，也要特别予以重视。所以《素问·上古天真论》中强调“虚邪贼风，避之有时”。不仅是外感邪气值得关注，七情内伤、饮食劳伤、金刃外伤、虫兽灾害等，也同样需要预防。另外，在与邪气斗争的过程中，还要强调“不伤”的养生原则。晋代葛洪《抱朴子·极言》中指出“养生以不伤为本”。所谓“不伤”，就是生活中尽量避免接触各种伤损健康和生命的因素，所谓“伤生之徒，一切远之”（晋·葛洪《抱朴子·至理》）。因此，“不伤”的根本在于正气充盛，而防邪避邪是“不伤”

的重要手段。

3. 形神共养

形与神是对生命体进行的高度概括。形在人体即指肌肉、血脉、脏腑、筋骨等组织器官；神在人体即指情志、意识、思维等心理活动现象，以及生命活动的全部外在表现。形与神的关系是形态与功能、物质与精神、现象与本质的关系，是相互依存、相互影响、密不可分、协调统一的整体。就人而言，形体健壮，必然精神饱满，生理功能正常；精神旺盛，又能促进形体健康。中医养生学认为，养形和养神是密不可分、相辅相成、相得益彰的。无形则神无以附，无神则形不可活，二者相辅相成，不可分离。正是从形神之间相互制约、相互影响的关系出发，产生了形神共养的养生原则，即动以养形，静以养神，动静结合。

动以养形，是指以导引、推拿、调气、咽津等传统养生方法以及各种劳动、体育运动之类的形体之动，使精气流通，气血和调，保养形体，百病不生。正如《吕氏春秋·尽数》所说："流水不腐，户枢不蠹，动也，形气亦然……形不动则精不流，精不流则气郁。"

静以养神，是指通过主动的调摄神志、修德怡神、积精全神等，保护和修养人的精神心理健康；通过节制、疏泄、移情、开导、暗示等措施，及时排解不良情绪，从而恢复心理平衡，达到情志和调、神怡心安的养生方法。正如《文子·下德》所说："太上养神，其次养形。神清意平，百节皆宁，养生之本也。"

动与静，一阳一阴，相互依存，不可偏废，只有动静结合，才能达到形神合一，增强体质的目的。动与静也不可太过，二者都要适度，即如《周易》所说："动静不失其时，其道光明。"不能出现单方面的太过或不及。

4. 五脏为本

人体的寿夭衰老与五脏密切相关，五脏强，则人衰老来得晚，衰老表现轻，寿命较长；五脏弱，或功能紊乱，则人容易早衰短寿。养生应以保养五脏为根本，因为人体的结构、功能、精神等都是以五脏为中心的。首先，人体的形体结构，是以五脏为中心，以经络为通道，从而联系六腑，主宰骨骼、经筋、肌肉、皮毛等结构，并与外界通应。其次，人体的功能活动，是以五脏为中心，通过五脏的功能活动，主宰气血津液精等生命物质的生成、运行与功能，进而供给和调控全身功能的正常进行。再次，人体的精神情志是以五脏为中心，从五脏发出，并受五脏蕴养。外界的各种刺激，必先触动心神，而后由心神主宰各脏产生相应的情绪反应，人的魂、神、意、魄、志等意识思维能力也是由五脏产生并蕴养。因此，养生应该以五脏为重点，规划和实施养生方法，建立起科学的生活方式，针对个体特点，制定出一套合乎自己实际情况的综合养生策略，做好"生命的自我管理"，就能纲举目张，事半功倍。

5. 审因施养

中医养生学将审因施养作为养生的基本原则之一，强调养生应根据实际情况，具体问题具体分析，运用适合个人情况的养生保健方法，不可一概而论。影响生命的因素，其产生根源不外乎天、地、人三方面，故审因施养的养生法则多从三因制宜着手，主动采用适宜的方式方法来顺应天、地、人不同的情况和变化，有针对性地对影响因素施以调节手段，使生命少受或不受不良因素影响，从而达到却病延年的目的。

（1）因时制宜

大自然有四季变换、月相盈仄、昼夜晨昏等阴阳消长转化的规律变化，人受其影响，也有相应的生理变化规律及病理变化特点，不论健康人或者患病者，都会有所体现。因此，因时制宜的养生法则要求根据天时的改变而采取相应的措施。诚如《素问·四气调神大论》所言："阴阳四时者，万物之终始也，死生之本也。逆之则灾害生，从之则苛疾不起。"

①顺应四时变化

一年四季，自然界有着春温、夏热、秋凉、冬寒的气候变化，人体受其影响而产生春生、夏长、秋收、冬藏等相应生命变化。四时变化对人体的影响存在着多元性，应通过主动的调摄顺应四时变化，随时随地与其保持和谐一致，如果违背了这些规律，就有可能产生各种病理变化。

春夏秋冬气候有异，四时季节各有不同的发病特点和季节性多发病，如春季多温病、夏季多暑热、秋季多疟疾、冬季多寒湿咳喘等。养生应了解和掌握四时发病的规律，在某一季节到来时，采取积极主动而有针对性的预防保健措施，达到却病养生的目的。

②顺应月廓变化

月亮的盈亏也可影响人体的生物节律。《素问·八正神明论》说:“月始生，则血气始精，卫气始行；月廓满，则血气实，肌肉坚；月廓空，则肌肉减，经络虚，卫气去，形独居。”说明人体生理功能、气血盛衰都与月亮盈亏直接相关。新月时，人体的气血偏弱；而在满月时，人体气血最充实。此外，妇女的月经周期变化、体温高低、激素分泌、免疫功能和心理状态等都以一月为周期，正如《妇人大全良方·调经门》中所指出的，“所以谓之月事者，平和之气常以三旬一见，以像月盈则亏也”。因此，养生学家们常根据月相进行养生保健，在不同月相时采用不同的养生方法。

③顺应昼夜变化

人体阳气随昼夜阴阳进退消长而有昼夜周期变化规律，正如《素问·生气通天论》所说:“故阳气者，一日而主外，平旦人气生，日中而阳气隆，日西而阳气已虚，气门乃闭。”昼夜变化对人体病理也有相应影响，《灵枢·顺气一日分为四时》指出“夫百病者，多以旦慧、昼安、夕加、夜甚”。因此，应根据昼夜晨昏对人体生理、病理的影响，进行养生保健，妥善安排工作、学习和休息，提高人体适应自然环境的能力。

（2）因地制宜

不同地域的自然地理条件和社会发展程度不同，人生活的环境、条件和习惯不相同，人群整体的基本体质、性格也不相同。中国的地理环境具有“东方生风”“南方生热”“西方生燥”“北方生寒”“中央生湿”的特点，相应地，东南方人，体质多瘦弱，腠理偏疏松，易感受风、热、湿、暑之邪，故阴虚内热体质多见；西北方人，形体多壮实，腠理偏致密，易感风、寒、燥邪，故阳虚内寒体质较多见。因此，要根据地域的差异来采取相应的养生措施。

（3）因人制宜

除了遵循养生的普遍法则外，养生还要根据个人的具体情况，有针对性地选择与自己相适应的养生方法，因人制宜要注意以下几方面：

①根据性别施养

男性属阳，以气为主，性多刚悍，对外界刺激不易引起强烈变化，或者多表现为亢奋形式，狂喜或大怒，而因气郁致病者则相对较少。女性属阴，以血为先，性多柔弱，一般比男性更易受情志影响。因此，男性、女性的养生，除具有一些共性外，也有其各自特殊的养生内容。如女性的经期保健、孕期保健、产褥期保健、哺乳期保健等都是男性所没有的，男性的运动量、饮食宜忌、易患疾病等方面也与女性有不小差别。

②辨别体质施养

人体禀赋不同而形成各自不同的身体素质和精神性格，早在《灵枢·阴阳二十五人》中就详细论述了这种差异。现代中医在此方面的研究较为全面，从体质特点、体质分类，到每种体质如何养生、用药特点等，形成了中医体质学说。因此，养生应根据自身体质的特点，选择适宜的养生方法，有针对性地进行调养。

③区分年龄施养

生命历程可划分为儿童、少年、青年、中年、老年等不同时期和阶段，各个时期人体的精神、生理、心理具有不同的特点，其养生内容自然也应有所不同。例如，对于老年人来说，肌肉力量减退，反应较慢，协调能力差，故则宜选择动作缓慢柔和、肌肉协调放松、使全身都能得到活动的运动，如步行、太极拳、太极剑、慢跑等。

二、养生心法

国医大师作为中医药行业的卓越代表，对中医养生学有着深刻的认知和自我实践。本部分内容精选了国医大师在调神、饮食、起居、因时、雅趣、运动、体质等多方面的养生观点和方法，并在编者按语中对该养生方式进行了分析解读，以供参考学习。

（一）调神养生

调神养生是指通过及时排解不良情绪来维持良好的精神状态，达到心神调和、怡情养性的养生方法。养生贵在养神。乐观豁达，培养兴趣爱好，摒除不良情绪的影响，通过多种方式从内到外保持心灵的美好恬静，可达到神旺体健的目的。内修己身，常怀仁爱之心，精神和形体二者平和相济，才是最理想的保养生命的状态。

中医调神养生观念的发展和中医理论体系有不可分割的关系，它根于中国传统文化，不断完善发展至今，有极为丰富的文化内涵。早在《黄帝内经》及儒道学说中就提及了把调养精神作为养生之本，强调了形神共调的重要性，受到历代医家及养生学者的重视。经过数千年的总结提炼以及无数先辈的实践经验推动了学术文化的发展，使调神养生不仅成为一种养生之术，更成为一种文化积淀，是前人留下来的宝贵精神财富。

【大师医话】

【唐由之】

国医大师唐由之93岁高龄时，精神依然矍铄，一眼看去，也就六七十岁。当有人讨教唐老的养生秘诀，唐老总是很认真地说："其实我平常也没有什么健康秘诀。因为诊务繁忙，加上平时琐事很多，也基本没有机会去锻炼，我想主要是因为我保持相对规律的生活和拥有一颗平常心。"规律生活之一：饮食搭配要合理；规律生活之二：每天睡觉不少于7小时；规律生活之三：活动不拘时间地点；规律生活之四：勤做眼保健操，及时刻保持一颗平常心。"活到老，学到老"，唐老从没有因年龄渐长而考虑躺在功劳簿上颐养天年。几十年来，唐由之潜心研究医术，在面对人生的高峰和低谷时，他始终保持内心的平衡和宁静，坚持读书学习、做科研项目，为诸多眼部患者解除痛苦或送去光明。[1]

【王绵之】

国医大师王绵之一生曾两次与癌症相遇，都被他一一化解，很多人都好奇，觉得他一定有什么抗癌秘方，王老笑着提出，"其中的秘诀就是快乐，快乐最直接的表现就是笑"。

俗话说"笑一笑，十年少"，人的身体就是一个天然药库，当人们欢笑的时候，就能分泌出一种快乐的物质，这种物质叫作"快乐荷尔蒙"，正是这种快乐荷尔蒙，起到了祛病强身、延年益寿的作用。王绵之教授就是利用这点轻松乐观地对待癌症，谈到这些经历，王绵之教授说："如何来延长生命，特别是把生存的质量提高，用现在的话说，这底下有大学问，不要妄求，怕死就是妄求，老想今天怎样长寿，明天怎样长寿，这违反自然规律，是不可能的事情，你心态一淡，相反倒比你想的还长了。"[2]

【王玉川】

"世事复杂，萦绕犹豫最伤神，医患建立真挚诚信后，七分心理疏导三分药治"。古往今来，历代养生家把调养精神作为养生寿老之本法，防病治病之良药。王玉川老师提出其藏在心、静以养神的养生心得。《素问·痹论》说：

“静则神藏，躁则消亡。”静是一种心态，神气的过用、躁动，往往容易耗散消亡。刘元素在《素问病机气宜保命集》中指出，“神太用则劳，其藏在心，静以养之”。恬淡虚无，静修己身，有助于神气的潜降内守，神得养则身体强健，御邪外犯。《淮南子》说：“神清志平，百节皆宁，养性之本也；肥肌肤，充肠腹，供嗜欲，养性之末也。”可见精神调摄确为养生长寿方面的重要一环。

修节止欲，顺气调神。王玉川归纳为四法：节制法（通过节制情绪防止七情过极）、疏泄法（及时排解不良情绪）、转移法（转移思想焦点或转移周围环境，在情感纠葛中释放自我）、情志制约法（用互相制约、互相克制的情志来转移和干扰原来对机体有害的情志，以达到协调情志的目的）。

立志健魄，大德增寿。王玉川提出，正确的精神调养必须要有正确的人生观。养生首先要立志，要树立起生活的信念，对生活充满希望和乐趣。树立理想，坚定信念，充满信心，量力而行，保持健康的心理状态，是养生保健的重要一环。[3]

【李辅仁】

中医泰斗李辅仁，1919 年 6 月出生，是中央领导人保健专家组成员，首届 30 位“国医大师”之一。如今已经百岁的李老，精神矍铄，说话底气十足，体重一直保持在 70 多公斤。健康的身体，是自己医术高超的最好说明，也说明他有着与众不同的养生秘诀。[4]

李老常说：“一个人的精神寄托很重要，用则进，废则退，如果自己在 60 岁就退休，就没有今天的好身体。”他说：“我这一生遇到的不顺利和波折太多了，中医百年坎坷，我经历大半，如果不是豁达的心态，恐怕早就没有今天了。”“我几十年与人为善，助人为乐，不伤人，不记仇，不报复，事业上不断努力钻研。”心胸坦荡、上不愧天、下不愧人、保持平和的心情是老年人保健的一大秘诀。[5]

李辅仁把保持坦然心安、少留遗憾作为一条重要的养生原则，大力推崇“医者，仁者之术，人之痛，己之痛”之说。李辅仁的学生们说，李辅仁是个特别认真的人，他的认真体现在做人、做事上，体现在对患者的满腔热情上。让李辅仁最生气的就是，做医生的对病人漠不关心、麻木不仁，无视病人疾苦。他从事保健工作数十年，一直本着“将心比心”的原则做事情，让自己少些遗憾，多做些好事。[6]

【贺普仁】

“以医治人，以义正己”为贺老一生座右铭，他以倾囊之德传授于徒，诠释了大医精诚的内涵；同时创立“病多气滞，法用三通”的中医病机学说和“贺氏针灸三通法”治疗体系，为针灸临床走向规范化、标准化的轨道奠定了基础。贺老说：“得失不在心中，荣辱皆如浮云。情绪开朗是最首要的。凡事不斤斤计较，有个健康的心灵才是养生的根本。”[7]

【路志正】

养生的第一要素是心态平衡，然后与人为善。儒家讲“仁者寿”，道家讲“上善若水”。路志正常说：“要宽厚、诚意待人，一定要与邻为善。”在工作当中要有计划、有步骤，不能急躁，特别是不能空想，要扎扎实实地干。他曾说：“在我接触的病人里，现在的年轻人总是急躁易怒。年轻人负担太大，体力、脑力、精力都是有限度的，严重透支，这样不好。”[8]

【郭子光】

郭子光说：“养生之道，修德为先，这是中国养生学最具特色之点。”孔子《中庸》云“大德必得其寿”，故“仁者寿”。《素问·上古天真论》亦云：“淳德全道……此盖益其寿命而强者也。”可见养生当从修德入手，养德养生无二术，是历代养生家遵循的准则。[9]

【张灿玾】

养生是一个比较复杂的问题，它包括养形与养神两个方面，而养神尤为重要。人有了精气神，生机自起，充满活力，也就是水到渠成了。用张老的话来说，神虽然是寄于形，以形为载体，“然形常随神而动”，形的变化起因，是由神而决定的，所以“神伤者，形难健”。那么如何养神，使之保持充沛呢？张老的方法就是勤于书卷，情趣务多，养成每天读书的习惯，保持丰富的情趣，从而保持精神舒畅。[10]

张灿玾教授认为，读书乃是一种最大的乐趣，也是最好的享受。遇有不快之时，常读书自慰，遇有不眠之夜，则挑灯再读。读书不仅是知识的积累，也是智慧的源泉，同时，也是养神的良策。

作为一个现实的人，欲解除诸般烦恼，莫过于求知，而读书，则是求知的重要途径之一。有了知识，就可以提高解决实际问题的本领，妥善地解决生活、工作、学习中的各种矛盾，减少思想上一些不必要的烦恼，精神上自能得到一定的宽松和安慰，起到不养而养的作用。宋人尤袤，一生好读书，常谓“饥读之以当肉，寒读之以当裘，孤疾读之以当友朋，幽忧读之以当金石琴瑟也”。善读书者，自知其言之不谬也。

人之生也，百年之过客，匆匆一世，欲有所为，忙亦必然。然而人的精力与体力毕竟有限，欲以有限之体力与精力，去完成无限的事业，就需合理地安排、科学地调节，才可保证精力与体力久用而缓衰。张老在青少年时期，农忙季节下田劳动，都带一本书在休息时阅读。工作忙碌时，利用休息时间，可读一点提神的书，阅读专业书劳累时，可以改换专业外的书。兴趣的交替，兴奋点的转移，日久自成习惯，既不劳累，又可休息。[11]

【张琪】

中医认为，百病都源于“七情六欲”，即人的健康与精神面貌息息相关。因此张琪认为，要根据老年人特有的生理、心理特点来调整精神状态，做到乐观豁达、心安少欲。因此，要继续追求适合自身状况的志趣，做到有所寄托而使大脑始终处于良好功能状态，这样才能心态平衡而增强免疫功能，就不会受到疾病的侵害。[12]

张琪教授认为养生不同于养身，养生过程中，既要注重形体养护，更要重视精神的调摄。乐观豁达的心理状态是最有效的长寿秘诀，是其养生理念之精华。这就是《黄帝内经》所谓“精神内守，病安从来”。张琪强调调神与强身的统一，认为单纯的体育锻炼、饮食营养、药物滋补虽然可以增强体魄，但不注意精神调摄，无益于颐养天年。他主张强身先调心，护形先护神。[13]

【任继学】

任继学提出，人不能离开自然，但亦脱离不了七情之变，因此养生调节情志尤为重要。情志的发生总统于脑，发源于神，动于五脏，以应外界客观事物反应，因而情志稳定与否对健康有重大影响。调情志应做到以下四个方面：

1. 常乐观

乐观情绪能安定神气，促进健康。《管子·内业》云：“凡人之生也，必以其欢。忧则失纪，怒则失端。忧悲喜怒，道乃无处。”《黄帝内经》亦提出“以恬愉为务”。《淮南子》主张“和愉”(《俶真训》)，认为人“性有以乐也”(《诠言训》)。《遵生八笺》引《孙真人铭》曰：“安神宜悦乐。”上述认识是符合人体生理实际的。因为乐观有助排除思想上的杂念，能促进神气的安定。古人云“乐而忘忧”，就是这个意思。乐观不仅能够忘忧，还能流通气血，加强对神的滋养，从而增进健康。《素问·举痛论》曰：“喜则气和志达，营卫通利。”说明喜能疏通营卫，使神气和调，意志畅达，保持清静不乱的状态。所以《类修要诀》说：“笑一笑，少一少；恼一恼，老一老。”

2. 和喜怒

喜怒人皆有之，唯过则有害。《灵枢·本神》云：“喜乐者，神惮散而不藏……盛怒者，迷惑而不治。”因此，静神学派多主张调和喜怒，安定神气。《黄帝内经》将“和喜怒”列为养生大法之一。《彭祖摄生养性论》指出：“喜怒过多，神不归室。”说明喜怒太过能扰动神气，致使神气浮散而不藏，躁动而不静。故《养性延命录》主张“少喜、少怒”，而《养生论》把“喜怒不除”作为养生五难之一。老年肝血虚衰，神气虚惫，性急易怒，对于调和喜怒尤应加倍注意。

3. 节思虑

少思则神和，多思则神败。《灵枢·本神》曰：“怵惕思虑则伤神。”《彭祖摄生养性论》说：“切切所思，神则败。”所以《类修要诀》主张“少思虑以养其神”。这里的“少思”，应该理解为避免过分的思虑。老年血气衰弱，心力不济者，应当量力而行，切实减少思虑，以免心神耗竭难收。《养生肤语》曰：“人之致思发虑，致一思，出一神；注一念，出一神，如分火焉。火愈分油愈干火愈小，神愈分精愈竭神愈少。”是以思虑不可不节。

4. 去忧悲

《灵枢·天年》云：“六十岁，心气始衰，苦忧悲。”指出老年精气衰退，心神不足，易生忧悲之苦。忧悲不已，则易躁伤神气，损害健康。如《彭祖摄生养性论》说：“积忧不已，则魂神伤矣。”《养性延命录》亦说：“多愁则心摄。”因此，老年人应当注意怡情悦志，灭愁绪，去忧悲。[14]

【徐景藩】

中医常说："怒伤肝，喜伤心，思伤脾，忧伤肺，恐伤肾。"情志太过与不及，都可导致气血运行失常，脏腑功能失去平衡。徐景藩80余年的人生，坎坷走过来，非常不容易。徐景藩常说人生在世，要有一颗平常心，什么叫"平常心"？就是"随缘"。能随缘，始终保持愉悦的心情，就能解除许多烦恼，省下许多心机。若为贪欲所羁绊，犹如东汉岑彭所说："人苦不知足，既平陇，复望蜀，每一发兵，头鬓为白。"此外，要有自信心，但不能自满。[15]

【李振华】

"情志安宁，气血通畅"。李振华认为，喜、怒、忧、思、悲、恐、惊，中医谓之"七情"。情志安宁，可使气血运行保持动态平衡。喜、怒、忧、思、悲、恐、惊在生活中难以避免，但只要生活中加强修养，爱好广泛，尽量做到心情乐观，宽宏大量，严于律己，宽以待人，不计得失，不计恩怨，志闲少欲，助人为乐，遇事不躁，就能保持心静志安。情志安宁，气血通畅，人就健康长寿。正如《黄帝内经》所说："志闲而少欲，心安而不惧，形劳而不倦，气从以顺，各从其欲，皆得所愿。"李振华曾谦虚地说"我只初步做到了一些"，但这确是养生学中最重要的一个方面。而心神修养，也是必做又较难做之事。[16]

【程莘农】

程莘农教授说："我没有什么养生秘诀，除了每天上下班来回走路，从不健身。"不过他还是总结出自己的三点习惯：一是不生气，二是吃饭九成饱，三是不轻易改变原有的生活习惯。程老说："我向别人拍桌子，那不是真的生气，大喊大叫之后我就忘了。"他说："我说的不对，别人不当场和我辩论那是他的问题。别人说的不对，我就要当场和他辩论。"程老有颗童心，孩子般纯净。事来心始见，事去心遂空。他的孙子程凯教授告诉我们，"爷爷心宽，心里没事"。

程老自己是针灸界的泰斗，在被问及是否用针灸来自我保健时，程老却说："针灸养生是有效果的，但是我没做，我觉得自然一点好。少吃饭、少生气，以前抽烟喝酒，现在都戒了。我儿女孝顺，家庭和睦，心情舒畅就比什么都好。”几句话道出了养生的真谛：道法自然、养心为上。[17]

【邓铁涛】

“仁”是一种含义极广的道德范畴，“仁者”是拥有高尚道德情操，具有大智慧、人格魅力、善良的人。邓老一生献身中医，以振兴中医为己任，以助人为快乐之本，将道德修养与日常生活紧密联系，可谓德高望重。他反复强调“仁心仁术，是医之灵魂”，认为养生首先要养德，养德是养生的根本。良好的道德修养是为人处世、修身养性的根本，也是健康长寿的基础。

我国历史上亦有许多养生家重视修身养性。孔子在《论语》中指出“仁者寿”“大德者必得其寿”，强调仁德是长寿的基础；孙思邈是古代有名的长寿医家，亦十分重视养性修德，他在《备急千金要方》中多次强调养德的重要性：“养生之道，重在养神；养神之要，重在养德”“性既自善，百病不生”，认为良好的品德有助于身心健康，胜于一切灵丹妙药。

邓老及历代养生家对修身养性的重视，充分证实了德全的人“不祈善而有福，不求寿而自延”。修身养德是养生保健的关键，是健康长寿的基础。正如《黄帝内经》所云：“所以能年皆度百岁而动作不衰者，以其德全不危也。”[18]

邓老强调，养生勿忘养心。《素问·灵兰秘典论》云：“心者，君主之官，神明出焉。”说明心为人身之主宰，主神明，可以驾驭精神情绪，维持机体内外环境的平衡，保证机体的健康。邓老酷爱读经典，如《论语》《孟子》《庄子》《道德经》等，闲暇时喜欢练习书法。邓老认为“书法能养神，养神能练意，使一切杂念全抛之九霄云外，这种全身心的投入，有益于健康长寿”。故每当遇到心情不适时，便会持笔写字而令自己安静下来。此外，邓老平时还通过静坐、冥想等方法使自己获得内心的平静。静坐的要点是：单腿交换盘坐，稳坐于板椅上，上身自然放松，头位正直，自然闭目，两手置于腹前相互轻握，以人体感觉舒适为度，按平常呼吸，静坐约30min。此法不但在晨起和入睡前可以帮助静心，还能在旅途奔波中帮助安定心神。邓老说：“人若想健康长寿，除了要有健康的体魄外，还要有一个好的精神。”[19]

【何任】

《素问·阴阳应象大论》说“怒伤肝”“喜伤心”“思伤脾”“悲伤肺”“恐

伤肾”，说明人的精神状态会影响人的健康。健康的人，情绪要安定，也就是《素问》说的“精神内守，病安从来”。精神的波动、刺激，也能影响内脏和全身，所以古人说“养生莫如养心”，养心宜以“诚”为第一。有了诚的心态，待人接物唯诚，那么处世就“真”了，立身就“实在”了。所以何任认为养生的第一步是自己心诚，这样对待一切都真、都正。心无挂碍，身体当就平安健康。得了某种疾病，常会顾虑自已所患疾病是否严重，有无危险，这是人之常情，但从保护身体、养心着眼，不必着急，要沉着，诚恳听医生的话。《灵枢·师传》说：“人之情，莫不恶死而乐生，告之以其败，语之以其善，导之以其所便，开之以其所苦，虽有无道之人，恶有不听者乎？”这些都是对病人、对周围的人、对医生最好的养生教导。何任以前曾写过一篇《养生和民族音乐》，说到常听音乐会使精神宁静，茶饭添香，有益健康，这就属于精神方面的养生。[20]

【裘沛然】

国医大师裘沛然认为人体本身存在着一个调控系统，具有自我调整、自我控制、自我修复、自我防御的能力。而这些功能的发挥，必须以心境泰然，神志安定，充满乐观和信心为前提，否则反而导致病情的加速恶化。《素问·痹论》早有“静则神藏，躁则消亡”之训。在患病过程中，患者对疾病必然会产生各种心理反应，而各种不同的心理因素又必然给疾病带来不同的影响。大量临床事实证明，乐观、开朗、心情舒畅、意志坚强等良好心理因素，可以促进机体的新陈代谢，增加机体的抗病能力；焦虑、忧郁、恐惧等不良心理因素，将会干扰机体的正常功能，削弱体质和抗病能力，这就是《黄帝内经》中所称“神不使”而致预后不良。[21]

裘老认为养生关键是做到“二要”：一要养生且莫贪生。养生的内涵是对生命的尊爱而不是贪生，养生体现了人类一种忧患意识，一种未雨绸缪的预防思想。对于生死，宋代理学家张载说：“生吾顺矣，殁吾宁矣。”裘老也有诗曰：“养生奥指莫贪生，生死夷然意自平；千古伟人尽黄土，死生小事不须惊。”把养生置于治疗之先，是中医学一以贯之的理念。精神旷达才能心境泰然，百体从命。裘老以为，养生首先不要贪生，要有豁达的思想与淡泊的胸怀。而不贪生，不怕死，贵乎参透生死。正确的人生观应该充分认识到世间万物有生必有死，“生吾顺事，殁吾归焉”。生，我来到世上，顺乎自然，是自然而然的事情，而我的死，就像从来处返回一样，也应该是自然而然的事情。这就是庄子《齐物论》所归结的“一生死”（生死等同）、“齐得失”（得失划一）的观点。生活的辩证法揭示：坦然面对生死者不一定会死，而害怕死亡者反而促其寿夭。自然规律有生必有死，生不必贪恋，死不足畏惧，也无可逃避。[22]对待生死的态度，也即是对待人生的态度。裘老常说，人不必刻意追求健康长寿，重要的是珍惜生命的价值和意义。从容、淡定、坦然地面对生活，品味人生，乐天知命，以审美的眼光打量这色彩缤纷的世界，诗意地活在真实的生命感受之中，自然而然也就健康长寿了。[23]

二要养生先养神。裘老说“养生贵在全神”，就是努力使自己保持至善至美、恬淡宁静的心态。摒除邪恶和贪欲之心，不慕求浮荣，不损人利己，破除私心杂念，要有忠恕仁厚、纯一无伪的精神，这样，人体才能气血和畅、五脏安宁、精神内守、真气从之，应享天寿。[24]裘老根据自己切身的体会，总结养生的经验是：保持健康的关键在于“全神”。因此，养生首先要“全神”。努力使自己的精神完美无缺，要运用各种修心养性、澄心息虑的方法，使自己的心态保持至善至美、恬淡宁静的境地，必须具有一种高尚的思想境界，摒除邪恶和贪欲之心，不慕求虚荣，不损人利己，破除私心杂念，要有忠恕仁厚、纯一无伪的精神，高旷淡泊的襟怀。[22]

养神的关键是澄心息虑，即消除担忧，消除杂念。《孔丛子·答问》云：“不在劳神，不须苦行，息虑忘机合自然。”《淮南子·泰族训》云：“凡学者能明于天人之分，通于治乱之本，澄心清意以存之，见其终始，可谓知略矣。”陆机《文赋》云：“罄澄心以凝思，眇众虑而为言。”裘沛然先生认为，澄心息虑，并不是说人不要思维。人不能没有思维，问题在于思一定要“纯”，搞学问要纯真专一，寝馈其中，乐而不疲。虽殚精竭虑，但对身体没有什么大碍。相反，心术不正，钩心斗角，嗜欲无穷，声色劳神，往往导致食不甘味，夜无酣寐，神气受伤，影响了人体自我调节功能，所以难以达到人应享的年寿。中国古代学者中不乏长寿之人，就是明证。只有澄心，才能浩气长存，威武不能屈，富贵不能淫；只有息虑，才能志存高远，心胸坦荡，形神俱健。裘老曾自拟“一花四叶汤”：“一花”，健康长寿之花；“四叶”：豁达、潇洒、宽容、厚道。不失为养神之道。[25]

裘老非常推崇儒家做人的道理，做人做得好，就能心理和顺，健康长寿，心存仁爱，与人为善，“仁者寿”，寿命就相对延长。处处有仁爱之心，处处行仁爱之举，处处有普济众生的思想，有帮助人的思想，助人为乐，这种思想就是仁心，有仁爱的人心理就平和，《黄帝内经》有句话："故主（心）明则下安，以此养生则寿。"身体健康，首先要有道德修养。要心地善良，做人做好人，不要做坏人。做坏人的结果是害人害己，不仅肉体上受损害，而且精神上也受损害。做坏事必然心犹惕厉，时刻不得安宁，于心不安，则神魂颠倒，日不安寝，夜不成寐，胡思乱想，必然造成气血紊乱（逆乱），功能失调，抵抗力降低。这样怎能谈得上长寿！做好人，心地好，心安理得，心境泰然，百体从安。心就是指大脑，百体包括头脑和内脏。做好人的好处，就是身体健康，得到长寿。人体的调节功能在什么情况下作用发挥得最好呢？就是心境平和、心情安泰的时候。淡泊以明志，即是淡泊名利。现在有不少人，社会知识也能说出不少，文章发表不少，实际上却是理论与实践相脱节。又有许多人膏粱厚味、酒色无度，摇精淫乐，一心想发财，孜孜汲汲，唯利是图，这种人必然夜梦颠倒，心神不安，怎么延年呢？饮食膏粱厚味，所以出现"三高"症。做人的道理包括从生活起居到理想境界，首先是在思想上要淡泊名利，轻视生死，要树立正确的生死观，这是从宏观上看问题。人的自然死亡是正常死亡，现在许多人往往不得其寿而死。人应该活到150岁，而目前都没有达到，就是不得其寿。疾病多不一定短寿，身体弱并不影响寿命长短。[26]

【颜德馨】

国医大师颜德馨认为，养生首先必须有良好的心态。对事业的执着追求，又脚踏实地，就会感到生活实实在在，不会产生老人常有的孤独感和心灵空虚。对事业要认真，要付出爱心，做到热心、醉心、痴心，达到了痴迷忘我的程度，就会转化为对生命的珍惜和热爱，就会对生活产生动力，就会产生阳光万里、乐观向上的心境。抗衰老，不允许老人产生悲观和阴霾的心理；抗衰老，就在于不断与衰老病死、与困难进行抗击、作搏斗，让生命像雄鹰展翅在搏击风浪中前进。颜老的心态非常健康，他用刘禹锡的诗句自勉："莫道桑榆晚，为霞尚满天。"既正视进入高龄的现实，又珍惜彩霞满天的美好时光。"生命在于流动"，这是颜德馨教授从中医气血理论和"生命科学"提出的养生理论的核心指导思想。[27]

颜德馨养生基本原则是：第一，不发怒；第二，即使遇到一些不愉快的刺激，也要及时宣泄，向亲人诉说衷肠，一吐为快。关于修养心境，家庭的教育影响着一个人的一生。《颜氏家训》开后世“家训”之先河，颜德馨至今念念不忘儿时父亲对自己的精心教导，“仁”就是人内心的完美道德境界，是天理，所以能战胜自己的私欲而复归于天理，自然就达到了仁的境界，所以为人要谦虚，严格要求自己，尊重他人。他秉承父亲教诲，一生仁心仁术，即使在十年浩劫中被下放到“五七干校”劳动，依然竭尽所能为患者服务，遇到病人有难，不论多晚都偷偷跑出去看病。他的医德医术得到了百姓的称赞，他也从解除病人疾苦中得到了最大的快乐。颜德馨平素重视孔孟之学，时常为儿女讲解修身治家、处世为学的内涵。他常说：“《颜氏家训》主要是强调克己复礼，对此我一直谨记在心，落到实处，就是要宽容待人，保持心胸豁达。”[28]

【朱良春】

国医大师朱良春教授是国宝级人物，深受广大群众的爱戴，虽已近百岁高龄，但仍然精神矍铄，思维敏捷。朱老的养生之道，其实可以用他自己总结的16个字来概括，即：生活规律，情绪乐观，运动适量，饮食合理。朱老认为，保持乐观、健康、积极的情绪很重要。古人云“笑一笑，十年少”。反之，如果每天愁眉不展，则会肝气郁结，并影响肺、脾、肾等脏腑的工作，扰乱机体的正常运转。以朱老长年的临床经验看来，乐观、积极、配合治疗的患者预后较好，而悲观、被动不配合治疗的患者则预后较差。现代社会竞争激烈，人们的压力普遍加大，情志不舒致病的患者也越来越多。常见的情况是，去医院查不出问题，吃药又不见效，于是更加烦躁，这就更需要我们努力去调节自己的情绪，保持乐观，从根源上避免疾病的发生或加重。[29]

朱老认为“想得开，看得空，才能成为长寿翁”。但是作为大多数人来说，要想做到看空一切并非易事，所以很多人常常都会出现患得患失的心态，心情当然不会好。至于老年人，不要总是想到人已到黄昏，离死亡不远了，就整天忧心忡忡的。要热爱生活，保持乐观的心情，才能延年益寿。朱老一生中，始终保持平和的心态，既不过忧，也不过喜，“一切听任自然，别人看重我，需要我去办事，我就尽力去办；如果没有人找我，就要耐得住寂寞”。不要去钻营，也不要将得失看得过重，只有神安才能延年益寿。[30]

朱良春有几句口头禅：“精神愉快，青春常在”“想得开，看得空，才能成为长寿翁”。他认为，保持健康，还要有一个良好的心态。笑能帮助人体消化、血液循环，并具有发汗作用，而且有助于全身器官功能发挥作用。人的精神情绪与疾病、健康和长寿是紧密相连的，很多长寿老人都是心胸开朗、热爱生活的人。朱老进一步阐述，中医讲七情，喜、怒、忧、思、悲、恐、惊皆从心中生，大喜伤心，大怒伤肝，大思伤脾，大悲伤肺，大恐伤肾。因此，要保持心态平衡，知足常乐，有所为有所不为，不要过分强求而自寻烦恼。遇事退后一步，多做自我反省，这样很多烦恼就会自动解除。朱良春教授说，自己听任自然，不求名，不图利，“有人找我办事了，我就尽力去办，没有人找我，我从不去钻营。心态很平和，不计较得失”。他引用了《黄帝内经》中的一句名言：“恬淡虚无，真气从之，精神内守，病安从来。”他解释道，要能做到经常保持心情愉快，精神安定，不追逐名利，不忧患得失，就能使自身抵抗力增强，免疫力提高；少些不必要的牵挂和强求，思想平静，精神才不会耗散，疾病也不会找你。[31]

【李士懋】

出诊、带徒、授课、著书，国医大师李士懋每天都承担繁重的工作，可他依旧精神矍铄，声音洪亮，有着骄人的精力和体力。说起养生，他表示自己没有刻意服用什么保健品，饮食也很随意，没有坚持做什么养生功法，只是有时到公园散散步。他说：“我没有什么养生秘诀，顺其自然，对生活无苛求，随遇而安。钻研岐黄，心无旁骛。在我看来，养生重在调神。这一点是有依据的，例如《黄帝内经》就有‘粗守形，上守神’‘失神者死，得神者生’的说法。”

养静藏神。中医理论认为“心主神”，心为君主之官，在志为神，神乱最先扰心。而使心神能保持清静的关键就是节欲，对声名、物欲有所节制，心胸坦荡宽广，享受生活，知足常乐。在李老看来，一个人有自己喜欢的工作，专注于事业追求，本身就有凝神敛神的作用，所以那些专注、敬业的科学家、艺术家也常健康长寿。李老正是通过潜心自己喜欢的事情，移情易性，使神有所依，这便是使他精神内守、身体健康的原因之一。李老在门诊上经常看到一些患者对自己的身体过度关注，在饮食、保健、治疗上谨小慎微，他们虽然没有无边贪欲、孜孜营求，以致神躁气乱，但却没能做到移情易性。对自己身体过度关注，过度医疗，过度养生，非但对身体不利，反而有害健康。

“忘欢而后乐足，遗生而后身存”[32]是李老所认可的。

【陈可冀】

养心莫善于寡欲。陈可冀院士如今虽年事已高不再出诊，但他也没闲着，仍然向大众普及健康理念。参加健康讲座，为老百姓普及健康常识，就成了陈老如今生活的主要内容。陈老告诉我们，每次他讲座的开场总是能逗乐大家，因为他总要讲那句话，“官再大，钱再多，阎王照样土里拖”。说这个其实是想告诉大家，养心莫善于寡欲，做人不要攀、不要比，不要自己气自己。“科学研究发现，寿命长短15%决定于遗传，但60%决定于自己。所以，活得老不如活得好，关键是活出最好的自己，就像乾隆皇帝养生箴言：傲不可长、欲不可纵、志不可满、乐不可极。相反，如果总是欲求不满，想要这个想要那个，累着自己的心，那一定不是养生而是伤身，吃再多的补品也没用。”

针对现代人普遍存在的精神压力大的问题，陈老也表示，没有什么比保持好心态更重要了。“好心态的表现是遇事不钻牛角尖；不管每天赚多少钱都要开开心心，不管每天吃荤还是吃素都觉得香，穿衣打扮只要能御寒保暖。而我一直以来就按这个要求自己，让自己时刻保持淡泊名利的状态，久而久之，我也变得不爱计较了。把原来花在计较、生气上的时间用来散散步、听听歌，中午有条件再午睡一会儿，别提有多自在了，自然也就健康有活力，人也更加长寿。须知，长寿与性格开朗、不多愁善感有着密切的关系。”

另外陈可冀院士始终坚持的一个观点是：养生并非一个人的事，而是关乎一个家庭。因此，在提及如何养出好心态时，他也特别提到了家庭关系、夫妻关系。“夫妻感情好，就能抗衰老，百病都减少，百年都不老。相反，如果家庭整天吵吵闹闹都是矛盾，想必劳心又劳力，健康一定会出问题。”[33]

【刘敏如】

刘敏如老师讲，保持良好的心态最重要：“我讲求‘三自’，一是自信，这个好理解，但我也自我警醒，防止自己变得顽固；其二是‘自悟’，经常反思总结自己的所作所为，积累经验，弥补不足；其三就是‘自格’，经常想到人在世上，不做违心事，所谓‘半夜敲门心不惊’嘛。”“任性”“不拘束”是刘敏如对自己的评价。[34]

【吕景山】

国医大师吕景山一生经历丰富，却淡泊名利、性情平和，甘于做学问，知足且常乐。吕景山的养生之道可以概括为八个字：顺心、顺时、随意、随缘。他说“越是刻意，越难随意”，“每治瘥一人即是一乐，每心悟一得亦是一乐。老有所乐，此之谓也”[35]。

【郑新】

淡泊名利、知足常乐、不慕名利、不以物喜、不以己悲，是郑新始终保持的处世心态。郑新不愿意过那种饱食终日、无所事事的日子，认为一个人把物质利益看得过重，汲汲追求，就会耗心气、损肝血，想长寿就是妄想。郑新把为病人解除痛苦视为人生最大乐事，专心于专业，不在意外界的干扰。用他的话说，自己一看到病人就会把烦恼忘得一干二净，正所谓“乐以忘忧，不知老之将至”[36]。

【尚德俊】

诸葛亮《诫子书》中云：“静以修身，俭以养德。非淡泊无以明志，非宁静无以致远。夫学须静也，才须学也。非学无以广才，非志无以成学。”尚德俊经常引用这段话，并把它作为自己的座右铭，如此去践行。

尚德俊认为，“养生之要在于养心”。这里所谓的“养心”，不是指保护好心脏，而是养护人的思想、感情、情绪、意念等。

“养生之要在养心”这句话在尚德俊身上体会最多。尽管身患糖尿病多年，其间脑梗死、心脏疾患又多次发作，但尚德俊每次都能较顺利地康复，这与其乐观开朗、恬淡虚无的心境有很大关系。他为人处世“德”先行，明白自己人生的根本，并坚守原则，在如今追名逐利的环境中，仍全身心投入到周围血管疾病的防治工作中，不关注职称、收入、名气如何，始终保持着淡泊宁静、不争名逐利的心境，与人交往没有架子，严谨做事，颇有学者的风度。

“大德必得其寿”，故尚德俊86岁高龄仍能精神奕奕，坚守在临床工作岗位上。从中医角度来说，心态、情绪的好坏会影响到机体气机、气血的运行，这是养生一个很重要的方面。举个简单的例子，倘若一个人心思很重、经常郁闷，他平素可能会感觉两胁经常疼痛、口苦、眠差等，这可能是因为“思伤脾”“郁伤肝”，故肝气不舒而口苦、两胁疼痛，上扰心神则眠差。所以说，要养生，不能只养身，更重要的是养心。

在现代生活中许多疾病都与生活、工作压力等产生的焦虑、抑郁等不良情绪有关。养心先要养神。《黄帝内经》在第一篇“上古天真论”中就提到，“虚邪贼风，避之有时，恬淡虚无，真气从之，精神内守，病安从来”，强调了养生必须适应外界气候的变化，保持内在精神、情志的安定。许多不良情绪的产生都与过多的欲望分不开，欲望多则“神”不安，“神”不安则“心”不静，影响身心。《灵枢·本藏》曰：“志意和，则精神专直，魂魄不散，悔怒不起，五脏不受邪矣。”《素问·上古天真论》曰：“志闲而少欲，心安而不惧。”因此，唯有淡泊名利，放下过多的私欲，保持虚怀若谷的心境，方能养“神”，方能健康长寿[37]。

【干祖望】

干祖望是我国著名中医耳鼻喉学科专家，生于战乱，坎坷一生，却享有104岁高寿。他曾荣获“国医大师”称号，是中医耳鼻喉学科创始人。从他的生活细节中，不仅可以读懂其人生的追求，还可以感悟其善于养生的长寿秘诀。干祖望常说，他的养生之道并没有什么诀窍，一个人的精神才是最重要的，坚定信念，随遇而安，是健康长寿的关键。“文革”期间，他曾被当成学术权威遭受迫害，但逆境中的他没有消沉，每天仍早出晚归，努力工作。他认为，能治病救人，就是他最大的满足。他常说：“治病是我一生最大的乐趣，名利对我全是身外之物。”并多次强调“养生之道最关键是精神方面。要有坚强的意志，保持心情舒畅，学会‘逆来顺受’，不要被外界因素所干扰，这样对身体才有好处。老年人不适合大量运动，可以写写画画，既活动了身体，又调节了情绪。”

干祖望在晚年经常讲：“我的长寿与八字养生妙法分不开，即童心、蚁食、龟欲、猴行。”“童心”，即赤子之心，像孩童一样，无邪开朗，没有烦恼；“蚁食”，即像蚂蚁一样，什么都吃，什么都吃得少；“龟欲”，龟无欲望，遇事不意气，以退为进，以柔克刚；“猴行”，即思维反应敏捷，行动活泼轻快，保持精神饱满。他的生活经验告诉我们：养生并不需要刻意去追求，只要能遵从良好的生活规律，重视运动健身，再加上平和的心态，人就会活得有精神、更长寿。[38]

干祖望修心养生总结了“十字妙法”。一笑：笑是保健养生的第一法宝。俗话有“一笑解千愁”之说。诗人陆游也说过“一笑失百忧”“一笑解容衰”，老人最忌孤独和内向。二叫：杜甫的诗“痴儿不知父子礼，叫怒索饭啼东门”。父亲不给儿子吃饭，儿子可以在门口大叫大闹。反过来儿女不赡养老人，老人也可主动表达。主动宣泄，能令郁气一泄而光。干老年轻时是有名的票友，年老时说话仍中气十足，与好叫好唱不无关系。三钓：狭义的钓，仅仅指有益趣，郁气一泄而光。四俏：老来俏。老年人的衣着应该俏丽而高雅一些。事实证明，年老而衣着花俏一些，非但精神上可以“返老”，而且形态外貌上也能“还童”。五掉：即掉价，而且还要自己及时地掉价。人嘛，本来就是“人老珠黄不值钱”，坦然承认自己是已黄之珠的糟老头子，即可心平气和地掉价。不要一味追忆怀念当年的一呼百诺，出入小汽车，抑郁于现在的“门庭冷落故人稀”。如若还端着昔日的架子，死活不肯掉价，心情怎会畅快，又何来保健养生可言。六充：充实的内心世界。干祖望常以《孟子·尽心下》文中语自砺，即所谓“充实之谓美，充实而有光辉之谓大”。精神生活富足，自然内心愉悦，心灵强大。七空：一切欲望要空。也就是包括享受在内的一切欲望与要求要空，向佛教的“五蕴皆空”靠拢，什么都不想、都不要。在欲望上空了，反过来，内心上更充实了。八聋：就是塞耳不闻琐事。战国时的慎到，早就教人养生之道中的一个聋字，谓“不瞽不聋，难作阿公”。就是说你想做一个长寿的阿公，必须装聋作哑，心静寿可长。九雄：英雄气概之谓。保健养生所需要的是在心灵上恬淡无烦，绝对不是精神上萎靡不振。要雄才不减、英姿永驻、雄风长在。否则的话，尽管锦衣华服，恐怕也俏不起来。十通：就是要想得开，想得通。把所有事物，如什么冤屈之感都要想开些，这叫“通真达灵”。小事情视而不见，则什么麻烦也没有，这叫“通权达变”。任何再难过去的事，只要你想得通，即可“通衢广陌”。如用中医行话来说，叫“通则不痛，不通则痛”。重视“不足”，不见“有余”。不足或有余，都是失去平衡。在物则倾，在人则病。应补其不足，去其有余，使之平衡。人们在养生之道方面，总认为“不足”是首位，因此常常“补其有余”而造成火上浇油的反作用。干祖望认为，许多人把“滋补”与“养生”作为同义词，这是十分危险的。小虚大补、不虚进补的盲补不可取。有人认为“休息有益，操劳有害”。其实过度的或不恰当的劳或逸，都是有害的。“流水不腐，户枢不蠹”，身勤则强，身逸则病。适当的兴致对人的心身有好处，但过分“尽”则物极必反，如过喜伤心。宜少情欲，节声色，薄滋味。[39]

【阮士怡】

养生首先要从养神做起，夏季人们容易情绪急躁，最重要的养神方法是恬淡虚无，心境平和，避免大喜大悲。在老年阶段，人体的调节功能和免疫力下降，更容易发生严重的疾病。因此，老年人平时特别要注意对精神、情志的调整，保持思想上的安定、清静，使人体的正气和顺。[40]

【孙光荣】

国医大师孙光荣教授1940年生于中医世家，幼承庭训，九岁便随其父孙佛生先生研习中医，十八岁已开始独立行医济世。近六十载的行医生涯，除精通中医内科、妇科、情志病等临床上的疑难杂症外，孙老师在中医养生领域更是深有造诣。通过体悟经典与切身实践，孙老师创造性地总结出既内容丰富而朴实的养生歌诀，即“养生十诀”。“养生十诀”之第三诀提出“养生第一要养心”，具体歌诀为：“养生第一要养心，心态平和万事安；世间名位与财色，合法合理合情享；过度贪求必招损，获取一分十倍偿；淡然面对浮与沉，量力而行身心安。”[43]

气阴两虚夹瘀体质的人大多平时内向少言，偶尔急躁易怒，常表现出情绪不稳定的特点。气虚致使人体乏力虚弱，不喜多动多言；但阴虚常生虚火，火气上扰心神则令人急躁易怒；而瘀血致使经络之中气血难行甚至闭阻，易致气血不畅，引起情绪波动。因此，在情绪方面，该体质类型的人应注意保精养气、宁心静神、舒畅安和。要做到这几项须注意以下两条。第一，平日多做善事。多做善事是指多做有利于他人的事，长期如此可以令人光明磊落，心安理得，无内疚、悔恨，提高道德水平。古代学者提出“仁者寿”的养生理论，即指人的道德伦理意识对心理状况有极重要的影响作用。做了利人利物的善事，会给自己带来精神上的无限愉快之感，从而对自己机体各部官能活动起到有益的调节作用，而不致令心神遐思远游，或限于些小事务的困扰，避免耗气或伤阴血，也能预防心性狭窄引起的气郁血瘀，从而达到养气护阴，疏肝活血，纠正体质偏向的目的。第二，要擅调七情。据医学统计，大多数疾病和身体不适与心理有关。《黄帝内经》中指出“虚邪贼风，避之有时，恬淡虚无，真气从之，精神内守，病安从来”，就是强调精神调养对于养生的重要性。所以，平时心情要保持恬淡虚无，欲望宜少，同时注意力也要内敛，不宜外放太久，这样才能令气血旺盛，阴液充足，血运通畅，逐渐消除气阴两虚夹瘀人群的不良体质倾向。[41]

“合身心”，即顺应身心各种情势和变化选择饮食。人的机体、心情与社会、自然之间需要协调融合。人的机体、心情的情势，即为人体的身心状态，它是一个包括生理、心理以及社会适应性的综合状态。凡正常状态者，全身各器官功能之间及与外部环境之间处于和谐、平衡状态。饮食养生就是通过饮食的调节，使人体内在的生理、心理等状态和趋势与外在所处的各种条件相随相应，内外相谐，从而达到有益身心、延年益寿的目的。从内在情势和变化看，饮食要考虑人体的生理状态，如体质虚寒或患有寒证，虽是夏季也不可过食寒凉之品，否则会加重病证；面对过喜、过悲等状况，饮食要因人的情绪而变，以“清淡”致“平缓”，从而使人体处于健康中和的状态。《黄帝内经》云：“胃阳弱而百病生，脾阴足而万邪息。”脾胃乃后天之本，水谷生化之源，所以固护脾胃在养生中尤为重要，日常饮食应顺应人体内在规律和状态，饥饱适度，做到中焦健运、脾胃中和。从情势和变化来看，饮食养生要充分考虑社会经济发展的条件以及生产、生活方式的特点。在当今时代背景下，人们所处的生产、生活环境已经发生了重大变化，不仅节奏快、压力大，而且消费选择也更加多元。在此背景下，处于社会不同阶层的人群对饮食养生的认知度、适应度、需求度都不尽相同。因而必须深入、准确地把握这些状况，才能不断增强养生主体的动力，引导科学健康的饮食养生方式[42]。

【石仰山】

每个人都有自己的生活哲学，无论贫富，最重要的是坚守自我，获得精神富裕，身心自由。石老所坚持的生活哲学就是：恬淡虚无，精神内守。“恬淡”，即是宁静淡泊、少私寡欲、不求名利。“虚无”，并不是说要人们看破红尘，完全无所欲、无追求，而是要量力、要适度、要现实。能做到恬淡虚无的人，其心境常守于内，无过多的欲望，无情志上的激扰，精神常保持愉快，身体自然就好了。“精神内守”，就是说精神不要外泄，精气和神气留在体内，不要外泄。精神能够安守于内而不散失，那么病邪就不会侵犯人的身体，这是治疗我们心灵疾病的良方。

石仰山的养生经验有“四老”，就是“有个老伴（一位知寒知热相互关心的妻子或丈夫）、有点老本（养老要资本，自力更生，不能向儿女乞讨，乞讨则惹人生厌）、有个老窝（家，人生的港湾）、有些老友（老朋友，不在乎经常往来，而是彼此心里有人。君子之交淡如水，芝兰同室，久而不闻其香，但彼此交心相互了解，临危相助而不望回报）”。石仰山每周几乎都能和老朋友一聚，如王佐良、夏涵、朱培庭等，他敬仰他们业务好，有学问。与他们相聚，在喝茶聊天中受到教益，获得好心情，这是石仰山心中的养老诀窍。[44]

【刘志明】

中国网中医频道曾报道了国医大师刘志明的养生方法。刘老认为，当今社会，人们总是热衷于进食各种补品以“养其形”，而往往忽视了对神的调摄，这种做法是片面的、错误的。“神清志平，百节皆宁，养性之本也；肥肌肤，充肠腹，供嗜欲，养性之末也”。因此，在他看来，调摄精神乃养生之首要内容，神明则形安是摄生之根本原则。刘志明自己的养生摄神心得，可概括为“涵养道德、淡泊名利、笃志不衰、怡情悦心”四个方面。

他身体力行先贤之说，始终注重修身洁行，涵养道德。正是在不断地公而忘私、舍己为人、助人为乐中，使自己的精神得到巨大满足，从而始终保持心情愉悦、神志安定、气血调和、形体健壮的。

节制名利诱惑而少思寡欲，是保持内心宁静、神气清灵的养神手段，自古为我国养生学家所推崇，并将其视为情志养生的重要内容。刘志明将“清心寡欲、淡泊名利”视为养生真要，他时常教导家人子女、弟子门生，要多把精力用在事业和工作上，不计名利得失，不计荣辱进退，吃苦在前，享受在后。只有这样，才能心地坦然，思想清净，心身安乐，达到延年益寿的目的；否则，私心太重，欲望过高，情志不遂，就会万物忧心，心神难静，郁郁寡欢，诱发疾病。

人生如月，盈亏有间；时光易逝，壮士暮年。老年人脱离紧张繁忙的工作，转入无拘无束清净悠闲的退休时光，本该能够更加健康快乐，但许多人却终日郁郁寡欢、身体素质急转直下而疾病缠身。对此，刘志明指出老年人要想保持健康的体魄，就必须要有一个积极向上、充满活力的精神境界，这是每一个人的生命基石和精神支柱。因此，他胸中常存“莫道桑榆晚，为霞尚满天”之信念，坚持自己的人生追求，力所能及地做一些有益于社会的工作，老有所为、笃志不衰，就能使自己的生活充满希望和乐趣，从而远离烦恼疾病，尽享美好生活。

精神愉悦是养生的要素、长寿的法宝，这是古往今来养生学家的共识。每个人应该根据自身的情况，选择怡情悦心的方法，务使自己得以陶冶性情，自以为乐，消除烦恼，驱赶寂寞。刘志明出身书香门第，自幼就浸润在浓厚的中国传统文化氛围当中，琴棋书画无一不精。平素他稍有闲暇就常处于此，醉心于读书、绘画、书法等喜好之中，使自己得以怡神润心、愉悦放松，从而收到“调心神、和性情、节嗜欲”的养生效果。曾有友人书赠刘志明:“胸中常满艳阳春，医术精湛济世人”，这是对他广阔心胸、博大情怀、乐观精神的准确表述。然而，刘志明之所以能够常存一片“艳阳春”，皆得益于他对情志调摄的重视并且找到了合适方法，才使得心境始终处于“乐观”“开朗”“愉快”“积极”的健康状态，这就是他得以高寿的重要养生秘诀之一。

【朱南孙】

朱南孙教授心态豁达，思维敏捷，谈吐不乏幽默，看上去像刚刚 70 岁出头的人。对于养生，朱老认为关键是调整好心态，豁达乐观地生活。

第一，笑对人生。遇到不愉快、不痛快的事情，要学会正确对待。朱老天性比较乐观，且热爱运动。年轻时篮球、网球都打得很好，还喜欢唱戏、跳舞，是单位联欢会上的活跃分子。运动不仅使身体保持高度的活力，还能带来融洽的人际关系。

第二，注意用膳。朱老基本上不服用什么补药，像广告中那些疗效“神奇”的营养品，她从来没有尝试过。与药补相比，她更倾向于食补。吃东西比较清淡，油炸食品从来不吃。除此之外，没什么忌口，但对自己喜欢的食物，还得保证不多吃。她提倡有条件的老年朋友可以适当地自己做做药膳，如气血虚的可吃点当归羊肉汤，脾弱的可以吃点山药等。

第三，张弛有度。朱老除了工作，还喜欢借旅游的机会欣赏祖国的大好河山。年纪大了之后，通常选择苏州、杭州、南京等短的线路，一两天就“打道回府”，不会影响到正常的饮食起居。美丽的自然风光，让朱老的心身畅快无比。朱老常说，人要活得潇洒，心累更致形累，所以要适度放松。[45]

【刘柏龄】

刘柏龄认为要保持良好的心态，就要正确对待自己、正确对待他人、正确对待社会。其中最难的就是正确对待自己。自己的人生定位要准确，不要越位，也不要错位，要能真正地了解自己一生中究竟想干什么，能干什么和怎么干，这很重要。

人贵有自知之明，“知人者智，自知者明”，明比智要难。刘柏龄永远铭记年少时母亲经常和他说的一句话：“学医，要学好医才行，必须靠技术吃饭，要记住‘技术至上’，只有这样你才能一生无忧。”正是心中常记这句话，他一直准确定位自己，老老实实做人，踏踏实实做学问、行医，只要能让自己做这些事情，就是最大的快乐。

他非常喜欢杜甫的一句诗：“细推物理须行乐，何为浮名绊此身。”此话道出了刘柏龄的心声，也正是怀着这样的心态，他在这半个多世纪的时光中积极地行医，专心致志地搞技术、搞科学研究。淡泊名利，坦然做人。

20世纪50年代，刘柏龄全家刚从老家搬到长春中医学院（现为长春中医药大学）。由于学院条件有限，仅分配了一个18平方米的小屋。一家5口人挤在这个小屋里，爱人工资很少，家庭生活极其拮据，但他却感到非常满足，苦中有乐。

在这简陋的小屋里，一待就是18年，他趴在自己的被褥上，写出了将近20篇学术论文，其中一些在学界影响颇大。这些学术论文都是在这个小屋中思潮涌动，信笔拈来完成的，他感到非常快慰。

一个人一生中不会总处于顺境；世界上的事物纷纭变化，人对事物的看法也不尽相同。生活中遇到被人猜疑、嫉妒、窃取、故意陷害之事，常常有之，遇到麻烦，处于矛盾之中，该怎么办？他常说：“世事如棋，让一步不为亏我；心田似海，纳百川方见容人。”他要求自己，在复杂的人际关系中，要待人以宽，责己从严，保持平常心态，适应环境变化，永远保持乐观情绪。正如《黄帝内经》所说：“恬淡虚无，真气从之，精神内守，病安从来。”[46]

【刘祖贻】

养生先养心，养心即养神。这是刘祖贻最为强调的一个原则，“养心在静”。如何能静？一曰淡泊名利。名利本系身外之物，是你的终归会来，来则当仁不让；不是你的不必强求，强求必生烦恼。二曰戒“贪、嗔、痴”。佛教认为，心病皆由烦恼而生，而烦恼多是自寻的。贪、嗔、痴乃烦恼之源。故应戒贪，对男女和五尘境界勿起贪染之心；戒嗔，勿生憎恨，勿好争论，勿自以为是；戒痴，要明事理。总之，“吾唯知足”。

中医认为“心藏神”，养心即养神。《素问》提出，“恬淡虚无，真气从之，精神内守，病安从来”。四川114岁中医罗明从说：“养生之道，一生精髓是恬淡应世四字，去私欲。”有私欲，则生烦恼。淡泊名利，不是不重事业。事业为公，事业有成，心里充实。刘祖贻曾提及他读到的一首养生诗：“志存求索淡功名，振作精神气不消，碌碌无为催容老，能人多见寿星期。”[47]

情志病多为心病。情志乃喜、怒、忧、思、悲、惊、恐“七情”也。情志变化，有利有弊，情之调适，兴利除弊。《养性延命录》曰：“喜怒无常，过之为害。”按中医脏腑理论、阴阳五行学说：肝属木、怒伤肝、悲胜怒，宜以怆恻苦楚之言感之；心属火、喜伤心、恐胜喜，宜以恐惧死亡之言怖之；脾属土、思伤脾、怒制思，宜以污辱欺罔之言触之；肺属金、忧伤肺、喜胜忧，宜以谑浪亵狎之言娱之；肾属水、恐伤肾、思胜恐，宜以虑彼志此之言导之。此乃生活化之治疗方式也。

刘祖贻认为：人非草木，孰能无情。正常的情志活动，于人无害。故《中庸》说：“喜怒哀乐未发谓之中，发而皆中节，谓之和。”只有情志活动过于强烈且持久者方能致病。“七情”中喜应算良性刺激，但也不能过度。范进中举，喜极而发狂。其岳父猛然用恐吓之法治好，这也是“恐胜喜”之理。虽是小说中事，不足为据，但写小说的人确是懂的。此外，情志病多是“心病”，心病还得心药医，注意心理治疗（调节）。[48]

【刘尚义】

情志又称情感，它是人在接触和认识客观事物时精神心理活动的综合反映。中医学认为，情志变化包含喜、怒、忧、思、悲、恐、惊七种变化，称作“七情”，七情与脏腑的功能活动有着密切的关系，正常状态下，七情是人对外界环境变化所做出的不同反应，属正常的生理变化；若在突然、强烈、长久的情志刺激下，超过了正常的适应调节范围，则会导致脏腑气血紊乱，阴阳失衡而发生疾病，因此刘尚义常告诫跟师弟子与就诊患者，“不以物喜，不以己悲”，应该知足而常乐，以一种阔然的心态来对待、处理生活和工作中的事物。[49]

【段富津】

如果要谈养生，可从“三因学说”论之，即致病有“三因”，养生亦应有“三因”。内因，调心为上。从养生角度讲，“三因”之中，内因最为重要，而重中之重，便是心态的调整。纵观喜、怒、忧、思、悲、恐、惊七情，虽出于五脏，却与心的关系最为密切。“遇事不怨人，凡事先替别人着想”。段富津认为，凡高寿之人，必心胸宽广。日常生活中，难免遇到不顺心的事，此时若不懂得适时调心，则难免影响身体健康。段老说：“要淡然地生活，不计较个人得失，也避免过分的妄想和奢望。”[50]

【徐经世】

徐经世先生总结了关于养生的“一先，二要”。“一先”，做人。做人首当修身立德，德为立身之本，德为养生之基石。俗话说“身正不怕影子斜”，欲修身，必先正心，心正方能身安，身安方能体健，体健方能延年益寿。如果心的功能失调，其他各脏腑都会受到波及。例如，心病及肝，就会出现情绪不好、易怒；心病及脾，就会出现食欲不良、腹胀；心病及肺，就会出现喘促、咳嗽；心病及肾，就会出现浮肿，心肾不交时也会出现失眠症状。可见“心”在养生方面起着主导的作用，古人说的“德者寿”“仁者寿”，都是强调做人。[51]

做好养生，须先学好做人，养德须重于养生。养德不违反自然本性，上顺应天地阴阳之理，中合世道人伦之德，下爱惜万物生存之乐，这是养生最基本的道理。只有将道德观念深深地埋在心中，才真正懂得养生之道。徐经世用自己的君子品格实践了曾子“德润身”的道理。因为如果一个人的德行正，就能够化消极为积极，化对立为统一，化敌意为善意，化阻力为助力。这些，都属几何级的增长，必然会给自己的工作、生活创造一个良好的环境和氛围。[52]

“二要”，首先要虚怀若谷、淡泊名利，也就是“恬淡虚无”。所谓“恬淡”就是安静，无愧于心；“虚无”就是摒弃“贪欲”。其次要保持乐观，对人生充满信心，热爱自己的工作；要有宽广的胸怀，对己严对人宽，助人为乐，始终保持乐观状态，不要自找烦恼。充分认识“形神合一”“形神共养”，通俗来说形是形体，神是精神，形与神彼此依存，互相促进。现实情况也证明，身体越健康，精力就越充沛，性格也就越开朗，而欢乐的情怀、活泼的性格，更会有利于身体健康。正如老聃所言：“养生之道，在神静心清。”中医认为“欲多则损精”。纵欲不仅丢失过多的精液，同时也损及五脏之精，“肝精不固，目眩无光；肺精不交，肌肉消瘦；肾精不固，神气减弱；脾精不坚，齿浮发落。若耗散真精不已，疾病随生，死亡随至”，清心寡欲是养生之道的一个重要方面。[51]

【王世民】

王世民常说，要时时保持一颗童心。“常留童心，常存雅量”，是他养生中十分重视的。童心，就是真心。保持了童心，就是要人们返璞归真，回归自然，而不是矫揉造作，不能虚情假意。

“内心宁静纯真、心态平和，人体就会五脏淳厚，气血匀和，阴平阳秘，自然会健康长寿。”《黄帝内经》中讲的“天人合一”“恬淡虚无”就是这种心境吧[53]。

【王烈】

王烈为人随和，从来不因外界事物大喜或大怒。他认为，心情好，身体自然就好。调整好心态，保持心理健康，才会不断提高生活质量。王烈常叮嘱身边的人，少着急、少生气，保持心情愉悦。生活中，保持一颗平常心，用与世无争的态度去处世，不去追名逐利，才不会被名利所困而患得患失，这便是调情养身的秘诀。为此，他提出了几个简便易行的心理调节方法：

常笑：一笑解千愁。笑是心理健康的润滑剂，是生活的一种艺术，有利于消除心理疲劳，缓解工作、生活压力。生活中有了笑声，就有了美的呼吸。

散步：散步是一种较为轻松愉悦的运动，运动量不大，但能够舒缓心情，减少压力。《老老恒言》中记载：“饭后食物停胃，必缓行数百步，散其气以输于脾，则磨胃而易腐化。”这说明饭后散步能健脾消食，延年益寿。

家庭和睦：时不时开展一些娱乐活动，能活跃家庭气氛，丰富家庭生活，增进感情，亲人之间就多了互敬互爱，少了口角纠纷。

赏乐：五音对应五脏，古今中外都有音乐能疗疾、养生之说。音乐可以陶冶情操，人可从音乐中获得力量。听歌不仅是一种美的享受，还能调节人的情绪。[54]

【韦贵康】

养生大道惟孝与德。韦贵康的儿子韦坚在广西中医药大学中医骨伤硕士研究生毕业后，又留学德国读博，攻读人类生物学专业，回国后跟师韦贵康，致力于中医整脊事业。在诊所，也有韦贵康的老伴和儿媳为服务患者就诊而忙碌的身影，这个为中医事业奋斗的“中医之家”人际和谐、其乐融融。俗话说，家和万事兴。家庭和睦，有劲往一处使，才能每个人和乐心安，心安则身安，故“治家”也是一种更深层的养生。治家的前提在于修身、立德。[55]韦贵康与母亲之间的那份深厚的感情让人印象深刻。韦贵康58岁时，因重病住院，其间，韦贵康84岁高龄的母亲不顾儿媳的劝说和阻拦，每天坚持起早贪黑，精心煮好韦贵康喜欢的饭菜，让家人带到医院病房。对此，韦贵康很有感触。在他眼中，母亲是一位劳苦功高的老人，不管平时工作有多忙，时间有多紧，韦贵康都要挤出时间陪在母亲的身旁，与她促膝长谈。

养生先养心，养心先养德。孝敬父母是一种美德，这种美德其实也是养生的一部分。孝顺父母的关键在于心灵的沟通与交融。《礼记》曰：“孝子之养也，乐其心，不违其志。”孟子说：“惟孝顺父母，可以解忧。”韦贵康说：“关爱母亲，不仅仅只是在物质上满足她，还应在精神和情感上关心她，这样才有聊不完的话题，而在母亲身边，母亲的大爱又给予自己坚强的意志和奋斗的力量。”而这种意志和力量不仅帮助了韦贵康战胜了病魔，还书写了人生道路上一个又一个辉煌。这或许是最朴实无华的道理，看起来和现在流行的养生妙招毫不沾边，但却是最值得推崇的养生之道。[56]

【邹燕勤】

情志在养生中非常重要。任何事物的变化都有两重性，既能有利于人，也能有害于人。同样，人的情绪、情感的变化，亦有利有弊。正如《养性延命录》所说：“喜怒无常，过之为害。”

她认为，无论是哪种情绪，都不能太过，否则就会伤身。养神则要“恬淡虚无”“和喜怒”“无为惧惧，无为欣欣”，排除不良精神刺激，方可保持精神情绪的稳定。[57]

【刘嘉湘】

刘嘉湘平时十分注意心理养生，始终保持善良、宽容、乐观、淡泊的心态。作为医务工作者，他对病人的疾苦总是充满同情，善待每一个病人，减轻病患的痛苦是他最大的快乐。在与同事和朋友交往过程中，他信奉“宽以待人，严以律己”的原则，襟怀坦白，宽容处事，减少了许多不必要的矛盾和烦恼。在生活中，他也总是乐观向上，看到事物积极的一面，对工作和生活始终充满信心。[58]

【许润三】

许润三说：“每日看病，就是我最大的长寿秘诀。”人不能脱离工作，不能脱离社会，要不然人的脑子就不动了。“活着就是胜利，生气自己吃亏”。他认为，无论遇到什么难事，都要学会把事情看开，要让自己过得去、过得好。怒、喜、思、悲、恐这些情绪哪一种过度，对于身体都是负担。许润三说，自己并没有什么特别的习惯，就是知足常乐。[59]

心静的养生法则古已有之。许老的“心静无尘”包含两个层面的意思：一方面，专注并且安静下来，尽最大努力做好本职工作，很多和工作无关的事不要太在意得失；另一方面，许老强调家庭生活和谐安乐。许老人生近百年，夫妻安乐，子女和谐，是为“家庭主心骨之心静无尘”[60]。

【周信有】

周信有认为，在日常生活中，保持乐观积极的情绪和豁达开朗的精神状态，对保持健康、延年益寿至关重要。他认为，养生之道也离不开养性与养心。如果人们能把调情志、摄精神、戒嗜欲、重修养的原则作为日常生活所必须遵循的准则，可以为抗老防衰、延长寿命奠定良好的基础。周信有在颐养精神养生方面，主要有以下三种做法：

1. 练书法

周信有认为练书法是涵养精神、陶冶性情的养生好方法。他一生爱好书法，尤其到了晚年，练书法是其每天必修的功课。练书法要求精神专注，心平气和，意力并用，调整全身的气力，使其合理地运用手、腕、肘、臂。实际上，这符合中医“意守”的养生之道，同时也有一定的运动作用，可谓

“形神并养”。

2. 唱京剧

周信有认为，唱京剧亦属中医养生方法之一，是练习呼吸吐纳的好方法。周信有爱好唱京剧，八九十岁时每周必有一两个半天，约几位老友到家中相聚，在京胡的伴奏下，每当引吭高歌一曲后，任何忧愁烦恼都会化为乌有。通过演唱，既可培养乐观情绪，同时演唱过程中由于不断地运用丹田之气，又可增强肺活量，改善和加速气血运行。[61]

3. 静坐养生法

周信有认为，平身端坐，莫起一念，以意领气，引气下行，息息归根，意守丹田，默念安静，可达到意念静止、恬淡虚无的境界。现在来说，这样可使繁忙紧张的心态得到松弛平静，使体内压力顿时下降，恢复正常，这对防老抗衰，防病健身是非常有益的。静坐可以澄心，与中医学中心“定则气顺、气顺则血通畅、精气内充、正气强盛”的观念一致。

静坐可以改善全身的“体液循环”，补充脸部皮肤的水分，增加其营养，变得容光焕发、头发乌黑、眼睛清澈。静坐能加快体内气体交换的速度，消除精神紧张，放松肌肉，缓和某些病痛症状，使人体内的温度、血液的酸碱度、血压、血糖、血脂以及钾、钠、磷等稳定在一定的范围内。实践证明，静坐有助于肺结核、神经官能症、神经衰弱、心脏病和头痛、失眠等疾病的治疗，另外对增强耐寒和消化能力均有好处。

如何静坐？

首先，宽衣松带，身体端正，头朝前，眼微闭，唇暗合，牙不咬，舌抵上腭；前胸不张，后背微圆，上腹内凹，臀部后突；两手仰掌，放置大腿上；两膝不并，脚位分离。

其次，呼吸自然，做到呼长而缓，吸短而促，求自然，不用劲，行于不经意之间，把精力注入脐下。随着呼吸的渐渐变慢加深，心脏的跳动也会相应减慢。静坐者会觉得外界的声音逐渐减弱、消失，宇宙一片清静，自然而得愉悦之妙。

第三，静坐以清晨或临睡前为宜，远离嘈杂的都市人群，找一个环境清静、通风良好的房间，一次最好不少于 30 分钟。入静后要特别注意放松头部和面部。静坐结束后，互搓双手，使之变热，再按摩面部以活血。只要持之以恒，定能获得有病治病、无病强身的效果。

当双腿盘坐时，原来滞留于腿部的约人体血液总量1/3的血液，向上返流。上体的血液供应量一下增加了1/3，脏器和大脑就得到了充分的滋养，大脑相对贫血的现象得到改善，神经系统的疲劳就会很快消除，使人体工作系统保持清洁状态，同时有助于把体内的毒素和废物排出体外，从而可以大大提高免疫力。[62]

【沈宝藩】

在《养生堂》第2018-10-01期中，国医大师沈宝藩讲述自己如今83岁高龄一周六天半都忙于工作，门诊、查房、带教，精力充沛宛如年轻人。他认为，工作是他保持精神活力的一大法宝。保持充实的工作状态和规律的生活作息，有助于身体健康。

沈宝藩强调"食补不如神补"，"神补"即心态平和、道德培养、注重睡眠。他认为，心态平和很重要，不管遇到什么难事，一定要学会把事情看开。

【张志远】

"少私寡欲，淡泊名利"，张志远从未认为自己有什么养生秘籍。曾有许多人询问其养生之道，但张志远只是淡淡地回答，遵循自然规律而已。就如同做人、做学问一样，张志远从未宣扬过自己的所学、所得或成就，实际上，这就是最宝贵的养生秘籍。少私寡欲，淡泊名利，是一种难得的心态，是张志远做人的原则，也是养生的最高境界。

"人为财死，鸟为食亡""雁过留声，人过留名"，是一般人过不去的坎。重利必为利所困，贪利必为利所伤，重名必为名所困，求名必为名所伤。张志远说，走过了世纪人生，回过头来看看，许多人利欲熏心、利令智昏、虚伪欺骗、贪污盗窃、贪赃枉法等无所不用其极，最后身体遭殃、名利两空，必然是自酿苦酒、自遗其咎、自掘坟墓。因此，他常常告诫后学，一定要把住名利这条红线，不能走偏。静心超然，则守得一分宁静；少私寡欲，则保得一生平安。张志远的一生，经历了许多的大风大浪，但都能宠辱不惊、处事不乱，尤其在物欲横流的年代，无名利之累，能将一生所学习、积累的知识和经验毫无保留地传下来，这是对社会的贡献，也成就了一位大学问家、一位大德之人、一位得道者。[63]

【张磊】

张磊平和的心态、宽广的心境、淡泊名利、积极向上的精神都体现在了他的诗作里：

1. 心境宽广

老年人保持宽广的心境对于身体健康是非常重要的。他在夏日夜晚窗前诵读时曾赋诗一首：

夏日闲吟

南山当户户常开，且喜清风日日来。

一曲瑶琴能惬意，仰观明月净灵台。

陶潜有诗云："结庐在人境，而无车马喧。问君何能尔？心远地自偏。采菊东篱下，悠然见南山。山气日夕佳，飞鸟相与还。此中有真意，欲辨已忘言。"张磊的诗明白如话，意境恬淡、宽广，与陶潜之诗相映成趣。按近贤王国维所言，已达到了"以物观物，故不知何者为我，何者为物"的无我之境。

张磊闲余之时经常行走于金水河和熊耳河河畔，观察社会苍生、百姓生活、人情世故、喜怒哀乐，观察环境景色、公园草木、小品雕塑、市井趣事，不但及时了解了社会的发展状态和人们的七情六欲，也抒发自己诗情画意，调节了心理，条达气机，平和舒畅，锻炼了身体。

2. 淡泊名利

许多老年人是从各级领导岗位上退下来的，起初不适应，容易出现这样那样的问题。在《素问·疏五过论》中论述了这种情况："尝贵后贱，虽不中邪，病从内生，名曰脱营。"就是说如果起初社会地位很高，后来社会地位变低下了以后，即使不感受外界的致病因素，也会出现气血亏虚的"脱营"疾病，这多是由于忧虑内生，耗气伤血所致。如何尽快适应这种情况呢？就是要适应环境的变化，淡泊名利，保持良好的心境。2007年中秋，张磊对月兴怀，赋诗一首：

中秋即兴

又到中秋节，天高月更明。

嫦娥衣袖冷，宫院桂花清。

此夜虽无语，伊人应有情。

只求心境好，何必恋浮名。

3. 积极向上

许多老年朋友离退休以后，感觉无所事事，进而渐渐丧失了积极向上的追求，精神日渐颓废，甚至自我封闭，容易患上各种疾病。因此，老年人保持积极向上的精神是非常重要的，可以多外出参加一些社会活动，了解世界、国家、周围发生的事情。这种参与的过程对于老同志是很重要的。张磊每天坚持看新闻，了解国际、国内大事。2007 年 11 月，我国嫦娥一号卫星成功发射升空，他又即兴赋诗如下：

贺嫦娥一号发射升空成功

探月卫星到桂宫，中华民族显豪雄。

嫦娥喜有新阿妹，天上人间路便通。[64]

【熊继柏】

《黄帝内经》指出："恬淡虚无，真气从之，精神内守，病安从来。""恬淡"，即安静之意，"虚无"，即不存杂念。熊继柏认为"恬淡虚无""精神内守"是养生的重要法则。简而言之，"恬淡虚无"是指思想清净、没有杂念，只有做到这一点，人们才能保持精气和神气内守，健康无病。中医认为情志刺激过度必会损伤五脏之气。如思虑过度、所思不遂，会影响脾胃的正常消化功能，导致营养物质的化生不足，气血亏虚。现代医学研究证实，长期从事脑力劳动，大脑高度紧张的知识分子，易患心脑血管疾病和消化道溃疡病，这和中医学的"思虑损伤心脾"的理论是一致的。因此，只有保持内心宁静，情志调畅，才能保证五脏功能的协调，使人长寿。现代社会是一个名利场，身处其间，每个人都希望取其所需、得其所求，难免会有得失之心、攀比之心，导致情绪的波动，影响心境的平和。熊老常常告诫我们，要"高下不相慕"，这亦是《黄帝内经》里一句重要养生格言，碰到困难和非难，保持积极乐观的奋斗精神，坚持淡定从容的处事心态，努力做好力所能及的事情。

看淡功过是非，不计较功名利禄，才能保持"恬淡虚无"的思想境界，达到"精神内守"。养生必须养神，神是生命的主宰，只有精神永远保持乐观、开朗，体内气血才能正常运行，这是健康长寿的根本之道，也是很多百岁老人共同的特点。熊老认为，养生应在注重修身的同时，更注重修心，"知足者常乐"，少私，寡欲，使形与神兼备，《黄帝内经》指出"形与神俱，而尽终其天年"，如此才能达到保健延年的目的，顺应自然，无须强求而自能长寿。[65]

【薛伯寿】

薛伯寿认为“清静无为，养性为先”。对于道家常说的“清静无为”，薛伯寿教授认为，天地生育、滋养万物而不居功，亦不求回报，天地无为而无所不为，这就是“清静无为”的内涵。做人也应向天地学习无私奉献的精神，在生活中和为人处事等方面应当摒弃个人杂念，存公道、秉公心，以人民和集体的利益为先，全心全意为人民服务，淡泊宁静，顺其自然规律，助人为乐，知足常乐。养性的核心在于“静”，静可健脑，减少私欲，调节生理七情活动，使之无太过、不及。在临床诊疗中，薛伯寿教授十分注重调整患者的心理状态，劝导病人保持良好的心态，淡泊名利，追求忘我奉献。薛伯寿教授常言，良医给患者看病不应仅处方开药，要提高患者思想境界，纠正不正常行为，引导良好生活方式，还要引导他们将消极心态转为积极乐观，并传授给他们未病先防的基本知识和既病防变的观念，有了这些“思想基础”打底，再配合针药治疗，身体自然容易康复。中国传统文化历来注重修身养性，除老子《道德经》外，孔子倡导的中庸之道、以和为贵、讲仁义礼智信，也是“养性”的重要方面，故有“仁者寿”“大德者，必得其寿”。而中医养生亦非常注重养性修德，如孙思邈于《备急千金要方》中谈到“德行不克，纵服玉液金丹，未能延寿”，张景岳在《类经》中亦说“夫禀受者先天也，修养者后天也。先天责在父母，后天责在吾心”。因此，讲奉献，讲和谐，提高思想境界，保持心态的平和宁静是养性的最重要之处。道法自然，清静无为，无私奉献，形神统一，尊道而贵德，则能健康生活，颐享天年。[66]

现代社会压力大，过大的压力会使人长期处于高应激状态，而被焦虑、烦恼、忧愁等不良情绪困扰，长此以往便会影响脏腑协调，使气血运行失常，导致很多内伤疾病。中医自古就重视心身和谐，讲究性命双休，如何做到“形与神俱”呢？薛老说，要认真学习《道德经》。《道德经》凡五千言，是道家哲学思想的重要源头，辞简义奥，包罗广博，其论述的天地自然规律准则之“道”与为人处世之“德”，对于处理好与世界社会、人类自我的关系具有深远的启发与影响。其中“圣人无常心，以百姓心为心”“水善利万物而不争”“既以为人已愈有，既以与人已愈多”等思想尤为精彩。

薛老说，医生在治病过程中所起作用虽巨大，但也很有限。因为有很大因素在病人自身，“健康靠自已”，是薛老常对病人说的一句话。中医倡导

“药补不如食补，食补不如神补”，饮食清淡，素食为宜，适当辅以营养，精神愉快潇洒，助人为乐者健康长寿。养生保健是个综合而长期的过程，绝非某一种食品、某个药方可以一蹴而就的。怀着一颗恬淡愉快的心，遵从大自然的规律，饮食有节，起居有常，劳逸结合，少私寡欲，淡泊名利，精神内守，自然健康少病。[67]

【吕仁和】

吕仁和教授喜种花草，时习书法，尤擅隶书，字体端庄遒劲。当代红学大师周汝昌认为“笔墨可以养生，可以寄托情怀”，习书法、种花草都可怡情养性。正合了《素问·上古天真论》所提倡的“恬淡虚无，真气从之，精神内守，病安从来”之意。

在临床工作中，吕老也常嘱咐患者少着急，少生气，给予患者指导和劝慰。因为情志过激或情志刺激过久，会导致人体气机失调、精血亏损、阴阳损耗，进一步损伤形体脏腑，也不利于疾病的康复。

吕老常说“智慧的沐浴，思辨的快乐”，既要勤于思考又要善于思考，通过思考使自己变得快乐，同时提高应对生活中不良因素刺激的能力。

吕老常以格言为人生之准则。如“心静思远，开拓创新”“生而勿杀，予而勿夺，赏而勿罚”“与时俱进，开拓创新”“百花齐放，百家争鸣”“古为今用，洋为中用”，这些格言可见其胸怀坦荡、虚怀若谷。

吕老总结自己的性格：勤奋、简朴、宽容、知足。高濂在《遵生八笺》里说：“君子心悟躬行，则养德养生兼得之矣。”唐代名医孙思邈亦说：“道德日全，不祈善而有福，不求寿而自延，此养生之大旨也。”可见良好的品德修养，有益于健康长寿。[68]

吕老谈糖尿病的精神养生：少着急，少生气，放宽心。

“少着急，少生气”就是放宽心、保持情绪安宁。有研究显示，离婚、失业等令人不愉快的因素会令血糖升高；焦虑、抑郁的糖尿病患者的血糖、糖化血红蛋白明显比没有焦虑、抑郁的患者高。

中医所讲的情绪，包括喜、怒、忧、思、悲、恐、惊七种，七情太过是导致疾病的重要原因。

《素问·举痛论》云：“百病生于气也，怒则气上，喜则气缓，悲则气消，恐则气下……惊则气乱……思则气结……怒则气逆，甚则呕血及飧泄……”

说明情绪太过，会干扰气的升降出入，使气机紊乱，最终导致疾病的发生。因此，如果最近血糖升高了，需要反思一下是否不太开心了或者紧张焦虑。转换视角，调整心态，改善情绪，都对血糖具有积极的调控作用。

总之，换个角度看糖尿病，可以把它当成身边的“诤友”。一旦发觉最近吃得太多、懈怠偷懒或者心情焦虑、抑郁，它就直接用升高血糖的方式来提醒、敲打患者：嘿，血糖有点超标喔！水煮鱼吃得太频繁了吧？该控制控制啦！喂，一周都没有运动，工作忙可不是啥好借口喔！又想偷懒了吧！好啦好啦，别生气了，生气是惩罚自己，咱可得想得开，对自己好点！[69]

【卢芳】

逆境常遇，气不常生。当谈及自己的养生秘籍时，卢芳说，自己并没有什么秘籍可谈。如果非要说的话，首要一点就是“不生气”。卢芳认为，突然、强烈或长期持久的不良情志刺激，超过人体心理承受能力和调节能力时，会导致疾病的发生，而生气则是我们生活中最常见的一种过激情绪。卢芳说，养生首先需要我们力戒怒气。人的一生不可能完全顺风顺水，当遇到困境、挫折的时候，要注意控制自己的情绪，努力以乐观的情绪去面对。《黄帝内经》有云：“恬淡虚无，精神内守，病安从来。”这说明良好的精神状态对人体健康有直接影响。频繁生气或者暴怒，一方面无法解决问题，另一方面也对身体不好。

在现实生活中，保持“恬淡虚无”的心态说起来简单，但真正做起来并不那么容易。很多人口头上说“没有过不去的坎儿”，但真正遇到具体事情时，却又是毫厘不让，经常为一些鸡毛蒜皮的小事，闹得天翻地覆。更有甚者一气之下，就此“驾鹤西去”，这也是屡见不鲜的。

卢芳调节情志的窍门有三：

提倡修炼静功。他认为人的精神心理修养，要在静守中去体验，通过调心、入静，或静坐，或站桩，总以清心入静，排除杂念，一心体会体内气血运行的变化，久而久之，则真气充沛，五脏安和，形神健旺，自会长寿。

培养“知足常乐”的生活态度。要“比上不足，比下有余”，这样可以得到生活和心理上的满足，从根源上减少发怒情绪。

培养幽默风趣感。幽默的直接效果是产生笑意、缓解紧张气氛，自然可以减少发怒情绪，甚至还能在一定程度上帮助我们快速摆脱困境。此外，卢芳说，培养兴趣、多看书也是调节情志的好方法。中医是卢芳的专业，更是兴趣，也是他的精神寄托。大学期间，卢芳经常拿出幼时背的汤头歌诀，看、念、背，各种中医经典，如《黄帝内经》《伤寒论》《本草纲目》等常不离手，还时常“偷时间”看书，“上床后会把白天书本上的内容背一遍，熟稔于心之后再去睡觉”。读书兴趣的培养，让卢芳在学业进步的同时，也让生活更加充实、有趣。[70]

【周岱翰】

周岱翰提及，生命在于静养。道家主张“清静无为”，“无为”是要去除私欲。《黄帝内经》也注重清静，《素问·痹论》说：“静则神藏，躁则神亡。”《素问·生气通天论》认为，清静有抗衰防老、拒邪入侵的作用，强调“清静则肉腠闭拒，虽有大风苛毒，弗之能害”。陶弘景在《养性延命录·教诫》中总结道：“静者寿，躁者夭。”在静养和减少消耗中，特别强调神气内守，保养肾精。《周易》乾卦谓：“天行健，君子以自强不息。”天之运化，四时昼夜更迭，岁岁无有止息，君子效法天道之健，自强不息，生生不止。中医寿命学的静养与自强不息并没有矛盾。中医养生术不主张模式化，认为“命数延促，在乎己”，即是强调自强不息。[71]

古人说，“命数延促（长短），在乎己”。如何养生？除了合理的饮食、起居和适当的锻炼，良好的心态其实更重要。周岱翰认为，调摄好心态、心情才是养生的根本。“神清志平，百节皆宁，养性之本也；肥肌肤，充肠腹，供嗜欲，养性之末也”，他很认同《淮南子》中这段对养性、调摄心神、端正心态的精辟论述，也推崇《周易》乾卦的卦辞，“天行健，君子以自强不息”。周岱翰常说的一句话是“做人要知足，做事要知不足，做学问要不知足”。这不但是他自己心态的写照，对生活知足常乐，也是对事业保有进取心和责任感，对学问保持谦虚、求索不止的真实写照。[72]

“健康养生的最高境界是守神”，周岱翰认为“健”是要使身体强健，“康”是要达到情绪康怡、心态平和，即使遇到困难和疾病，也能乐观面对。“以癌症为例，中国人更恐癌。”周岱翰认为，国际抗癌联盟曾公布一项调查数据显示，面对癌症，中国人持消极态度的高达43%。其实，良好的心理、精神状态对癌症的治疗调养有很大作用。[73]

除此之外，周岱翰认为，人最重要的是要有感恩之心和自强的信念，感恩父母、祖先和国家，确立自己努力的方向，贡献社会。对生活，对工作，不要过于计较，不要总为个人私利打小算盘。他说："对我而言，只要尽心尽力为病人着想，病人信任和托付我，就感到心情愉快，精神满足，自然就不会累了。"这也从另一个角度印证了清代医家程国彭的养生忠告："食补不如精补，精补不如神补。"[74]

【周学文】

周学文说，剧烈的情志变化会影响人体正常功能，长期的精神紧张、心情忧虑常常是导致溃疡病发生的重要诱因。消化性溃疡、慢性结肠炎等肠胃疾病的患者，常因有不能进食、恶心、呕吐、腹泻、便秘等症状，或需进行繁多检查，或因病情反复，出现焦虑、情绪不稳等心理波动，严重者甚至吐血。对于这些心理负担重的患者，周学文会非常耐心地进行开导，缓解患者过大的精神压力。周学文曾遇到一位慢性萎缩性胃炎的患者，心理负担特别重，为此，周学文特别挤出诊治时间，对她进行心理疏导。复诊时，患者情绪明显好了很多。停药半年后来复查，做胃镜时发现萎缩性胃炎明显改善。周学文说，消化系统疾病的患者要学会自我开导，解除思想顾虑，放下思想包袱，这是他们早日康复的重要因素[75]。

【编者按语】

俗话说"笑一笑，十年少"，情志对健康有较大的影响。积极向上的情志可使身心愉悦，对健康大有益处；焦虑、生气、郁闷等不良情绪可在潜移默化中损害健康，甚至当情志过激时可使人猝然发病。如何进行精神调摄以达养生的目的，逐渐成为人们关注的话题。

中医养生文化博大精深，关于调神养生的内容浩如烟海，现代医学对于健康的认识，是在1947年世界卫生组织（WHO）所提出的健康的定义，即"健康乃是一种生理、心理和社会适应都完满的状态，而不只是没有疾病和虚弱的状态"。故健康除了形体健康还包括精神健康，精神与形体之间平和相济，就是"形与神俱"，是最理想的健康状态。形体健康作为健康的基础，精神健康则认为是健康的第二个重要维度（中医的四维健康观：包含形体、心理、道德、社会的四维健康）。古往今来历代医家均较重视心理健康，养神的思想贯穿中医养生学的始终，广受推崇。中医学中更强调的是神的主导地位，强调要“积精全神”“神明则形安”，认为神为形之主，神可驭形，神不仅主导着人体的精神活动，还主宰着人体的功能活动。善于养生者，尤其在调畅神志方面颇有建树。

我们的精神活动是客观存在的，不是静止不动的，包括思维、意志、情感及其他各种心理活动，均是大脑的功能之一，包括喜、怒、忧、思、悲、恐、惊等多种心理活动。我们对外物有自己的认知，有独立的意志和思考，我们通过多种感官从外界获得信息，认识周围的一切，同时产生精神活动。中医将其称之为“神”，认为神是生命的主宰，狭义的神包括意识、思维、情感等精神活动。《素问·五常政大论》云：“根于中者，命曰神机，神去则神息。根于外者，命曰气立，气止则化绝。”神机是主宰生命活动的机制，是生命活动的根基，在外又与自然社会的变化息息相关。神具有调节机体精、气、血、津液的代谢，调节脏腑的生理功能，主宰人体的生命活动的作用。《素问·八正神明论》说：“血气者，人之神，不可不谨养。”神发挥其主宰作用是以精、气、血等物质为基础的，也与气血津液代谢的过程息息相关，机体的生命活动和代谢受神的主宰和指挥。“神明则形安”，生活中各种情绪均应调和适度，任何过激或不当情绪均会导致不健康的心理、身体状态。保持恬淡内守，节制欲望，心情豁达，体内气机和畅调达而保持健康，则达到延年益寿的目的。神来源于先天之精，又赖于后天水谷精微的滋养。《灵枢·平人绝谷》说：“故神者，水谷之精气也。”《养性延命录》中说：“神者精也，保精则神明，神明则长生。”因此精能生神，精能养神，精气充足，身体健壮，则神受之所养，反之则精衰神弱，危害甚矣。由此可见，神和先天、后天机体脏腑气血盛衰密切相关。

现代心理养生思想也表现出对“人”全面的关怀，生物-心理-社会新医学模式强调，我们需更全面理解疾病的本质，要充分考虑个体心理、生活方式、生物遗传、社会环境等各方面因素对于疾病的影响。

调神养生的具体方法，我们可以归纳为以下几个方面：

1. 心无杂念，恬静淡泊

王玉川老师曾说：“世事复杂，萦绕犹豫最伤神。”养神贵在静心，正确的精神调养需要保持心神宁静，含而不露。神气的过用、躁动，往往容易使其耗散消亡。《素问·上古天真论》云：“恬淡虚无，真气从之，精神内守，病安从来。”是指生活淡泊质朴，心境平和宁静的人，外不受物欲之诱惑，内不存情虑之激扰，物我两忘的境界。心态平和康泰，胸怀坦荡，心神安宁，精神愉悦则气血畅达、阴阳调和，有助于保持良好的精神状态，对健康也有不同程度的影响。《素问病机气宜保命集》中指出：“神太用则劳，其藏在心，静以养之。”道家讲“虚则灵”，养生收心从静入手，维护人体生命的基本精元，方能保摄生命，颐养天年。正如《淮南子》所说，“神清志平，百节皆宁，养性之本也”，这样的观点于诸多医家学说中均有体现。

如果不注重道德修养，看到别人好的东西就心生贪念，念念不忘，忧愁嫉妒；略有成绩后就易洋洋自得，骄傲自夸；得到好的东西就提心吊胆，给自己增添了种种烦恼，如此的精神状态，时刻被自我的物欲奢望荼毒身心，更伤健康。只有胸襟坦荡，用超然的心态看待一切事情，节欲内守，不苛求，不骄躁，才能心宁神安，保摄生命。

2. 内修己身，德行高雅

保持高尚的道德修养，具有健康高尚的品德修养，长久保持乐善、欢愉、平和的精神状态，内修己身，不为外界纷扰，行事坦荡荡，保持身心健康，神志安宁，气调血顺则寿养天年。这样的人在生活中多被他人所敬仰，使人身心安详舒泰，圆融通达，过得敞亮。即孔子所说，“德润身”“仁者寿”。

检身自省。刘敏如老师曾说，健康养生保持良好的心态最重要，自信自悟与自格，即人活世上，要时刻自我警醒，经常反思总结自己的所作所为，及时弥补不足。俗话说“人非圣贤，孰能无过”“过而能改，善莫大焉”。我们只有对自己的亲身经历进行自我反省、改进、总结教训，才能从中获得成长。保持谦卑的内心，不可一味狂妄自大，毫无长进。对我们每个人来说，检身自省，是我们对自我认识和正确评价的钥匙，是获得自我提高、完善自我的捷径。现实生活中，世事纷扰，我们要及时清理内心的污垢，不可急功近利，被各种各样诱惑迷住了眼睛。外界的诱惑与干扰容易使得气机逆乱，内生百病。保持内心精神世界的清净淡泊，是养生之良方。

仁爱乐善。孙思邈在《备急千金要方·养性序》中指出：“夫养性者，欲所习以成性，性自为善。”“性即自善，内外百病皆悉不生，祸乱灾害亦无由作，此养性之大经也。”仁，即爱人，以仁爱之心日行大德，必得其寿。助人为乐是中华民族传统美德，仁爱之人因他人的痛苦而心怀怜悯，常站在他人的立场上思考问题，尽己所能给予他人帮助，以奉献自我为快乐，心底无私高尚，可以是一句温暖的问候，一句简单的关怀，一杯热水，一个拥抱。互帮互助，方能建立良好的社会风尚。作为医者治病救人，用精湛的医术为他人解决痛苦，用温暖的态度给患者关怀，我们都在自己的岗位上努力工作，甘于奉献，大爱无疆。

胸怀坦荡。许润三老师曾说，人是生活在社会之中的，不能和社会脱节，无论遇到什么难事，我们都要学会把事情看开，要让自己过得去，过得好。保持豁达开朗的心态，积极向上，不为一时的痛苦绊住，不给自己增添不必要的烦恼。我们或许决定不了要面对的事情，但可以决定时刻乐观地面对，保持积极的心态，胸怀坦荡，古人云“宰相肚里能撑船”，用超然的心态再次看待世界，你会发现路走得更加敞亮。保持健康是一场持久战，我们不仅生病的时候要治疗，在平时也要注意调养学习，及时纠正不当生活方式，保持良好的心理状态，提高思想境界，身体自然更强壮。怀着一颗恬淡愉悦的心，及时调整消极低落的情绪，淡泊名利，少私寡欲，心思静远，宽容知足。

3. 饮食调护

神在机体生命活动中发挥着重要的作用，但是仍依赖着后天饮食摄入的水谷精微的补充和滋养，因此在调神养生中饮食保精也有着很重要的意义。《素问·六节藏象论》云：“五味入口，藏于肠胃，味有所藏，以养五气，气和而生，津液相成，神乃自生。”古往今来也有很多药膳食疗的记载，本书“饮食养生”一章也会全面地进行讲解。在调养精神方面有哪些常用的食材？如莲子、小麦、枣仁、桂圆等，在补养身体的同时还具有养神的功效。卢和在《食物本草》中说“五谷乃天生养人之物”，神者，五谷之精气也，食五谷可以养神。

健康均衡的饮食是保持健康的前提，如果我们饮食摄入不足，或长时间偏食、食用腐败变质等食品，轻则饥饿消瘦，重则精神萎靡，营养不良，很难保持正常的精神状态。孙光荣老师在日常生活中极为注意饮食的选择，根据不同的身体状态和外界气候选择饮食，寒温适宜，饭量有度。脾胃乃后天之本、水谷生化之源，固护脾胃是非常重要的。科学地提供营养精微来源，是健康养生的重要方面。

当精神状态产生较严重的异常或长时间不缓解时，要及时就医，对症治疗。对于气虚者，如见乏力、易疲劳、伴有虚寒等，可以使用人参、黄芪、四君子汤等补气化精；血虚者，如见头目昏花、困倦、面色少华或萎黄等，可以用熟地黄、当归、四物汤等养血益精；阳虚者，如见怕冷肢凉、喜热、面色㿠白、精神不振等可以用鹿茸、肉苁蓉、肾气丸等温阳益精；等等。对于实证，则需要辨证，针对不同的病邪性质予以治疗，如温散寒邪、清热祛湿、祛除瘀血等等，邪祛则正气得复，疾病乃愈。但是一定不可以随便使用，药物的偏性远大于饮食，对机体的影响较大，因此对精气未伤者，或阴阳气血失衡较轻者，不可滥用，我们要听取医生的意见，以免对机体矫枉过正，造成伤害，治疗也应该把握时机，尽早就医，痊愈后停药，遵医嘱正确调养。

4. 不良情绪，及时自我调节

现代医学研究表明，良好有度的性情有助于人体内环境新陈代谢的平衡，可以提高人体的免疫力和抗病能力，而不良情绪对人体健康有害，影响整个身体的状态和疾病的康复治疗。负性情绪包含焦躁、怨恨、抑郁、愤怒等等很多方面。如何走出负性情绪误区，正确应对并做出恰当的处理，关键在于理智地驾驭自己的情感，及时控制和排除消极情绪。调节不良情绪常用到的方法有：

（1）自我暗示法

自我暗示法是用自己内心的主观意念，诱发引起积极的良好心理状态，并保持稳定，以改变、消除不良心理情绪，产生良好的心里激励和平衡作用的一种心理疗法。它可以帮助我们稳定情绪，改善心理、行为和生理状态。当遇到烦恼时，我们可以用语言、睡眠等方式对自己进行暗示。最常用的就是语言暗示，对自己进行内心对话或自我鼓励，告诉自己“一切都会过去”“破财免灾”“知足常乐”等等，一遍一遍地重复，这样心情就会轻松，头脑就会冷静。或者告诉自己睡一觉事情就会好转，让睡眠帮助身体消除疲劳，恢复体力，摆脱不良情绪的控制。心理学中有一个多米诺骨牌效应，我们发现，一遍一遍地对自己进行暗示，这样的话会逐渐植入我们的脑海，对我们产生潜移默化的影响。我们集中注意力于自身，要相信积极乐观的态度对我们有益，要跳出自己困惑的负面情绪，用正确积极的暗示开导自己。

（2）疏解开导法

当我们被不良情绪困住的时候，对自己进行引导，不要钻进认识的误区；对患者应及时进行劝说安慰，引导正确的思考方向，用浅显易懂的道理，帮助患者主动解除不良情绪。帮助患者树立信心，给予关怀，正确认识情绪，告知其不要独自承担，学会排解心结，释放内心的苦闷和压抑。《灵枢·师传》云："告之以其败，语之以其善，导之以其所便，开之以其所苦，虽有无道之人，恶有不听者乎？"生活中不如意事十有八九，但是生活总是美好的，在家人朋友的陪伴下，帮助患者消除病因，达到梳理情绪的目的。

（3）释放法

释放法就是将积压的不良情绪，通过适当的方法及时释放排解出去，减少对身体的负面影响，否则易肝气郁结伤及自身。在平时压力过大的时候，我们也应该注意及时休息，排解压力。我们可以通过外出活动、散步、旅游等方式接触大自然，回到家洗个热水澡，将自己的不良情绪和压力写下来或者和亲朋好友诉说，呐喊，泪水也可以帮助我们减压，使我们感觉到困扰自己的不良情绪逐渐减弱甚至消失。

（4）转移注意法

我们被不良情绪困扰的时候，经常容易纠结在其中难以自拔，导致注意力过度集中，精神苦闷，越陷越深。我们需要及时摆脱这种不良的循环，减少负面情绪继续发酵。我们可以试着去着手另一件事情，做一些自己喜欢的事情畅达身心，如书法、绘画、抚琴、下棋等等，也可以暂时离开不开心的环境。我们也可以换个角度把事情看淡，不要独自思考夸大自己的情绪，保持自然开阔的心境，心情自然会舒适很多。

（5）自嘲自解法

自嘲即自我嘲解，调侃自己，是一种幽默，也是一种生活的智慧。当我们遇到挫折不顺时，用自我嘲解，调侃事物或事件形成与正常评价的理解交叉，可以帮助我们获得精神上的满足和成功。自嘲自解是在自我解脱，给自己圆场，是我们对待挫折的态度，能让我们更清晰地认识自己。

（6）节制法

节制情感，防止七情过极。《素问·举痛论》说："怒则气上，喜则气缓，悲则气消，恐则气下……惊则气乱……思则气结。"七情过激最易影响脏腑气机，导致气机逆乱、气血失调，容易产生各种疾病。维持心理的平衡，我们需要七情节制有度，通过调和、克制、约束情感，避免情绪过激产生负面影响，这也是修身养性的重要方面。

（7）调气法

气机的运化和调与人体生理功能的正常发挥和精神状态密切相关。通过适当的方法使得气机调和，调气调息，吐故纳新，有意念地调整气息，增强脏腑气化功能，使得经络气血和调，从而神自化生，康体延年。

（8）情志相胜法

人有五脏化五气，以生喜怒悲忧恐，和五行生克制化相似，五种情志之间也存在着彼此制约、克制的关系，当我们产生不良情绪时，可以利用它们之间的关系来转移、干扰以恢复或重建精神平和。例如：

喜伤心者，以恐胜之。适用于神情兴奋、狂躁者。过度喜悦高兴则心气涣散，神不守舍，甚至精神恍惚；水克火，恐胜喜，恐令气怯，能收敛涣散之气机。

思伤脾者，以怒胜之。适用于长期思虑，气结成疾者。过度思虑则脾气郁结，失于运化；木克土，怒胜思，怒令肝气升发，郁结得散。

悲伤肺者，以喜胜之。适用于悲痛忧愁让人形容憔悴、沮丧苦闷者。过悲则肺气不敷，制节失职；火克金，喜胜悲，喜令气机和缓散达，肺气得以恢复正常宣降。

恐伤肾者，以思胜之。适用于因惊恐而致惶惶不安、坐卧不宁、提心吊胆者。恐则气下，惊则气乱，神气惮散不能敛藏；土克水，思胜恐，思则气结，可以收敛涣散之神气。

怒伤肝者，以悲胜之。适用于因怒而致情绪亢奋不宁者。暴怒则气血逆乱，神迷惑而不治；金克木，悲胜怒，肺欲收，悲则气消，血气得以消散下行而愈。

在运用情志相胜法调节患者的异常情志时，要注意患者的性格和承受能力，以及刺激的强度，后者要超过前者，才能达到以情制（胜）情的目的。

卡耐基曾说："思想的运用和思想的本身，就能把地狱造成天堂，把天堂造成地狱。"生活中的快乐没有恒定的指标，我们都要学会自己去理解、追求，去感悟属于我们自己的生活。保持乐观的心态，我们不论身处何地都能体会到生活的美好。我们要学会运用自己的思想去掌握生活，古人怡神养生之法值得我们借鉴。虽然世事纷扰，面临各种压力，但我们努力做到闹中取静，忙中偷闲，享受自己的内心，修身养性，把心态端稳，避免生闷气、生闲气、生怨气，享受生活中的阳光和快乐，定有益于身心健康。

【关键词】情绪开朗；心态平衡；上善若水；勤于书卷；情趣；心安少欲；乐观豁达；和喜怒；节思虑；随缘；宽宏大量；童心；心情舒畅；心诚；

意志坚强；豁达；精神旷达；心境泰然；从容；淡定；坦然；乐天知命；全神；忠恕仁厚；澄心息虑；宽容；潇洒；厚道；淡泊名利；心安理得；顺其自然；随遇而安；知足常乐；节欲；俭以养德；虚怀若谷；笃志不衰；怡情悦心；积极；幽默；德润身；雅量；和睦；知足；

【参考文献】

[1] 秦文军 . 国医唐由之：拥有一颗平常心［J］. 老同志之友 .2019（23）：63.
[2] 余长生 . 快乐是最好的抗癌药——国医大师王绵之的养生经［J］. 老同志之友 . 2012（16）：52.
[3] 赵日新 . 国医大师王玉川的内经养生法［J］. 大家健康 .2013（1）：33-35.
[4] 荆墨 . 国医大师李辅仁养生秘诀［J］. 少林与太极，2018，（5）：53.
[5] 王宇 . 食有度人知足［J］. 人人健康，2016（19）：38.
[6] 赵德铭 . 国医大师李辅仁的养生四法［J］. 养生月刊，2014，35（2）：170-171.
[7] 贺普仁 . 贺普仁——养生简单，贵在坚持［J］. 家庭医学，2010，（8）：52.
[8] 张光茫 . 国医大师路志正养生秘诀［J］. 家庭医学，2019，（7）：50.
[9] 杨鸿泽 . 国医大师郭子光的“养生在德”［J］. 养生月刊，2013，34（9）：820-821.
[10] 佚名 . 张灿玾：一本天然，自能长寿［J］. 健康大视野，2009（16）：11-14.
[11] 张灿玾 . 养生琐谈［J］. 中医健康养生，2016，（9）.
[12] 佚名 . 国医大师张琪养生三要诀［J］. 现代养生，2014（21）：28.
[13] 方霞 . 养生不同于养身——中医养生观的正本清源之作［J］. 科技导报，2016，34（22）：108.
[14] 任继学 . 任继学医学全书［M］. 北京：中国医药科技出版社，2014：61-63.
[15] 李俊德 . 国医大师谈养生［M］. 北京：学苑出版社，2010：112-114.
[16] 海霞 . 李振华：养生重在保元气［J］. 中医健康养生，2015（10）：40-41.
[17] 燕嫱 . 中国中医科学院名老中医养生研究［D］. 北京中医药大学，2010.
[18] 刘焕兰，曲卫玲 . 邓铁涛教授养生学术思想探讨［J］. 新中医，2010，42（5）：5-6.
[19] 陈瑞芳，邓铁涛 . 国医大师邓铁涛养生理念析要［J］. 广州中医药大学学报，2014，31（6）：999-1001.
[20] 何任 . 漫说养生［J］. 浙江中医药大学学报，2011，35（1）：1-2.

[21] 王庆其 . 振叶寻根，观澜索源 [N]. 中国中医药报，2011-06-02（004）.
[22] 裘沛然 . 人道，医道与养生之道 [J]. 现代养生，2015，11：35-37.
[23] 佚名 . 富贵与我如浮云——裘沛然先生的养生之道 [J]. 现代养生，2008（2）：31-32.
[24] 孔凡真 . 裘沛然的养生诀要 [J]. 养生月刊，2008，11：992-993.
[25] 王庆其 . 裘沛然先生学术思想鸿爪 [J]. 中医药文化，2018，3：76-79.
[26] 裘沛然，李俊德 . 百体从安在养心 [J]. 中华养生保健，2010，12：54-55.
[27] 楼绍来 . 生命在于流动——颜德馨教授以气血理论指导养生的经验 [J]. 科学养生，2004，6：21-23.
[28] 佚名 . 九旬国医活到天年的秘方 [J]. 现代养生，2014（23）：29-31.
[29] 瞿曙琨 . 朱良春：生活规律，情绪乐观，运动适量，饮食合理 [J]. 祝您健康，2016，09：13.
[30] 毛嘉陵 . 朱良春健康长寿 5 秘诀 [J]. 家庭医药，2008，8：66.
[31] 佚名 . 朱良春：动则延年，乐则长寿 [J]. 健康大视野，2009，12：30-31.
[32] 江海涛 . 李士懋：养生重在调神 [J]. 晚晴 .2015（5）：110-112.
[33] 赵飞 . 国医大师陈可冀：养生先养心，养心靠“吃动”[J]. 祝您健康 .2019(11)：14-15.
[34] 高中梅 . 国医大师刘敏如养生之道 [J]. 现代养生（上半月版），2019，(1)：38.
[35] 柴玉 . 吕景山顺心顺时随意随缘 [J]. 中医健康养生，2016（12）：42-45.
[36] 何君林 . 国医大师郑新的养生经 [J]. 家庭医学，2014，(9)：49.
[37] 秦红松 . 尚德俊——淡泊明志以养生 [J]. 中医健康养生，2019，5（08）：22-24.
[38] 艾兴君 . 国医大师干祖望的养生秘诀 [J]. 内蒙古林业，2016，(1)：37.
[39] 冯瑶 . 茧斋书痴童心为伴 -- 国医大师干祖望的养生秘笈 [J]. 祝您健康，2015，(11)：15-15.
[40] 中和 . 国医大师阮士怡谈“立夏”养生 [J]. 新地，2019，(5)：39.1673-7857.
[41] 董建栋 . 气阴两虚夹瘀体质养生方案探讨 [J]. 中国临床研究，2015，28（9）：1237-1239.
[42] 赵莹，孟祥梅，王玮鑫，等 . 从孙光荣“合则安”养生总则探讨中医饮食养生理论及应用 [J]. 中医杂志，2017，58（3）：195-198.

[43] 王丹，何清湖，舒译，等. 国医大师孙光荣论“养生第一要养心”[J]. 湖南中医药大学学报，2019，39（1）：16–18.

[44] 楼绍来. 平和心态，乐对人生——记伤科名中医石仰山教授[J]. 科学养生，2011，（11）：42–43.

[45] 杨悦娅. 不让须眉扬祖业，德高望重夕阳红——朱南孙教授治学心路[J]. 中医药文化，2010，5（4）：4–7.

[46] 张晓东. 刘柏龄长寿关键靠自己[J]. 中医健康养生，2015（6）：42–43.

[47] 刘祖贻，欧阳斌. 恬淡应世去私欲[J]. 中医健康养生，2018，4（9）：74.

[48] 刘祖贻，欧阳斌. 先睡心，后睡眼[J]. 中医健康养生，2019，5（1）：78.

[49] 李珍武，杨天明，刘宇，等. 浅谈国医大师刘尚义的养生观[J]. 中西医结合心血管病电子杂志，2019，7（25）：149–150.

[50] 闫睿. 国医大师段富津：养生先要养正气[N]. 经济参考报,2016–06–17（022）.

[51] 徐经世.“一先五要”话益寿[J]. 中医健康养生，2017，1：48–51.

[52] 万雯雯. 徐经世的养生法[J]. 劳动保障界，2015，13：57–58.

[53] 柴玉. 访国医大师王世民先生——风轻云淡，读书最好. 中医健康养生[J].2018（3），41–43.

[54] 葛伟韬. 王烈：养花怡情修身心. 中医健康养生[J].2019，5（3）：32–33.

[55] 王志翔. 韦贵康：人正身直，内外兼修[N]. 中国中医药报,2018–01–12（007）.

[56] 王志翔. 韦贵康：养命先养骨，爱文亦习武. 中医健康养生[J].2018，4（2），35–37.

[57] 徐婧. 邹燕勤：护肾脏切忌贪凉，多锻炼莫求安逸[J]. 中医健康养生.2019（6）：33–35.

[58] 刘苓霜. 刘嘉湘养生养正气，越活越年轻[J]. 中医健康养生，2019，5（9）：26–27.

[59] 秦宇龙. 许润三“三心”处世，养生大道[J]. 中医健康养生，2019，5（2）：21–23.

[60] 王清. 国医大师许润三的“三宝养生法”[J]. 中老年保健，2020（2）：54–55.

[61] 邓沂. 周信有：精研四大国粹，践行养生大道[N]. 中国中医药报，2018–03–16（007）.

[62] 郑访江，李永勤. 静坐·涵养精神[N]. 中国中医药报，2010–05–26（007）.

[63] 刘桂荣. 善养生者，当先除六害[J]. 养生保健指南：中老年健康，2018，000

（002）：54–55.
［64］姜枫，张荣欣．张磊老赋诗养生［J］．中医药文化，2008（2）：38–39.
［65］姚欣艳，刘侃，熊继柏．顺应自然，形神和谐——熊继柏话养生［J］．中医健康养生，2017，（2）：38–40.
［66］肖雄．薛伯寿：养生靠自己［J］．中医健康养生，2017，（12）：40–43.
［67］李玉霖．国医大师薛伯寿的养生之道［J］．养生月刊，2019，（2）：40–43.
［68］李靖，郑时静．心悟躬行养德养身——吕仁和教授养生经验［J］．中医健康养生，2017（3）：46–47.
［69］肖永华，何彦澄．谈“糖”色变，不如化敌为友——国医大师吕仁和教授谈糖尿病防治系列一［J］．中医健康养生，2017（12）：48–49.
［70］高继明．卢芳：祛湿气先除“六害”［J］．中医健康养生，2018，4（12）：34–36.
［71］周岱翰．源于中医寿命学的中华养生特色［J］．新中医，2010，7：141–143.
［72］郭静．养生有“三宝”：苹果·白粥·清茶［J］．就业与保障，2017，19：59–60.
［73］李仲文，李鹏炜．国医大师谈防癌：要做好4种减法［J］．恋爱婚姻家庭．养生，2017，11：16–17.
［74］陈计智．周岱翰——认清养生误区，尽享人生乐趣［J］．中医健康养生，2019，01：28–30.
［75］张旭．周学文——调护需得法用药莫随意［J］．中医健康养生，2017，（9）：38–40.

（二）饮食养生

饮食养生，顾名思义，即通过摄取食物来达到养生的办法。古语言“民以食为天”。人有一日三餐，饮食养生早已渗透至生活的每个角落。食物作为人类生存发展的必要物质基础，在防治疾病中有着不可忽视的作用。早在《黄帝内经》时代，古人就开始注重饮食养生，并提出了“饮食有节”的养生观点。而经过后人长期不断地实践与探索，逐步发展出具有独特风格的饮食养生。

饮食养生指在中医理论的引导下，人们根据食物的特性，采用适当处理方法加工后食用，从而达到滋养身心、气血平和、身体康健、益寿延年的效果。饮食养生不仅是中医养生学的主要组成部分，也是中国传统文化的重要组成部分，看似简单，实则包含了天人合一、阴阳平衡等哲学思想，值得我们深入研究学习。对于这一简单又复杂的养生方式，许多名医大师都有自己的心得体会。

【大师医话】

【班秀文】

班秀文教授有一句养生格言：顺其自然，以动为纲，以素为主，适可而止。[1]

对于饮食养生，班老有着自己的一套观点：[2]

1. 提倡食疗

班教授倡导食疗养生并总结了一些常见病的食疗法。如治疗哮喘病，其认为此病老年人多发，多属脾肾气虚，治宜温养肾气为主，食疗法常用猪肺、党参、核桃肉或蛤蚧、黑豆煲吃。取猪肺甘平，以脏补脏，补肺即可补肾，气旺则能宣能降；蛤蚧咸平微温，补肾益肺，子母并治使气有所主而归根，气血调和，宣发肃降正常，则无哮喘之作。又如治疗不孕症阴水不足，花肠失养，子肠不润，种子无生发之机，以乌鱼、鲜山药、何首乌做饮食疗法。乌鱼性味甘平而微寒，能消能补，配鲜山药、何首乌，既能濡养生精，又能滋阴清虚火，多次服之，则阴精充足，阴阳洽调，可望摄精受孕等。

2. 饮食宜素

班教授认为饮食宜粗细结合，荤素搭配，以素为主。特别是老年人，应少食或不食肉类、糖类，因为这些食物易使人肥胖，对心脑血管健康都有影响。此外，其平素不吸烟，不饮酒，无饮茶嗜好，蒜、姜、葱、辣椒等刺激性食物都很少吃，因而很少生肠胃病。

3. 讲究搭配

《素问·藏气法时论》记载："毒药攻邪，五谷为养，五果为助，五畜为益，五菜为充，气味合而服之，以补益精气。"可见营养均衡的重要性。班教授认为在不妨碍治疗用药基础上，饮食应多种多样，适当搭配。

4. 慎用补品

对于保健品，班教授认为补品用的恰当，则有益身体，若食用不当，人参、燕窝也能杀人。食品之补与否，要根据病情的寒热虚实及食品的四气五味而定，不可乱补。如阳虚畏寒，四肢不温的患者，常吃地羊肉（狗肉）、山羊肉甚益；阴虚潮热，夜难入寐者，多食水鱼、山龟滋阴潜阳。若将两者反过来食用，非但不补，阳气愈虚，虚火愈妄。班教授还告诉人们不要忽视平时常见的食品，如南瓜甘温，可补中益气，健脾和胃，其藤叶可舒筋活络，对肺结核低热不退、慢性胃病绵绵而痛，治疗时配合食用，可起辅助作用；再如地瓜甘平清润，和血生津，补中益气，痔疮患者用之可止血，孕妇便秘常吃可润肠通便，等等。总之，这些食物易取价廉，疗效显著，特别适合老年病及慢性病的补养。

5. 注意忌口

食物的营养在治疗疾病中的重要性不言而喻，但若取之不当，也会引起不良后果。对于食物营养的两面性，班老主张病人注意“忌口”问题，当遵循 3 个原则：第一，根据病性。凡属实热的外感疾病，宜清淡饮食，不宜肥甘厚腻；而性多寒虚的内伤疾病，宜吃甘温或甘润之品，忌食辛热发散之品，以免耗气伤阴。第二，根据食物营养性能。食物有四气五味的不同，《素问·至真要大论》谓“夫五味入胃，各归所喜，故酸先入肝，苦先入心，甘先入脾，辛先入肺，咸先入肾”。第三，根据患者体质差异和地理环境、生活习惯。人的先天体质、生活环境有差异，忌口也有分别。如高瘦阳盛之人，宜食甘凉之品。西北地高多燥，气候寒冷，吃温润之品就挺好；而东南地卑多湿，气候温和，吃甘淡之品，则有利健康。

【程莘农】

程莘农程老在饮食养生中，主张限食。“要想小儿安，须留三分饥与寒”这句话对所有人都适用。程老说：“我每顿只吃九成饱，就是要让肚子里不要有滞，这样就算感冒也不会有大问题。而如果每顿吃太多，消化不了的东西就会在肚里产生积滞，一旦感冒就会很麻烦。”[3]

【邓铁涛】

邓老十分重视脾胃的作用，认同古人“四季脾旺不受邪”的理论，指出人体元气充足，则身体健康，疾病无从产生，而元气充足与否，与脾胃是否健旺密切相关。脾胃为中土之脏，脾胃之气强，则各脏腑自强；脾胃之气败，则生众疾，药石难治。食养正是为了补益胃气，顾护中土，是扶助正气、维护健康的一种养生法。因此，邓老在日常饮食中也遵循调养脾胃、顾护脾阳的思路。

邓老日常饮食安排合理，以清淡为佳，种类多样，少食寒凉，三餐定时，食不过饱等，以注意呵护脾胃。除此以外，邓老还注意配合一些可健脾益胃的饮食。如，邓老每周有两餐食粥，粥类易于消化吸收，是养胃佳品。《医学入门》指出：“晨起食粥，推陈致新，利膈养胃，生津液，令人一日清爽。”邓老亦会每周1次用猪胰脏煲山药，具有健脾、益精的作用，可以预防糖尿病。

在夏季，即使气候炎热，邓老也很少食用冰冻、寒凉的食物，以免损伤脾阳，阻滞气机。脾主运化，喜燥恶湿，水谷精微布散全身主要依靠脾阳的温煦。燥则脾之清阳之气上升以温煦心肺，心肺和煦，下济肝肾，五脏调和；土湿中郁则阳衰，脾阳不足则中气不运，气机升降失常，百病由生乃至夭亡。脾阳在人体发挥着中流砥柱的作用，因而应尽量少进食寒凉、黏腻之食物，而宜选择健脾祛湿的食物来健运脾阳。[4]

【贺普仁】

贺普仁的饮食经是：春夏饮食宜清淡，多吃绿色新鲜时令蔬菜；秋冬进补最合适，可多吃黑豆、黑芝麻、黑米、山药、芡实等滋补食物。另外，在粗细粮搭配合理的基础上，适量多吃点粗粮对身体非常有益。

由于贺老患有糖尿病，所以常喝玉米面粥或山药粥。平时也服用牛初乳，因为牛初乳可提高免疫力、预防感染、增强体质。贺老服用牛初乳后精神好，身上有劲儿，甚至有毛发的增长，有点返老还童的现象。[5]

【何任】

何任认为饮食对养生来说，是一个重大的问题，从饮食的选择、饮食的宜忌、饮食的节制等都有其心得。

《素问·藏气法时论》说："毒药攻邪，五谷为养，五果为助，五畜为益，五菜为充，气味合而服之，以补益精气。"明确说明毒药主要是为了治病祛邪。祛邪的东西对身体是不利的，因此必须利用五谷、五果、五畜、五菜等对人体有益的东西来补益精气。健康人进食谷、果、畜、菜即可。食物有甜、酸、苦、咸、辛的不同，要有一个适当的选择。要选择新鲜、清洁的食物，任何损破变质的食物均不可食用。如果身患疾病，更要注意按营养的需求，在专业人员的指导下选食。

若是原先身体患有特殊疾病，食物的选择就更要注意禁忌。《灵枢·五味》说："肝病禁辛，心病禁咸，脾病禁酸，肾病禁甘，肺病禁苦。"口腹不慎，易损健康。某些疾病必须要禁忌某些食物，如患疔疮忌食荤腥发物，肺痨病宜忌辛辣，水肿病禁食盐，黄疸和泄泻病人禁食油腻，温热时病患者忌食辛辣热性食物，寒性病人忌食瓜果生冷等。从养生角度说，根据个人性格、体态肥瘦等，总以使营养匀称为宜，不宜偏食，不近烟酒。

这里还有一个饮食节制的问题。俗话说"伤饥失饱伤脾胃"，既不能过饥不食，也不能多食过饱。有些人由于种种原因，经常出入酒楼菜馆，毫无节制，吸烟酗酒，更是不利健康。

何老认为，人的体质不完全相同，所宜进的补品也不尽同。年龄、性别的不同，进补选择也异。所以从古到今，就有了各种补品，还有针对个体特点的膏滋方。补品亦有中西药之分，应该在医生指导下服用为好。这里要注意的是，一个人不可既吃这个补品，又吃那个补品，不能过多地服用。因为这样做，其中补药和补药相互作用，就很难说对健康没有损害。再是进补多少、档次高低不能与别人攀比，应该实事求是地考虑。[6]

【李辅仁】

李辅仁李老有着良好的生活规律。他不抽烟，不喝酒，不吃甜食，生活琐事亲力亲为，随时随地运动，在工作、生活中都保持年轻的心态。他曾说，自己自小家境不丰，故生活勤俭，常常是粗茶淡饭，但也知足常乐。随着年纪的增长，他的饮食以素淡为主，少吃甜食，少吃脂肪类食物，多食水果及蔬菜，养生之道"自俸甚薄"，从不吃什么特别贵重的补品。[7]

李老的食谱中多以蔬菜为主，并选用对"六腑以通为用"有益的品种，简单加工，最大程度保留蔬菜中营养成分，白萝卜及黄瓜为李老餐中必备的蔬菜。白萝卜可宽胸行气，除胀消满，其中含芥子油、淀粉酶和粗纤维，具有促进消化、增强食欲、加快胃肠蠕动和止咳化痰的作用。在餐中适量加入白萝卜，既能丰富饮食结构，又能通便润肠，一举两得。由此可见，在日常饮食加入帮助消化、调理肠胃的蔬菜，以食代药，有利于保养胃肠道功能。

在食物的种类选择方面，李老强调“多种多样、丰富多彩”，要做到蛋白质丰富、低糖低脂高纤维素饮食，并注意主食粗细搭配、配菜荤素搭配、酸碱平衡、营养全面。[8]

李老的养生经验中，还特别强调保持肠道通畅，除了多吃蔬菜、水果、杂粮等，还要常做腹部按摩。具体手法是：以手绕脐周推按，以顺时针为好，或顺时针、逆时针交替进行。如果大便仍然秘结，可考虑用药物来辅佐通便。[9]

除此之外，他认为中国人的传统饮食里带糖的东西比较多，像元宵、粽子、月饼等，故他从青年开始就有意识地不吃糖，长期坚持下来，至今和高血压、糖尿病这类富贵病不沾边。李辅仁还强调说，生活有规律对养生保健至关重要。饮食要做到膳食平衡，什么都吃些，什么都别多吃才好。[10]

【李济仁】

李济仁平素注重饮食调养，坚持四少（少油、少荤、少盐、少腌）、四不（不吃辣椒、橘子、荔枝之类上火伤胃食物，不饮酒）、四多（多喝汤、多吃香蕉和苹果、多饮水），除每餐定时定量外，在饮食方面是粗细搭配以粗为主，荤素搭配以素为主，酸碱搭配以碱为主，基本可归纳为“少、杂、淡、温、慢”五字。

少：即量少，每餐吃七八分饱，以防过饱后脾胃损伤，引起腹胀、呕吐等消化不良的症状。

杂：即食物多样化，每次吃的品种较多，不偏食和挑食，以吸收食物中的各种营养。

淡：即清淡，食物要少油和盐，特别是中老年群体，油和盐摄入过多会增加心脑血管及肾脏的负担。

温：即食物的温度，每次就餐时食物不宜太烫，太烫会对食管和胃造成烫伤，日久会增加得食道癌和胃癌的风险，同时也不宜太冷，长期吃生冷食物也会对胃有影响，形成胃寒，导致胃病。

慢：即指进餐时不宜太快，不可狼吞虎咽，而应细嚼慢咽，以免增加胃的负担，日久罹患胃病。[11]

【李玉奇】

李老在饮食上有着自己独特的经验，具体如下：

1. 常吃六分饱

李老说，自己从不抽烟喝酒，吃饭只吃六分饱。他每天所吃的食物包括：2两米饭，不超过4两的牛肉、羊肉或鱼肉，800毫升的牛奶及适量的青菜。由于经常外出讲学，李老接受的宴请较多，但面对鲍鱼、燕窝等美味珍馐，他始终恪守浅尝辄止的原则。

2. 进餐时间很有规律

李老的进餐时间非常有规律。在工作期间，他吃早饭的时间为6点，吃午饭的时间为12点，吃晚饭的时间为下午6点。数十年来，他始终保持着这个进餐规律。离开工作岗位后，李老将吃早饭的时间延后了一个小时，但仍很有规律。

3. 每天所吃的食物很杂

李老的饮食原则是：多吃青菜和豆类食物，少吃油腻和高脂肪食物。他在早餐时爱吃稀粥和黄花鱼，在午餐时爱吃肉食（高兴时还吃两块红烧肉），在晚餐时爱吃青菜，爱喝汤，尤其爱喝白菜汤、菠菜汤和柿子汤。此外，李老在每天的早晨或晚上还会喝一杯牛奶。40年来，李老由于始终坚持这个饮食习惯，其体重一直稳定在117斤左右，血压也正常。

4. 爱喝水

李老非常爱喝水，他认为，多喝水可以带走人体内很多的毒素，李老最爱喝温白开水。

5. 常吃富含维生素C的食物

李老经常吃橘子等富含维生素C的水果。他说，很多人（尤其是男性）都没有吃水果的习惯，仅在生病时才想起服用一些维生素C片。实际上，在平时补充充足的维生素C可有效地提高机体的免疫力，从而能预防多种疾病。在各种水果中，橘子所含的维生素C较多，而且橘肉不易受农药污染，吃起来比较放心。[12]

【李振华】

李振华提出“饮食有节，保护脾胃”的观点。饮食是人体生命活动最重要的物质基础，饮食足，消化吸收好，营养够，排泄正常，人才能健康长寿。而食物精微全靠脾胃的消化、吸收，脾胃功能正常方可将食物之营养成分供养整个机体。

李老认为，饮食有节对老年人养生更为重要，因为老年人脾胃等各个脏器都处于逐渐衰退时期。老人脾胃功能减退，多食则脾胃负担过重，易产生肠胃胀满疼痛，影响饮食，不利健康。李振华说：“尤其我至老年又做过数次腹部手术，肠胃损伤，更应饮食有节，保护脾胃功能。我在饮食方面有三原则：定时、定量、定性。”

1. 定时

每日早、中、晚，按时就餐。

2. 定量

三餐不能过饱，以八成饱为宜，尤其晚餐宜食少，以便易于消化吸收。

3. 定性

每餐饮食搭配是粗细粮配合，适当吃些蔬菜水果，以能消化吸收为准，并戒烟酒，不食或少食肉类及油腻过大、生冷等不易消化之品，同时还要结合大便情况对饮食进行调整，以保持大便通畅，每日一次为好。

此外，李振华还认为，食疗、药膳对人体健康也都是有利的。即大体在饮食上宜吃些既是药品又是食品的食物，如大枣、山药、白果、薏苡仁、莲子、桂圆、核桃仁、黑木耳、百合等，既可补气血、保脾胃，又有营养价值，可适当选择几种，煮在饭内作为食品。如晚餐喝粥，可适当加入红枣、薏苡仁、核桃仁、山药等，以增强脾胃功能。[13]

【陆广莘】

陆老认为吃喝皆养生，要少吃、慢吃，烟酒也不一定是禁忌。

1. 少吃

“饮食自倍，肠胃乃伤。”饮食以少为妙。陆老三餐食谱如下：早饭喝一大碗稠粥，五谷杂粮、核桃仁、花生都入粥，再吃两个茶叶蛋。午饭一小碗米饭或一个馒头，配点荤素搭配的菜，晚饭从来不吃主食。

2. 慢吃

三餐尽可能慢吃，心平气和地吃。陆老认为吃饭是一种享受，只有慢才能品出其中滋味，不然美食也就失去了意义。一罐酒喝上一个钟头方知酒香，一个馒头细细咀嚼方知麦香。做到生气不吃饭，吃饭不生气。

3. 多嚼

饭贵在品，要品饭就要学会用心咀嚼，细嚼慢咽。陆老的早餐粥，其中放了五谷杂粮，都大有“嚼头”。他认为老年人不能喝太稀的粥，即使牙齿不太好，也要吃些米饭、馒头等“干货”，多咀嚼，通过多咀嚼，可以大大减轻胃的负担。

4. 吃鸡蛋

陆老认为鸡蛋是好食物，营养非常丰富，特别是蛋黄中含有丰富的卵磷脂，具有很好的补脑效果。

5. 烟酒非禁忌

陆老经常会喝上一罐啤酒。天气转凉会烫碗黄酒，或是喝点葡萄酒，但嗜烟酗酒是绝对不提倡的。抽要抽好烟，只一人时抽，别人给的不抽。喝酒，也是一个人喝的，不跟人家比量。[14]

【路志正】

路老说，美食面前，往往控制不住食欲，一不留神就容易吃过头。要把握一个原则：“粗细好坏”都要吃，但都不能过。路老说的“粗细好坏”中的“坏”，其实就是指的是“肥甘厚味”的饮食，他认为这些大鱼大肉会增加老年人的消化负担。而对于甜食，路老尤为主张尽量少吃。[15]

此外，路老有吃姜的习惯。孔子在《论语》中提出“不撤姜食，不多食”的养生思想。路老认为生姜是调养脾胃、养生防病的必备之品。其食用方法为：生姜适量，切片，放入醋中浸泡，可浸泡一周，然后每天早晨吃两三片。同时路老强调：“一年之内，秋不食姜；一日之内，夜不食姜。”生姜虽好，也需定时定量食用。[16]

多年来，路老养成了饮茶的习惯，每天三杯茶，上午喝绿茶，下午喝乌龙茶，晚上喝普洱茶。路老特别提醒，喝茶一定不要浓，且泡了两三次后，没有香味就要换了。每次少量品茶慢饮，不宜过量，饮之使人心旷神怡，气机调畅，这种心境，对身体是十分健康的，路老表示：“我多年饮用，受益无穷。”[17]

【裘沛然】

裘老年轻时身体羸弱，曾对夫人说，今生大概只能活四五十岁。夫人安慰他说：“你是医生，懂得养生，需要什么你说，我尽量给弄。”几十年来，裘夫人对他的饮食精心安排，持之以恒。饭菜定量，荤素搭配。裘老爱吃红烧肉，午餐、晚餐时，夫人便将两块比麻将牌稍大的夹花猪肉红烧后端上。鱼虾吃得不多，但要鲜活，味道要好。菜肴以蒸、煮为主，烧得烂烂的，便于老年人咀嚼消化。裘老晚上看书写作常到十一二点钟，其间吃三块饼干，有时再加半块，晚年减为两块。为防“失控”多吃，他让夫人管着饼干筒。他在《论养生》诗中写道“饥餐渴饮七分宜”。尤其晚上不宜吃过多，以免加重胃肠负担，而“胃不和则卧不安”。由于注意饮食“撙节”，虽然睡得较晚，但上床便能入眠。[18]

【任继学】

任老到了晚年非常注意适食以养，他食用的各种食物不是随市场的供应而走，而是随着大自然四季的演变而变化。夏天他喜欢吃豆角、黄瓜、西红柿、茄子这些应时蔬菜；到了冬季，当反季节的大棚菜和南方的菜占据了长春菜市场的时候，在他家的餐桌上，却只能见到那几种生于北方、长于北方的蔬菜。由于气候环境不同，吸收的营养也不同。在冬天，萝卜、白菜、土豆、南瓜、胡萝卜，这些是适宜东北人的主要蔬菜。

“一方水土养一方人，百菜不如白菜。”任继学非常喜欢吃东北的积白菜，每年秋天都要和老伴亲自动手腌制一缸积白菜。腌酸菜之前把白菜修干净、洗干净后用开水烫了，晾凉后积在缸里，用石头压上，等它发酵，那些都是酵母菌。“酸菜酸菜，酸能疏肝，酸能生万物，而且酵母菌对消化也有好处。”其实，饮食养生非常简单、朴素，就是因时制宜、就地取材，就是顺应自然。[19]

【徐景藩】

《黄帝内经》中所说的“饮食有节，起居有常，不妄作劳”，即是养生保健之道。徐景藩一贯主张饮食宜清淡，五味应适度，不要吃得过饱。[20]

【颜德馨】

家居上海的国医大师颜德馨活了98岁。97岁的时候，颜老还在出诊，精神矍铄、面色红润。颜老将喝粥作为自己的养生方法之一。他认为，老年人要健康长寿，贵在气血流通，同时必须格外注意饮食调养的养生之道。老人食粥益寿，也是古人倡导的一种养生之道。[21]他小时候体弱多病，人很消瘦，渐感不支。其母出身中医世家，专门给他调配了一个粥方，都是日常食材，做法简单，效果却极佳。粥方是：绿豆、薏苡仁、扁豆、莲子、大枣各一小把，清洗干净，用黄芪浸泡过的水大火煮开，换小火煮40分钟，再放入枸杞子煮10分钟，煮出来的粥不仅味美，而且能抗疲劳、强体力。颜老回忆："我记得吃了几个月后，精神开始好转，不再感觉疲劳，这个习惯就保持下来到现在还坚持每天喝上一碗。"颜老这一坚持，就是70多年，身体一直不错。颜德馨大师曾推荐了5款防病养生粥，对某些慢性病能起到辅助治疗作用。

【银耳粳米粥】取银耳10克（浸泡半天），粳米100克，大枣5枚，粳米加水适量，煮沸后放入银耳、冰糖同煮为粥。此粥适用于肺虚咳嗽，痰中带血，慢性便血者。

【菊花粳米粥】取菊花30克、粳米100克，先将菊花煎汤，取汁再煮成粥。菊花具有散风疏肝明目等功效。这款粥对心脑血管疾病具有很好的防治作用。

【芝麻粳米粥】取芝麻50克，粳米100克，将芝麻炒熟磨成细粉，待粳米煮成粥后拌入同食。此粥适合头晕目眩、大便干结者食用。

【梨子粳米粥】取梨子2个，粳米100克，加水同煮成粥，待粥煮好后放入冰糖50克，吃梨食粥。该粥具有润肺御燥止咳功效，可以经常食用。

【菱粉粳米粥】取菱粉60克，粳米100克，待米煮至半熟调入菱粉、红糖同煮成粥，该粥适用于消化不良、慢性泄泻者。

此外，颜老有个顺口溜，专门说喝粥调养之妙：

若要皮肤好，粥里放红枣；
若要不失眠，粥里添白莲；
腰酸肾气虚，煮粥放板栗；
心虚气不足，粥加桂圆肉；

头昏多汗症，粥里加薏仁；
润肺又止咳，粥里加百合；
消暑解热毒，常饮绿豆粥；
乌发又补肾，粥加核桃仁；
若要降血压，煮粥加荷叶；
健脾助消化，煮粥添山楂。[22]

颜德馨尤其赞同清代医学家叶天士“胃以喜为补”的名言。所谓“喜”，就是吃了舒服；所谓“补”，则理解为能吸收。这句名言还有第二种含义，就是脾胃为生化之源，脾胃虚伤乃衰老之渐。故颜老不吃过量之食与不喜之饮，以“喜”为界，也不乱吃补品，只服一点活血药与运脾药，故能每餐必饥，每食必喜，脾胃康宁。同时忌饮烈酒，忌饮过量之酒，但每日少量饮酒，能活血通络，促进新陈代谢，日饮一小盅，利气活血，舒筋通络。[23]

颜德馨认为，入冬之后服一些调气活血药，也能强身防病；即使是虚象十分明显的老年人也不宜滥施蛮补。药补不如食补，是因为药物终究属补偏却病之品，不宜乱吃、久服，而平时常吃的食物同样有着养生和治病的功效。如汉代张仲景的当归生姜羊肉汤可治贫血，明代李时珍《本草纲目》中的冬虫夏草炖鸡可治肺气肿、高血压，民间流传的苡米汤防治结核、肿瘤，扁豆红枣汤专补脾胃，桂圆肉汤补心脾，杞子汤可明目、美容，羊、牛、狗肉能御寒等[24]。

【颜正华】

90多岁的国医大师颜正华回忆，除年轻时得过伤寒，“文化大革命”中患过气管炎外，不记得有过什么特别的病，他把自己的养生之道归纳为8个字:“起居有常，饮食有节”。而其中的饮食有节，则指的是：颜老的饮食以清淡为主，喜欢吃一些易消化有营养的食物，却从不吃的过饱。均衡营养，蔬菜、鱼、蛋吃得多，肉吃得少。虽喜食辛辣，却注意节制。

颜老鼓励老年人吃鸡蛋，包括蛋黄。他吃了30年大枣水煮荷包蛋。每周，颜老的小女儿会把大枣放在锅里铺满，然后加水，相当于1个人1周的饮水量，煮20分钟，煮好之后，放到冰箱里。早上起床之后，温热了，连枣带水一起吃，不食红枣的皮和核，因为老年人脾胃不太好，不容易消化枣皮。

红枣水荷包蛋的做法:（1）备好红枣、鸡蛋、姜片;（2）锅内放适量清水，加入洗净的红枣，也可以加一点切好的姜片；（3）大火烧开后打入鸡蛋；（4）等水再次烧开后就可以关火了，此时鸡蛋蛋白凝固，蛋黄呈流体，即可食用。

颜老的早餐很有特点，通常是一袋牛奶，一份加海米蒸过的豆腐，有时加一个鸡蛋。午餐则注重干稀搭配，水果常吃香蕉、苹果，过凉的水果吃前用开水烫烫，以防伤胃。有时颜老还会喝些韭菜子粥。具体做法是：准备10克韭菜子，50克粳米和少许盐，先将韭菜子用文火烧熟，再与粳米、细盐同放到砂锅内，加水500毫升，水开粥熟即可。

小酌黄酒：酒能活血，有益心脏，颜老有时小酌一二两黄酒，但烈性酒是从不沾口的。

品茶：颜老还有一个习惯是每天喝茶，尤其是红茶，但后来由于易失眠，而换为参茶，常常是用5～10克参须泡水，喝一天。[25]

【张灿玾】

张灿玾教授认为，生活方面不可过分贪求优越。如《吕氏春秋·重己》所言："出则以车，入则以辇，务以自佚，命之曰招蹶之机；肥肉厚酒，务以自强，命之曰烂肠之食；靡曼皓齿，郑卫之音，务以自乐，命之曰伐性之斧。"

他的饮食习惯是：饮食以清淡为主，五谷杂粮皆用，菜类则以绿叶菜为主，既有利于身体，又可保持肠胃通畅。青年时期虽能饮酒，但不成癖；不偏食，不贪食，不吃零食。故脾胃健康，食欲常盛。食量不减，可以保证后天之本。[26]

【张镜人】

张镜人教授在介绍他的饮食方面时说，自己以清淡为主，不茹大荤，不食海鲜和辛辣厚味。在应酬中盛情难却时才不得不吃海鲜，但他也只是浅尝辄止，表示一点心意而已。他的饮食习惯也大致符合黄金分割法——荤3素7的养生规律。[27]

【张琪】

张琪非常注重饮食，他说，饮食是供给机体营养物质的源泉，是维持生命活动必不可少的。饮食务必要切合自己身体的实际情况，要饮食有节，严把入口关，要讲究营养平衡，品种丰富且应粗、淡。另外，体胖者必须减肥降脂，好烟酒者必须戒除，有条件的可做些中医按摩。中医讲求食饮有节，“节”的含义：一是不过量；二是不嗜“膏粱厚味”，如肉类等高脂肪、高蛋白的食物，尤其是老年人更应该注意。他主张膳食均衡，且“想吃什么就吃什么”，因为“想吃”就是身体需要这种营养。他爱喝茶，常说茶可促进消化、清脑明目、利尿，能帮助清除体内有害物质，有利于身心健康。[28]

【张学文】

张老说很多人讲的所谓饮食保养都是有问题的。他说，穷的时候，吃饱就是养生。现在物质富足了，很多人讲究吃山珍海味，比如鲍鱼、海参、冬虫夏草，还有很多保健品等，甚至把保健品、营养品当饭吃，这些都是不对的。他认为，“吃的越好身体越好”是现代人饮食上的一大误区。大鱼大肉虽好，但不能天天吃。

那怎样吃算养生？他强调，凡胃能接受、脾能运化的食物就是符合养生的。年轻时，人体消耗较大，脾胃功能旺盛，吃些厚味滋腻没有太大的问题，但到了老年，一味滋补，膏粱厚味就不合适了，不但起不到保养作用，反而会诱发疾病。因为人老了，消耗减少了，脾胃功能也衰弱了，这时候，粗茶淡饭就是最合适的，所以应提倡老年人清淡饮食。

另外，他指出，刺激性、含糖多的食物，尤其是冰冻过的食物都要少吃。还有一些食物属于易发散的，有些人也不适合吃。比如香椿芽易生火，生疮和脾气急的人要少吃。

他认为饮食养生，根本上讲，就是“养护脾胃”。除了日常三餐，他还说，喝茶是一个很好的习惯，但同样需要“三因制宜”，不要一年四季都喝一种茶。另外，他认为饮食养生一定要有“药食同源”的意识，比如，老年人多脾肾气虚，易出现“上喘下结”（注：即气短兼有便秘），此时多吃黑芝麻就很好。[29]

【朱良春】

古人云：“饮食自倍，肠胃乃伤。”如果吃得太多，就会损伤胃肠。反之，如果按时进餐，结构合理，适量有度，少吃凉、辣、油腻之类的食物，则有利于脾胃的正常运转。朱良春教授说，饮食宜清淡、温和、易消化，切忌肥甘厚味之品。他常常鼓励大家多吃五谷杂粮。朱老说，现代人的养生误区在于对疾病的过度恐惧，有病就补，没病更补，加上现在营养保健品良莠不齐，其效果往往不如这样一碗粥。[30]近代的研究发现，节食可以增强人体的免疫力，延缓机体衰老的速度，因此中老年人应适当地节食。苹果、洋葱、茄子、海带、紫菜、胡萝卜、大麦、橄榄油、豆类及鱼类食物中均含有可降低胆固醇的营养物质。中老年人应常吃这些食物，以取得防病保健的效果。[31]

朱良春平时吃得就比较清淡，而且每次都吃七分饱，以素食为主，适当吃点鱼和瘦肉。他的经验就是，不要暴饮暴食。“宴请一般多是肥甘厚重的美食，我是不太参加的，实在推辞不掉，也尽量以素食为主，肥腻少吃一点。”关于抽烟、喝酒，朱良春则认为，烟一定不要抽，酒可以少喝，但一定不能贪杯。朱良春秉持着“药补不如食补”的观点，从不吃补品，只吃一点自制的食物。[32]

朱老说，50年来，他坚持服用自制的药膳，取得了很好的养生效果。朱老的独家秘方是：取绿豆、薏苡仁、莲子、扁豆各50克，大枣30克，枸杞子10克，黄芪50～70克。将黄芪用水煎煮两次，分别滤出药汁，将所得的药汁合在一起备用。将绿豆、薏苡仁、莲子、扁豆和大枣一起洗净，入锅加适量的黄芪药汁用急火煮沸后，改用慢火炖半个小时，再放入枸杞子煮十分钟即成。可将此药膳放入冰箱内冷藏，每天早晨或晚上（朱老经常将此药膳作为夜宵）取出一些服用，分5天服完。此方具有补益五脏、缓解疲劳的功效，适合脑力工作者、劳累过度者、体质虚弱者和老年人使用。朱老在工作劳累时，全靠此方缓解疲劳。[31]

【周仲瑛】

吃得好，并不是指周老经常吃什么山珍海味、滋补保健品，而是指周老十分重视饮食的规律性和营养的合理搭配，什么都吃一点，但什么也不多吃。遇高兴事，有朋自远方来，偶尔也会小酌一两杯白酒，但决不贪杯。周老喜爱饮用绿茶，并依据季节与时令进行适当的饮食搭配，如在黄梅季节时，会在绿茶中加一两片家里栽培的藿香，以芳香化湿祛除湿邪。周老的一日三餐，基本都是由老伴亲自制作的家常饭菜，很少在外应酬，这样也就保证了食品的卫生，减少了各种细菌损害胃肠道的机会，因此周老虽年至耄耋，但消化系统的功能仍非常好，粗茶淡饭他都能吃得津津有味，从来不挑食，更不暴饮暴食。用周老的话说就是“心中有美味，自然能嚼得菜根香”[33]。

【陈可冀】

一葱一蒜成为陈老的自创“补品”。

在饮食方面，陈可冀老师忌讳两个极端：首先，是过分补充肥甘厚味，即吃太多的肉或者太多的营养补品；其次，忌讳一味的“素食主义”。

如今养生保健品市场风头正健，很多亲朋好友、同事学生来看望陈老会送补品，但陈老却总是推辞。“现在中国保健品市场鱼龙混杂，好的少、差的多，亚健康人群想吃补品，一定要在医生指导下吃。”虽然不吃市场上的补品，但陈老却会自己制作补品来吃。而这原创的补品就是略有些重口味的大蒜、洋葱。“每天吃一两瓣大蒜，生的、熟的都可以，能帮助抑制肝脏中胆固醇的合成；洋葱生吃效果较好，煮久了降脂的效果就差了。”

陈老对于现在一些年轻人为了减肥而流行的素食主义也并不认同。“在我看来，是不建议过分素食的，我从年轻时开始，每顿饭必有一荤一素一菇。”陈老说，他曾对北京市年龄在63岁以上、素食史达17～72年的僧尼进行研究，发现长期过分严格素食可导致膳食不平衡，最终形成内源性脂质代谢障碍，而这些人的心脑血管疾病发病率却并未显著降低。所以，他建议中老年朋友们，尤其是本身就有心脑血管病的老年人，还是应该注重合理搭配饮食，而并非一味吃素。至于“一菇”，陈老也说，这主要是指菌类。因为菌类蛋白含量高、脂肪含量低，很适合高血压、高血脂的老年人食用。[34]

【段富津】

段富津说，饮食、起居、劳作等皆属不内外因，以“守正和中”为要。如《内经》言：“饮食有节，起居有常，不妄作劳，故能形与神俱。”在饮食上，段富津并没有什么特殊的要求和嗜好。他建议，按时吃饭，有啥吃啥，啥都吃，啥都不多吃。[35]

【干祖望】

干祖望的饮食以素食为主，配以少量的荤菜。他认为，在饮食上要注重食量的节制和食品的洁净，吃东西不要过量，想吃的东西不要克制不吃，不爱吃的东西也不要强迫自己去吃，食品中的营养成分各有所长，不必太刻意追求吃什么。他每顿饭都要吃少量肥肉，尤其喜欢吃酱肘子、蒸扣肉、米粉肉等，他说："猪肉性微寒、味甘咸，有丰肌体、补中益气、生津液的作用。但肥肉不宜多吃，老年人活动量小，两块肥肉的热量就足够了，多吃不好，要节制。只有这样，才不会患贫血和营养缺乏等病症，反而会有益健康，更益长寿。"[36]

此外，干祖望还有以下观点：

1. 除喝酒外，少吃凉菜。在古代，人们吃凉菜，一定是下酒用的，因为无论白酒、黄酒都是温热之物，有凉菜相伴，正好中和。现代人吃凉菜成了习惯，在干祖望看来都是不健康的，不利于肠胃。

2. 不吃苦瓜炒鸡蛋。苦瓜性寒，鸡蛋也是寒凉之物，这两者加在一起，雪上加霜，不利于健康。

3. 早餐尊崇传统，白粥、油条或者煎鸡蛋。很多人抨击油条不健康，是垃圾食品，但是干老觉得食物没有"美恶"，关键在于适度，白粥、油条、小菜是中国人的传统膳食，吃着舒服。

4. 饮食有节。道家有个观点，人这一辈子，吃的饭是有定数的，早吃多吃，就早完蛋；慢慢吃悠着点，就能活长久，所以干祖望从不暴饮暴食。

很多人问干老吃什么有益健康，他说吃什么不重要，怎么吃、什么时候吃是关键。不饥不饿时不吃，哪怕到了吃饭的时候，外界的时钟不重要，自己的生物钟重要。饿而不饥应该吃点点心，三口就行；饥而不饿的时候，就要去看医生，调节情绪。

5. 不要大量喝水。喝水要小口，三口即止，留有余地，方便消化吸收。现代人光图快，灌水如牛饮，结果导致胃中存积大量冷水，不是尿出去就是存下来，没法成为体液。喝水的学问还在于不喝淡水，淡水的副作用就是利尿，淡水穿肠过，体液无处留。所以古人要在淡水中加上苦味的茶叶，在吃西瓜时加入微量盐，目的就是防止津液流失。

6. 喝冰水、冰饮料，危害很大。冷饮喝到胃里，就要靠胃的热气，把它温到跟人体一样的温度36.5℃，日积月累，胃受不了，肺也受牵连。有人喜欢在吃饭之前先来杯冰饮料，那样，等吃饭的时候，不管吃多少，即使吃到撑，都会没感觉，时间长了，就会变胖。一般人吃到七八分饱就差不多了，进食也应该留有余地。[37]

【郭诚杰】

1. 肠中常清，少盐多醋

郭老特别注意饮食的合理调养，同时他认为人之所食所饮必须考虑到脾胃的受纳和运化能力，尽量减轻脾胃的负担。

郭老结合从小在关中平原长大而素喜面食的特点，提出了“肠中常清”的饮食调养观点。所谓“肠中常清”是指饮食简单、清淡，少量多餐，既不食辛辣之品，也不饮酒；同时，遵循早吃好、午吃饱、晚吃少的规律，特别是每餐只吃八分饱。另一方面，郭老喜清淡饮食，多食素，粗细粮搭配，少油荤及性味厚重的调料。“少盐多醋、少荤多素”是他的佐餐原则。他餐桌常备的中意美食是醋拌红、白萝卜丝，清爽、开胃，烹饪简单。这些多年来持之以恒的饮食习惯，也许就是郭老年过九旬但消化吸收仍好，并少见大多数老年人常有的腹泻、便秘之症的原因吧。[38]

2. 多吃温食

在饭桌上，中国人都会说“趁热吃”，其实这样不好。如果喜吃烫烧的食物或饮很热水，长此以往，有发生食道癌、胃癌的风险。郭老平时习惯吃温的食物，也就是和体温相近的食物，这样可以延缓肠胃老化，助人延年益寿。[39]

【金世元】

在描述自己的日常饮食时，金世元说：“农民很少吃窝窝头，早晨吃贴饼子，中午熬粥，晚上熬粥，吃白薯，吃土豆，也吃老南瓜，都是农产品，都是家里面种的。那贴饼子里头搁了黄豆面，粥里面搁了小豆，多种成分在里头，营养也不低。我从小就是农民，我的看法是，我们日常生活不要一天到晚老是吃精米、白面。”就连在家吃饭的时候，金世元也总是要隔三岔五地吃点粗粮。跟家里人比起来，他好像还带着山村的影子。吃粗茶淡饭，既含着对老家的感情，也另有养生的意义。金世元说“‘五谷为养’，你可以长期吃，它是一种营养；‘五菜为充’，没有菜不行，净吃粮食不成；‘五果为助’，吃水果是助消化的，不能以吃水果为饱；‘五畜为益’，是补益的，自古以来就是这样。”[40]

【李士懋】

李士懋教授提出合理膳食，切莫精细过度。他认为，目前有些人过分注意食物的营养成分，吃个鸡蛋怕胆固醇引起血脂高，吃点肉怕脂肪引起肥胖，其实“四时之化，万物之变，莫不为利，莫不为害”。精细过度，可能因噎废食，这是背离养生之道的。《黄帝内经》早就提出“合理膳食”的理念：“五谷为养，五果为助，五畜为益，五菜为充，气味合而服之，以补益精气。”意思就是谷物（主食）是人们赖以生存的根本，而水果、蔬菜和肉类等都是作为主食的辅助、补益和补充。

李士懋的观点和现代营养学讲的“膳食金字塔”是一致的，即金字塔的第一层是最重要的谷类食物，它构成塔基，应占饮食中的很大比重；第二层是蔬菜和水果，因此在金字塔中占据了相当的地位；第三层是奶和奶制品，以补充优质蛋白和钙；第四层为动物性食品，主要提供蛋白质、脂肪、B族维生素和无机盐；塔尖为适量的油、盐、糖。只要大致按这个比例，荤素搭配，饮食多样化，不暴饮暴食就可以了。每天的活动量不同，消耗量也不同，刻板、机械地量化饮食，反而不科学。[41]

【刘柏龄】

刘柏龄的饮食习惯是早餐吃饱，午餐吃好，晚餐吃少。在饮食上，他不像有的人那样，刻意为了保养而保养，或者，这也忌口，那也忌口。他的观点是：什么都吃，适可而止。

饮食是一种文化，也是一种享受，什么都吃，什么营养都有。因为营养是互补的，世界上没有任何一种食物能满足人的所有需要。所以，什么都吃，营养才能齐全，但一定要记住，适可而止。有些东西，可以尝个鲜，吃一口半口，或者偶尔吃一次，穿插着吃，那样才科学。都说老年人应该少吃猪肉，因其富含脂肪，胆固醇高等，可是刘柏龄的食谱里每天都有猪肉（吃煮烂的猪肉），只是吃得不多。他还喜欢吃鱼，尤其是鱼头。再搭配着吃些蔬菜、水果，这样的饮食习惯很健康。[42]

【刘敏如】

对于饮食，刘敏如虽然“百无禁忌”，但对于基本营养的摄入，她却有着严格的要求，且不赞同现在有些老人盲目忌口。刘敏如说，对于日常饮食，自己喜欢吃什么就多吃些，但不会只吃喜欢的。在她看来，有两样东西的营养价值非常高，即牛奶和鸡蛋，“每天应保证一个鸡蛋、半斤牛奶的摄入，其中的蛋白质能够帮助修复人体组织，确保一天基本能量的供应”。午餐多吃些高蛋白类的食物，晚餐就不妨多吃些蔬菜、水果，益于消化也能补充膳食纤维和维生素。[43]

【刘尚义】

从人体的味觉感受来看，中医养生治病主张“药不在贵，对症则灵；食不在补，适口为珍”，清代名医叶天士将其上升为“胃以喜为补”理论。刘尚义在养生进食方面也是以“胃喜为补，适口者珍”为进食原则。

何谓“胃喜”？一般而言，适合人的口味，食后舒服的食物就是“胃喜”的食物，对人体有益；反之，则叫作“胃厌”。但“胃以喜为补”并不是说喜欢吃的东西吃进去就是进补，更不是鼓励患者喜欢吃什么就毫无顾忌地吃。“胃以喜为补”的意义在于，在饮食养生时，要照顾到饮食的口味，只有人体喜欢或能接受的食物，营养成分才能被充分吸收。相反，引起人们强烈排斥和反感的食物，既不利于营养物质的充分吸收，也会影响依从性。所以千万别拘泥于标准食谱，或强求患者吃那些所谓“补品”，特别是患者见了即反胃的所谓“标准营养品”类，而应适当地顺应一下患者的口味，这对于养生尤其重要。当然，对患者来说，有些绝对禁忌还是要遵守的，即使喜欢吃，也应严格控制。[44]

饮食方面，刘老早餐以面食为主，午餐、晚餐主食以大米为主，三分荤菜，七分素菜。他认为中老年人胃肠蠕动较慢，饮食稍有不当即容易引发宿便，毒素不能及时排出，故饮食应多以富含纤维的素菜为主，增加肠蠕动，及时排除代谢产物。[45]

【刘志明】

刘志明继承先贤之说，结合自身饮食调摄体会，对传统饮食养生理论加以提取凝练，删繁就简，将其精华归纳为五个方面，即“平衡饮食，兼而取之”“谨和五味，切忌偏颇”“节制勿贪，定时定量”“四季不同，应有侧重”“人亦有别，区分对待”。刘志明日常饮食，五谷杂粮，兼收并蓄，种类多样，同时还十分注重荤素食、主副食、正餐和零散小吃以及食与饮之间的合理搭配和平衡。他倡导五味平和，反对五味偏亢。平日饮食崇尚清淡，每餐注重调和五味，均以“适”为度。刘志明虽身为湖南湘潭人，但对家乡特产腊肉、辣椒等辛辣咸腻之品却极少食用。刘志明认为过食辛辣，可助生内热，伤损津液；多食肥甘，又易招致脾患，发为消渴；多进油烟，则心气抑，脉凝涩，易导致高血压、心脑血管疾病。因此，刘志明始终坚持少辛辣、少咸、少甜、少油的饮食方式。刘志明认为，饮食一定要有节制，不能随心所欲，要讲究吃的科学和方法，这是食养的关键。他指出，节制饮食就是要注意控制进食的“数量”和“时点”，力争做到“节制勿贪，定时定量”[46]。

【刘祖贻】

刘祖贻言“饮与养生，至关重要。饮包括饮茶与饮水。饮茶确如所述有诸般好处，但有几点要注意：有些病如失眠、甲亢不宜饮茶；饭后不要立即饮茶，可能影响蛋白质、铁的吸收；不提倡饮隔夜茶。饮白开水是很有益的，特别是晨起饮白开水（空腹），可补充体液，有防中风、心肌梗死之用；洗胃肠防便秘。若与体温相近的温水更易吸收。”[47]

萝卜，古称仙人骨，中医称莱菔，性味辛、甘、凉，有消食、顺气、解喘、解毒、利尿、降胆固醇、消积化痰、宽中解酒、消渴下气、散瘀血、降压等功效，而且有防大肠癌、结肠癌等功效，故又有“土人参”之誉。简列几种疗法：第一，白萝卜汁300毫升，饴糖15克，蒸化后热咽，可用于老人、小孩，有清肺止咳、润燥化痰之效；第二，羊肉炖萝卜，可疗烧伤、解热毒；第三，萝卜片煎水加白糖饮，热饮可治流感；第四，用生萝卜、冰糖、蜂蜜加水煮成半碗，可治支气管炎。

元代诗人许有香有诗云：“熟食甘似芋，生荐脆如梨。老病消凝滞，奇功值品题。”刘祖贻盛赞萝卜是肴中佳品，消积滞良药。萝卜能健胃助化是因其含淀粉酶、芥子油。所含莱菔素杀菌力强，可治流感咳嗽，止痢，其汁除阴道滴虫。其抗癌作用体现在以下三点：一是含丰富的维生素（维生素A、维生素B、维生素C），能保护人体，抑制癌细胞生长；二是含木质素，能提高巨噬细胞吞噬癌细胞作用约四倍；三是含糖化酵素，可分解食物中可致癌的亚硝胺。萝卜生吃为好，其有效成分可免遭破坏。不要去皮，皮含钙多。萝卜全身是宝：其叶鲜者煎服可发汗解热，经霜，干后治腹泻；其籽药名为莱菔子，消胀下气甚效。据传，慈禧太后服人参过多，致头胀、纳差、胸闷，久治无效后用此方，服三次而愈。

新鲜者为生姜，干燥者为老姜。民间亦曰："朝含三片姜，不用开药方。"《神农本草经》曰生姜可"温中心血，出汗趋风"，为"呕家之圣药"。姜既能治病，又能养生，且可抑制癌症发生，预防胆结石，还可防氧化抗衰老。生姜亦可"散烦闷，开胃气"。故生姜可调味解毒，止吐降逆，促进循环，健胃止泻，抗菌消炎，祛痰镇痒。简列使用生姜的几种疗法：第一，姜葱粥。糯米 60 克，生姜 5 片，连须葱适量，熬熟热服，盖被取汗，可治风寒感冒；第二，姜糖茶。红糖、茶叶、生姜煎汁服（饭后），可治风寒感冒。

孔子有"不撤姜食"之说。苏东坡在杭州，闻净寺方丈年过八旬犹童颜鹤发，询知"服生姜四十年，故不见其老"的延寿之道。近来研究发现，生姜所含姜辣素可抑制影响人体衰老物质的形成；含有与水杨酸相似物，能稀释血液、降血压、降血脂、防止血栓形成及心肌梗死；姜辣素可止呕，姜油酮、姜烯酮可杀菌，姜酚能防胆结石。生姜平常用来健胃，还可治牙痛、类风湿性关节炎等。生姜辛温，走而不守，长于散寒以解表；干姜辛热，守而不走，用于温中回阳；生姜皮则为辛凉之品，利水消肿。注意生姜烂者有毒（含有黄樟素），禁食。[48]

唐百丈大智禅师曰"疾病以减食为汤药"。《增一阿含经》曰："若过分饱食，则气急身满，百脉不通，令心堵塞，坐卧不安。"吃得少，心智才得清明，胃肠才得休息，肌体消化功能的负荷才得减轻。清代曹廷栋曰："午前为生气，午后为死气。"故出家和尚乃以过午不食而避死气。常人则可实行"半素食"。吾除迎来送往，随席而食外，其余以在家轮换吃稀饭、果汁、麦片、"大碗饭"为主，既是俭朴，亦利养生。

刘祖贻认为，少食与素食确与养生有关。民以食为天，食是重要，但恣食肥甘，就会吃出些"富贵病"来。"要得身体安，常带三分饥与寒"，这是经验之谈。吃得好是营养，吃多了就成了负担、废物，不养人反而害人。半素食对人体合适，荤素应当合理搭配。饮食习惯也很重要。应是早吃好，午吃饱，晚吃少，人不老。

若因公务烦冗，陪客应酬甚多，屡觉不堪所负者，可尝试果汁清肠法，具体做法是：但凡单独进餐，无论早餐、午餐、晚餐，皆饮一杯鲜榨果汁（其中早餐加一个鸡蛋），以胡萝卜、西红柿、黄瓜、猕猴桃、西瓜、葡萄、苹果为宜。禁食应属自然疗法，以果蔬食用这种温和的方法，每周实行一天，或每天实行一餐，可以清洁血液，帮助身体排除毒素。

刘祖贻认为，果汁本身具有清洁的功能，主要是因其含大量抗氧化物质。正常情况应是早餐吃好，但如应酬多，用果汁等代食，确大有益处。《红楼梦》中荣宁府人食伤肠胃时用祖传秘方“饥饿法”，有异曲同工之处。水果能清血液，主要能抗氧化，其作用大小依次为：红葡萄、苹果、草莓、西瓜、香蕉等。西红柿生吃维生素 C 含量多，油炒熟吃，可防前列腺癌、心肌梗死、动脉硬化（因西红柿含西红柿素，为脂溶性）。水果性味亦分寒热，素体虚寒者，宜食荔枝、龙眼、石榴、椰汁、杏、栗；属火体者，可食香瓜、西瓜、梨、香蕉、芒果、黄瓜等；还有属平性者，可食葡萄、苹果之类。[49]

【吕景山】

“饮食方面，关键是一个‘度’字。”多年来，吕老虽然诊务繁忙，但非常注意饮食的适度，坚持每餐只吃七八成饱，细嚼慢咽。不必刻意追求所谓“营养”。五谷杂粮、蔬菜水果，什么都吃点，什么都不多吃，才最有营养。“饮食以温和为要，冷热最易伤人。”除这饮食“适度”之外，吕景山还非常推崇喝粥。几十年来，他每天早晚各喝一碗小米粥。他说：“脾胃为后天之本，小米色黄入脾胃，是后天补养的佳品。”[50]

【阮士怡】

人们的生活水平不断提高，尤其年轻人喜欢吃可口食品，喜欢喝饮料、吃零食，喜欢吃偏辛辣刺激性食品，这些在阮士怡年轻时都不喜欢吃，至今他一直保持烟、酒、茶都不沾，饮食清淡。阮士怡饮食主张“药补不如食补”。他认为，大米、白面越精细，营养成分就越低，“我吃的主食基本是混合面，五谷杂粮反而能保证营养成分吸收。”他提醒泡菜，酱菜，烤制、熏制食品要少吃，因为它们均含有一定致癌物质。[51]

【尚德俊】

尚德俊提倡“家常便饭但饮食均衡”，他主张清淡饮食，但是要营养丰富，注意补充蛋白质，适量多吃杂粮，不吃或少吃过咸的食物。

其一日饮食清单大体如下：早餐为杂粮窝头半个，两个鸡蛋，稀粥半小碗；午餐为五谷类稠粥一碗，杂粮窝头半个，炒青菜（一般3种），配牛肉、瘦猪肉或鱼虾一小碗，少盐；晚餐为稠粥半碗，杂粮窝头半个，青菜大半碗。他每天还会吃一些干果，主要是核桃仁、花生之类，常年不断。经常吃的食物主要有鸡蛋、山药、枸杞、木耳、冻豆腐、豆芽、杂粮煎饼、白萝卜等，这是他多年以来的饮食习惯。[52]

尚德俊认为饮食得当，既能补气养血，又能防病治病，这对周围血管疾病患者尤为重要。黄豆及其制品含有丰富的蛋白质，并可降低胆固醇。绿豆具有解毒、清火防暑作用，也可降低胆固醇，治疗高血压病。进食过多的肉类和动物脂肪，以及高盐饮食，易导致动脉粥样硬化，发生心、脑、肾、肢体血管疾病等。尚德俊建议，患闭塞性动脉粥样硬化和糖尿病肢体动脉闭塞症的病人，饮食宜清淡，减少食物热量，补充蛋白质；应食用植物油，如大豆油、芝麻油、菜油、玉米油、向日葵子油等，其含有较多不饱和脂肪酸，可以降血脂，具有抗动脉粥样硬化作用。多用植物蛋白（黄豆、黑豆、绿豆、赤豆）和鱼类，多吃新鲜青菜等。主食细粮和杂粮（小米、玉米等）都要吃，但不可过量、过饱，避免身体肥胖。这些饮食调养疗法，从青年时代就要注意，对防治疾病和保持身体健康都有很大好处。[53]

【石学敏】

石学敏一向推崇道家老子的“味无味”观点，即食之清淡和认真仔细地吃出食物中的精微营养。同时，饮食不宜过浓、过甜、过酸、过咸、过辣，白煮、清蒸宜多，红烧、煎炸宜少，十分鲜味也不相宜。因此，石老平时从不吃大鱼大肉，最喜欢吃蔬菜沙拉，其中的蔬菜生吃，每每总能让他大快朵颐。“蔬菜中大都含有一种免疫物质——干扰素诱生剂，作用于人体细胞的干扰素基因，具有抑制人体细胞癌变和抗病毒感染的作用。这种干扰素诱生剂不耐高温，只有生食或是低温烹饪的蔬菜才能发挥其作用。所以我经常会把西蓝花、大白菜、青菜心、洋葱洗净后，拌着沙拉酱生吃，既新鲜又不会破坏其中的维生素，还能防病。”另外，石老还爱喝稀粥，偶尔吃一条黄花鱼，晚上则喜欢喝汤，每逢白菜汤、菠菜汤、西红柿汤都如获至宝。石老说，他现在这个年纪，进食主要讲究适可而止，再好的东西也不会多吃。此外，他每天早晚都喝牛奶，以此来补钙，对抗衰老。[54]

【石仰山】

石仰山也曾是“三高症”患者。如今血压不高，血糖也控制得很平稳。

石仰山的饮食并无绝对的禁忌。他认为人是需要各种营养的。根据人体健康的需要，除了碳水化合物、甜食，其他食品样样要吃，任何东西也都可以吃。但问题是，一定要掌握量和度，自己要有自制力，理性的控制，适可而止。吃东西是口福，看东西是眼福。

总的说来，石仰山的饮食习惯，早年以荤腥为主，现在以清淡为主。年轻时他喜欢高油脂食物，一顿可吃三两肉，现如今他颇讲究营养平衡。他说，如今年纪大了，脾胃消化功能相应退化，油炸之品和重油脂之物就自觉少吃。因为原有高血压病，属于心脑血管病，所以对摄入脂肪或胆固醇比较注意。又因为有糖尿病，所以就减少淀粉摄入。他讲究营养均衡，摄入量平衡有度。不喜爱吃的少吃一点，喜爱吃的也不多吃。

石仰山本来烟酒不忌。后来，因自觉喝酒对胃不利，改为冬喝黄酒，夏喝啤酒。戒烟后也自觉讲话平心静气，气血调顺，不再气急。[55]

【孙光荣】

饮食养生是中医养生学的一个重要组成部分，国医大师孙光荣将中国古代“贵重尚和”哲学思想融入养生实践中，提出了“合则安”养生原则。“合则安”是指必须结合自身的体质、环境、习惯选择养生方法、养生药物、养生食品、养生器具等，从而达到动态的协调平衡，即实现无太过或不及的“安”的状态。

其中，“合营养”即顺应人体脏腑对饮食物营养的需求选择饮食。人体通过五味饮食来获取脏腑之气，达补养作用，以维持正常的生理活动。五味调和，各滋养所属，则脏腑功能协调，人体安和。“合营养”首先就在于合理选择食材。古人强调的以谷类为主食、肉类为副食、果蔬为辅食的饮食实践体现了膳食结构平衡思想，恰是通过“和而食之”的平衡饮食，来补益人体精气、满足机体的营养需求，这一思想对于预防各类疾病，特别是当下的“生活方式病”具有重要的指导意义。所谓“广食者，营养也”。现代营养学重视不同食物的微观营养成分对人体生理病理的调节作用，并以此作为指导科学配餐的原则，在我国被形象地称为“膳食宝塔”。因此，我们也要依据食物营养成分的不同，选择合适的食物营养调配方案，以达到滋养身心、延年益寿的目的。[56]

【唐祖宣】

唐老认为，饮食贵在调理，而调理旨在适宜。三餐应有时，早饭宜好，午饭可饱，晚饭宜少。且饮食需清淡，忌生冷、忌贪肥、忌五味太过，并且要随身体所需进补（补气、补血、补阴、补阳）。另外，宜随季节不同而进补，冬春进补先调理好胃肠吸收功能；夏季清热，补气阴为主；长夏应以淡补为主；入秋应平补和润补，既营养滋补，又要容易消化吸收。此外，食宜熟软，《五十二病方》中强调："孰（熟），饮汁。"而食养有基本原则，营养平衡与因人、因时、因地而异。

善调配："五谷为养，五果为助，五畜为益，五菜为充，气味合而服之，以补益精气。"酸、苦、甘、辛、咸五味相调。

巧烹饪：色、香、味、形俱全，注意食物的阴阳调和、五味相生。

食有节：规律饮食，不偏不废。

寒温得宜：食物都要注意调节寒热，使其寒温得宜。

食宜清洁：食物清洁、新鲜，饮食环境干净、安静，进食者情绪良好等。

食时专一：食宜专攻，食宜畅情，音乐有助于食物的消化及吸收，注意细嚼慢咽。

食后调养：食后忌卧，饱勿急行，饭后摩腹。

热量平衡：蛋白质、脂肪与碳水化合物三种营养成分的合理比例为1∶1∶4.5，每日早、中、晚餐的热量分配为总热量的30%、40%、30%。

味道平衡：酸、甜、苦、辣、咸合理搭配。

颜色平衡：白、黄、红、绿、黑各色食物搭配。

酸碱平衡：荤素平衡。

阴阳平衡：利用食物的温、凉、寒、热、平性来调节人体阴阳。

因人而异：饮食养生不能千篇一律，应该在遵循基本原则的基础上，根据各自的机体功能状态、生活习性、经济条件、生活环境等因素，养成各自的饮食养生原则。

因时而异：根据季节、时令变化调整食物。

因地而异：饮食养生保健的方法，应根据各自所处的区域条件，做适当调整。

唐老还认为，茶与酒也可以养生。酒性温，味甘、辛，少饮有疏通血脉、活血祛瘀、祛风散寒、行药祛邪的功效。酒除了有防治疾病的作用外，还可用于延年益寿。但饮酒过量则损害健康，导致疾病发生，甚至引起死亡。茶味甘、苦，性微寒，有消食下气、泻热清神、明目益思、除烦去腻、祛暑止渴、利尿解毒的功效。饮茶具有保健防病、延年益寿的作用，饮茶的时间以白天口渴、疲乏之时，工作、休息之余为宜。茶是一种健康饮料，经常饮茶对老人和亚健康人群身体有益，但不适用于脾胃虚寒、失眠及便秘者。同时过量或滥饮、强饮对人体有害。[57]

【夏桂成】

夏桂成最怕工作之余的应酬，因为自知禀赋所致，他的肠胃功能偏弱，过度的辛辣、油腻尚且不说，即便是生冷、滋补之品，都会加重脾胃的负担，导致便溏、腹痛。

所以年过半百之后，他唯恐身体素质下降，首先从后天脾胃着手调护。他认为，在八八之年，肾之衰退已经在所难免，唯有保护好后天，才能保养体质，以养天年。所以在他一概谢绝应酬之余，佐以清谈、温润、平补的调养方法，时刻不忘顾护脾胃。平素夏桂成食谱是以“粗茶淡饭”，以五谷杂粮为多，尽量少食禽肉类、海鲜等。他认为禽肉类、海鲜等对胃肠道影响比较大。平素喜饮淡茶，忌饮咖啡。水果中夏教授比较偏爱苹果，至于葡萄、猕猴桃，由于容易导致腹泻，并不多吃，主要旨在不去触犯脾胃为要。[58]

【徐经世】

徐经世认为，人们平素要注意饮食调养。在正常生活中，要做好起居饮食调护，保养脾胃功能，因脾胃为后天之本。《黄帝内经》言：“有胃气则生，无胃气则亡。”就饮食来讲，要做到饮食有节，主食宜清淡，多食蔬菜，不宜过咸，进食要细嚼慢咽，每天三餐晚食宜少，而且饮食要多样化，并要注意食物冷热，如保持夏慎湿热、冬慎寒凉的饮食生活习惯。[59]

【禤国维】

人们在养生中似乎最关心饮食，禤老认为这的确也是养生的重点。

禤老经常选用药物中的食物来养生。心在五行中属火，五味对应苦味，五色对应红色。入心经的药物、食物品种较多。禤老最爱食用莲子、莲子心来养心。莲子性味甘、平，生于夏季，恰是五行中对应心的季节，具有养心安神的功效；莲子心味偏清苦，功效偏向降心火，禤老建议心火较旺之人生食莲子、莲心，口感好，效果也佳。此外，禤老在夏季常食用一道菜来养心，即莲子百合煲猪心汤。禤老认为以形补形，猪心性平、味甘、咸，有养心补血、安神定惊之功，富含蛋白质和较多钙、磷、维生素等成分，脂肪含量少，能加强心肌营养，增强心肌收缩力。

禤老还常用岭南特色药物来养心，最常采用的有龙眼肉和素馨花。龙眼肉性温、味甘，功能益心脾、补气血、安心神，是一种口感很好的中药，可直接食用，也可以用于煲汤或者泡茶。素馨花是一种岭南特色草药，禤老常用来泡茶，认为其具有养心安神的功效，可以治疗失眠、健忘等心系症状，也可用于胸胁胀满等肝郁症状。

除了食物的选择外，禤老认为饮食养生还要遵循以下几个原则：一是不能过量，即使是有补心作用的中药，也不能食用过量，万事皆过犹不及；二是不能偏食，养生以养心为主，但也不能忽视其他脏腑，例如健脾、疏肝、补肾同样也很重要，应根据个人情况进行加减，即药膳也不能偏食；三是要注意时节，要遵循大自然的规律，吃当季食物，不要违反规律；四是要注意辨证，不是所有的人都适合吃同一种食物，要根据每个人的具体情况来说，例如素体虚寒之人，即使是夏天也不能吃太多莲子、莲子心来养心。[60]

【郑新】

郑新主张饮食以粗粮为主。在郑新看来，饮食与健康长寿有密切的关系。老年人应慎食，学会调节饮食。郑新患有糖尿病，为控制血糖，他长期自制粗粮主食，如荞麦馒头、高粱米饭、玉米馒头等。郑新认为，超市所购买的粗粮主食，为了口感好，大多添加糖分，并不适合糖尿病患者。他每日坚持喝牛奶，吃乳制品，低盐饮食。偶尔也喝干红葡萄酒，量一般在 20 ～ 50 毫升。他还坚持饮用较淡的绿茶，不饮浓茶。[61]

【柴嵩岩】

辨证用膳，寓医于食。

柴嵩岩的日常饮食中膳食品种丰富，但却从不妄食。随着年龄的增加，柴嵩岩一日三餐甚少食肉，亦不食辛辣之物。柴嵩岩说："油甘厚味滋腻，多食脾不运化，水湿内停，就有疾病发生的可能；阴血不足是女性大忌，辛辣之品伤阴，内外因结合，正常生理就可能转向病理。"柴嵩岩很少服用保健品。"调理阴阳、阴平阳秘、药食同源、寓医于食、审因施食、辨证用膳……"不仅是老祖宗留下的养生智慧，也是柴嵩岩的健康观、食疗观、膳食观。[62]

【段亚亭】

段亚亭每天早上坚持食用3种食材以补气血。

段亚亭是妇科专家。他表示，女性以血为本，年轻女性通过月经可以看出身体问题。而对于中老年女性来说，停经后阴阳失调、心烦意乱、气血不畅、睡不好是健康大忌。

补气血并非女性的"专利"，男性长期劳累、生活不规律也容易导致气血不足。段亚亭用3种食（药）材搭配以补气血，自己与老伴已服用20余年。方法如下：西洋参5～10克，研磨成粉；鸡蛋2枚，搅匀；枸杞5克。将3种食药材混合在一起，每日早晨蒸熟食用；同时还可用大枣5枚，泡水喝。

西洋参味甘，性凉，归肺、胃二经。其具有补气养阴、清火生津的功效，也能抗疲劳、抗休克及延缓衰老。西洋参适宜阴虚火旺、咳嗽咯血、热病气阴两伤、烦倦口渴、口干舌燥、大便干结、便血、心烦失眠等人群服用。常用剂量为3～6克，炖服或研粉吞服，不宜与藜芦同用。

值得注意的是，并非人人都适合食用西洋参。脾胃虚寒、大便稀薄者，女子痛经、闭经、带多者，均不宜把西洋参作为保健品，以免进一步损伤阳气而加重病情。[63]

【葛琳仪】

葛琳仪是第三届国医大师中的五朵金花之一，开创了浙江公立医院中医急诊的先河。她自称"半路出家"，凭借对中医的执着与自己的勤奋，从一位护士成长为中医内科专家。葛琳仪说，现在的消化道疾病往往是因为吃得太好引起的，以前的胃病是饿出来的，现在的胃病是吃出来的。她在治疗过程中将患者大致归结为三类：第一类是日子过得浑噩的人，白天工作，晚上视麻将、扑克为知己，吃饭都在麻将桌上，把胃置之“肚”外；第二类是日子过得轻松的人。暴饮暴食，纵酒无度，唱歌到深更半夜；第三类是日子过得紧张的人。经常工作到深夜，废寝忘食，长期处于精神紧张状态。葛琳仪说，胃病能通过改变饮食和生活习惯进行调理，尽量不要通过吃药来解决。

她很注重早餐，她曾在媒体分享了常喝的粥谱：头天晚上将白木耳、薏苡仁、莲子、芡实、红枣一起煮粥，第二天早上喝粥，再喝杯牛奶，加个鸡蛋就足够了。[64]

【雷忠义】

雷老的饮食大道为“清淡全面”。他讲究饮食清淡，特别注意饮食结构。他认为，饮食上唯摄取所需营养又不致营养过剩，方可延年益寿。强调遵循营养结构的金字塔，又需结合自己的饮食习惯。雷老平素以面条、米饭、馒头为主食，不特意摄取脂肪类食物，不吃动物内脏及肥肉。他认为，现代人脂肪的摄入量是父母一代当年食谱摄入量的数十倍，应有所控制。从中医的角度来说，肥甘厚味会影响脾胃功能，容易生湿生痰，导致疾病的发生。

雷老认为，咸入肾，过量则伤肾，并且容易引发高血压病。所以，他喜欢淡味的食品，偏爱食材的本味。他还建议人们戒除吃糖，且少吃含糖量高的食物。因为食用甘味过量容易化湿生痰，损伤脾胃，令人脘腹胀满。此外，还要避免食用墨鱼、鱼子酱等高胆固醇食物。

关于酒，雷老认为，酒是少饮有益，多饮有害，关键在一个“量”字。聚会时他也会小酌几杯，但从不喝醉。雷老喜欢饮茶，他说，茶叶中富含300多种成分，特别是茶多酚对防治心血管疾病有确切的效果。他最喜欢的是陕西紫阳富硒茶，产于秦巴山北麓，茶形美观，茶汤清澈，回味悠长，含硒量高。他建议，如果胃凉，应改饮红茶或者姜茶；夏季或上火时，则可加菊花同饮。[65]

【李佃贵】

谈及现代人如何养生，李佃贵认为，随着人们生活水平的不断提高，传统的饮食习惯已被打破，过去偶尔食之的鸡鸭鱼肉等肉食产品现在已经成为普通百姓的日常饮食，高热量、高蛋白、高脂肪的“西式快餐”被国人奉为美味佳肴，强食过饮现象非常普遍。另外，现阶段社会激烈的竞争及经济竞争，给许多人带来了前所未有的心理压力，升学、就业、医疗、养老等问题波及各个年龄段，使人们的情绪经常处于压抑、忧愁、焦虑等之中，日久“神劳”，超过了人体生理活动的调节范围，则会使人体气机失调，进一步导致脏腑功能紊乱，气血运行失常，津液不化，浊毒内蕴，变生疾病，以上都是产生浊毒的原因。

对于人类而言，健康的关键是要把人体内的垃圾（浊毒）消灭掉。

李老师常服藿香佩兰决明茶化浊解毒。藿香芳香化浊、和中止呕、发表解暑，佩兰芳香化湿、醒脾开胃、发表解暑，二药结为对药；决明子清肝明目、润肠通便。三药合用，化浊解毒，引毒从大肠出。[66]

【刘嘉湘】

刘老在平日里追求食不厌精、营养均衡的饮食方式，选料精细，食物以清淡、易于消化为主，从不过食肥甘之品，也不吃辛辣刺激的食物。多年前，刘老患上了糖尿病，当时他下决心戒除了烟酒，坚持饮食调养，配合药物治疗，血糖控制得很理想，至今也没有发生并发症。刘嘉湘平时爱饮绿茶，他认为，饮茶能健身治疾，对高血压病的控制有帮助，同时也能陶冶性情。在百忙之中，他常常泡上一壶清茶自斟自酌，以消除疲劳、涤烦益思、振奋精神，这能给他带来一种美好生活的感受。[67]

【卢芳】

卢芳认为，酒助湿邪，所以酒精要少碰，更不能借酒浇愁。过量饮酒是加重“湿毒”的关键因素。[68]

【吕仁和】

吕仁和教授已年至耄耋，虽患糖尿病，但仍然精神矍铄、思维敏捷、目光炯炯有神，其养生经验尤其是对于糖尿病患者的日常养生颇有效用，值得我们研究和学习。

不宜过饱。《吕氏春秋·尽数》言“凡食之道，无饥无饱，是之谓五藏之葆”，吕老倡导饮食当六七分饱为宜，要合理饮食，有节有度，保养胃气，以免“饮食自倍，肠胃乃伤”。

五味均衡。《素问·藏气法时论》云：“五谷为养，五果为助，五畜为益，五菜为充，气味合而服之，以补益精气。”只有摄入多样化的食物，才能使人体获得全面而丰富的营养，以满足人体生命活动的需要。中医认为，不同的食物有不同的味，食物的五味对五脏有滋养作用。但如果偏嗜某味，则会致五味失衡、营养失调，所以《黄帝内经》说“是故谨和五味，骨正筋柔，气血以流，腠理以密，如是则骨气以精，谨道如法，长有天命”。

宜清淡，忌厚味。吕老提倡多食蛋类、奶类及蔬菜，少肉食。肉是肥甘厚腻，多食易困阻脾气，酿湿生痰。鸡蛋、牛奶均含优质蛋白质，鸡蛋含有人体所有必需的氨基酸，牛奶含钙量丰富，且吸收、利用程度高，是极好的钙的来源；而蔬菜热量低，膳食纤维丰富，利于体重的控制。

工作间歇摄食少量干果：坚果含脂肪及蛋白质较丰富，此类食品可滋养肝肾、强健筋骨，并有健脑和润肠通便的作用，对老年人、便秘者及脑力劳动者很有益处。

吕老每日食用大枣3枚、核桃仁1个。大枣益气养血；核桃仁可补肾润肠，含有的不饱和脂肪酸和较多碳水化合物，均为大脑组织及机体代谢所需的重要物质。

对于糖尿病人来说，在工作间歇摄食少量坚果，可避免正餐时间由于饥饿感过于明显，而不自觉增加热量摄取；另外，大枣还可预防低血糖的发生[69]。

除此之外，吕老还提到了糖尿病的饮食养生，要少吃肉，但食物要多样化。

“少吃肉”就是常说的“管住嘴”。一般人认为就是不吃甜食，或者过得像苦行僧一样，这些都是过于片面的认识。糖尿病患者同样需要讲究生活品质，食物的种类要保持多样性，主食、肉、蔬菜、水果都需摄入，只是在数量上要结合个人具体情况调整。主食需少米面、多杂粮，如多吃玉米面、小米、燕麦、糙米等。肉、油在血糖超标的时候能少则少，炒菜时只需放几滴植物油和少量的调料，如果能食用白水煮蔬菜就更好了。几片水果作为加餐或者运动后的犒劳，糖分高的水果不要食用。如果饮食上能够咨询糖尿病专科医师以及营养师，那就更保险了。[70]

【梅国强】

梅国强说，自己在日常生活中是很少吃杂粮的，门诊常年患者多，自己经常不能准时吃饭，长期如此，患上了胃疾，虽经调治，已无大碍，但肠胃功能一直不好。杂粮虽然有营养，但是富含淀粉、粗纤维，难消化，对于一些肠胃不好的人来说，多吃粗粮会增加肠胃负担，出现胃胀等不适症状。梅国强在临床治疗一些肠胃疾病时，开完药后会特别交代患者不要食用杂粮。如果特别想吃，可以只喝汤，例如武汉人喜欢用莲子炖汤，肠胃不好的人可以只喝莲子汤，而不吃莲子。

梅老生活十分简单，一日三餐都是家常便饭，他提倡饮食要荤素搭配，饮食有节，不贪食肥甘厚腻。只要不坐诊，他一日三餐便十分规律，吃饭只吃八分饱，经常吃鱼，因为鱼中富含优质蛋白，含有人体所必需的氨基酸，能补充主食和蔬果营养的不足。因为脾胃不好，梅国强平常很少吃月饼、粽子、汤圆等不易消化的食物。

除此之外，饮茶也是梅老多年养成的习惯。世界卫生组织调查显示，茶为中老年人的最佳饮料。据科学测定，茶叶含有蛋白质、脂肪、多种维生素，还有茶多酚、咖啡因、脂多糖等近300种成分，有多方面的保健作用。梅国强冬天喜饮红茶，夏天则饮绿茶，他认为，一年四季节令不同，饮茶种类宜做相应调整。夏季宜饮绿茶，绿茶性味苦寒，能清热、消暑、解毒；冬季宜饮红茶，红茶味甘性温，含丰富的蛋白质，有一定的滋补功能。同时，他也告诉记者，饮茶也是有禁忌的，应把握“清淡为宜，适量为佳，少量多次，饭后少饮，睡前不饮”的原则。[71]

【沈宝藩】

据中医中药网《国医大师沈宝藩：充实工作，作息规律》此篇文章报道，虽然沈宝藩教授在新疆工作生活已近60年，可在饮食方面，还保留着南方人的习惯，喜清淡，辛辣、刺激的一律不吃。“我到饭馆吃饭，都要说清楚，不要放辣子。”沈宝藩说，“连吃烤鸭的时候都不放葱。”

沈宝藩总结他的养生之道是“药补不如食补，食补不如神补”。比起药物补益，沈宝藩更推荐日常生活中通过食补来延年益寿，而他的食补之道注重两个方面：适量以及调和。沈宝藩以产自新疆的巴旦木为例，提出：巴旦木有健脑补脑、壮筋骨强肾、润肠通便、补养气血的卓越功效，但是巴旦木性温，过食容易上火，反而引发各种问题，所以应该控制在每天10粒，上火的人群则不宜食用。同时，为了调和它的温热之性，突出它的补益作用，应该选择凉性食品做搭配，但这凉性食品并不是和巴旦木这种温性食品同一天吃，而是“这两天吃点温性的，过两天吃点凉性的”。

沈宝藩以新疆常见的水果为例，提出：橙、猕猴桃、葡萄（除新疆产的葡萄）、西瓜、库尔勒的梨是凉性的食品，而橘、新疆的葡萄、香蕉、哈密瓜是温性的食品。

同时，沈宝藩提出羊肉是补养气血、补养肾精的温补食品，产后或体虚怕冷的人吃可以恢复健康。羊肉的功效有补精血、益虚劳、温中健脾、补肾壮阳、养肝。但吃的时候要适量，而新疆特产凉性食品恰麻菇配合羊肉使用，可调和羊肉至平和之性，不易上火，并有补气润肺的功效，还有一样经济实惠的食品也可调和羊肉的温热之性，那就是萝卜。[72]

【王烈】

王烈认为，日常饮食要合理摄取食物，补充营养，以补益精气，并通过饮食调配，纠正脏腑阴阳之偏颇，从而增进机体健康，抗衰延寿。

王烈的一日三餐虽然简单，但营养配置均衡。早餐以红薯粥、玉米饼、煮鸡蛋、凉拌茄子等为主；午餐以大米、莲藕、红豆、羊肉、百合、西兰花、紫菜、番茄等为主；晚餐以粳米、红枣、莲子、菠菜、绿豆芽等为主。再配以苹果、橙子等水果补充维生素，使身体所需要的营养物质和能量储备全面而均衡。

王烈认为，机体营养充盛，则精气充足，神自健旺。食物的味道各有不同，对脏腑的营养作用也有所侧重。《素问·至真要大论》记载：“夫五味入胃，各归所喜，故酸先入肝，苦先入心，甘先入脾，辛先入肺，咸先入肾。久而增气，物化之常也。”此外，食物对人体的营养作用，还表现在其对不同脏腑、经络、部位的作用上，即通常所说的“归经”。如茶入肝经，梨入肺经，粳米入脾、胃经，黑豆入肾经等，有针对性地选择食材，则补养作用更明显。[73]

【王世民】

“现代人不需要过多营养，清淡的家常菜最好”，王世民主张自己动手做饭，他认为，这也是一种生活修养，把生活中的每一件琐事当作幸福的事情看待。王世民不吸烟、不喝酒，但喜欢吃点小零食，比如每天会坚持吃核桃和蜂王浆及蜜，“养生要有度，并且要持之以恒。”

王世民很赞同“以厨房代替药房，以食品代替药品”。药王孙思邈说过，“夫为医者当须先洞晓病源，知其所犯，以食治之，食疗不愈，然后命药”。在临床上，王世民常常开药膳治疗慢性病，如常用杞精膏（枸杞子、黄精、蜂蜜制成膏剂）、红宝白玉粥（粟米、糯米、山药、枸杞子煮粥）等治疗慢性肝炎、肝硬化，以食疗护肝治病，缓缓图之，是其他疗法所不及。[74]

【熊继柏】

熊继柏认为要谨和五味，食饮有节。熊老认为，食饮有节包括五味不偏嗜、食量有节制、肥甘有节制、冷热有节制。《黄帝内经》曰：“天食人以五气，地食人以五味。”五味即酸、苦、甘、辛、咸，根据其性味偏重而滋养五脏：酸入肝，苦入心，甘入脾，辛入肺，咸入肾。熊老强调饮食五味不可偏嗜。食物的五味，虽能各自针对某一脏为主而增补其气，但若五味偏嗜，“增气”过久，又会使该脏脏气偏亢，从而导致脏腑功能失调，发生疾病。现在很多人喜欢吃过于重盐、辛辣、油腻的食物，这样一方面会对脾胃产生直接的损害，导致脾胃运化功能的下降，不能为人体提供足够的水谷精微，导致机体羸弱，抵抗力下降而生病；另一方面由于五味的偏嗜，导致脏腑功能下降或亢进，诱发相应的病症。

注意饮食搭配，均衡五味，有助于推动五脏气血的运行与调畅，人的精气神就会旺盛。因此，谨和五味可以作为日常饮食养生的指导标准。

以食量而言，食不可过饥，亦不可过饱。若过饥，“半日则气衰，一日则气少”，容易耗伤精气；若过饱，“饮食自倍，肠胃乃伤”。脾胃运化水谷精微，如果处在饥饿状态，脾胃无以运化，则会导致脾胃虚弱；如果处于过饱的状态，脾胃运化能力不足，食物不能及时受纳、腐熟、转运，就会引起脾胃气机阻滞。以肥甘而言，熊老认为肥甘厚味是养生防病之忌。现在人们生活水平显著提高，一些人喜欢吃大鱼大肉，而中医认为“肥者令人内热，甘者令人中满”，肥甘厚味之品阻碍脾胃运化，湿热内滞肠胃，这是导致目前脑动脉硬化、高血压病、高脂血症、糖尿病等富贵病逐年增多的主要病因。长期的高热量饮食也会导致阳热内盛，一旦蕴发体表，就会引起皮肤痈疮疔疖，甚则脂肪瘤的产生。以冷热而言，熊老认为饮食应冷热有节，不可过度，夏天不宜过饮冰水，冬天不宜过食辛热，符合孙思邈提出“热无灼唇，冷无冰齿”的标准。[75]

【许润三】

许老认为饮食蕴含了中医的四气五味，鸡鸭鱼肉、果蔬杂粮，什么都需要吃，但每个人都可以有自己的习惯，可以有自己的偏嗜偏好。比如许老40岁时在顺义农村工作，饮食过于粗糙，得了胃出血。经过自己用中药调理痊愈后，许老开始喜爱红烧肉，并且喜爱饮酒。至今已50多年，许老每天会喝少许酱香型的国产白酒，不时吃些五花肉。他认为喝点酒能扩张血管，酒还可以去油脂，酒与五花肉配合，兼以五谷杂粮，可以预防老年痴呆。对于其他名老中医的养生饮食大法，他认为大道可以归一，所有的方法和措施都要根据中医的辨人、辨事、辨法的原则而定。[76]

【薛伯寿】

薛老认为要饮食有节，适宜为度。现代社会经济发展较快，人们生活水平不断提高，物质丰富了，不少人贪求膏粱厚味，海鲜野味，嗜好烟酒。对此，薛老认为，饮食养生首重饮食有节，“节”既指三餐有节制、规律，亦指膳食结构合理。

《黄帝内经》云“膏粱之变，足生大丁”，从字面理解为进食肥甘厚味之品会导致足部（或身体其他部位如头、面、口、唇等处）产生疔疮。薛老根据多年临实践认为，这句话深层含义是：贪求膏粱厚味美酒、海鲜野味等，足以引起高血压病、冠心病、糖尿病、高脂血症、高尿酸血症等，这些疾病会带给患者很大的痛苦，甚至危及生命，“大丁”实指严重疾病。

薛老反复强调“饮食自倍，肠胃乃伤”的严重性。他认为，不少人误以为只要是营养价值高的食物就一定有益于健康，但是很多疾病恰恰是吃出来的。因此，高营养食品的摄入要因人而异。首先，应看此人的消化功能如何，食物能否被消化并化生气血；其次，看是否有必要进食，如老年人，脏器功能衰退，进食高营养食物后不能化成精血，反倒会滋生痰浊，不利于健康，故不值得提倡。

另外，因为老年人脾胃功能衰退，肥腻、炙煿、辛辣、生冷等食物都应慎食或少食。老年人气血衰弱，需要滋补，但不能以温热药峻补；有病需要驱邪，但不宜猛药峻攻。薛老指出，饮食养生要“因人而异”，如火热体质者或热病之人应当忌食辛辣油炸之品，阳虚形寒者或寒病之人当忌食生冷瓜果，脾胃湿热重者应当少吃肥甘油腻的食物。[77]

【杨春波】

1. 清湿热，一粥一饮调理脾胃

作为中医治疗脾胃病的泰斗，杨春波提出“大脾胃”概念，并在全国率先开展脾胃湿热证的现代科学研究，提出了脾胃湿热证的辨证标准。

对于老年人的饮食，杨春波建议不饿即为饱，“要饮食多样，营养丰富，少吃反季节蔬果，酸、冷、硬、辣的要少吃”，中医讲究“致中和”，饮食的多样化可以帮助人体获得相对均衡的营养，以防止营养不足或营养过剩的情况出现。

杨老爱饮茶，尤其爱喝铁观音、乌龙茶。它们属于青茶，是半发酵茶，属性介于红茶和绿茶之间，“性和不寒”。他认为，等量的红茶加绿茶一起泡，也可达到“性和不寒”的效果；根据每个人身体情况，红茶、绿茶的用量比例可适当调整，这样寒热属性也就随之变化。

2. 控饮食，少食多餐从不吃夜宵

杨老早晨7点准时吃早餐，豆浆加四个花卷，有时用蛋花汤代替豆浆。12点半到1点半吃午饭，上班就在单位食堂吃，基本上是“二两米饭+一份鱼或肉+一碗汤和一小盘青菜”。杨老爱吃当季新鲜蔬果，爱吃鱼，鲈鱼、桂花鱼、龙胆鱼都是他的最爱。晚上6点到6点半，吃小米粥或面食，从来不吃夜宵。杨老指出，胃不和则卧不安，晚餐过饱或加餐吃夜宵，不仅会加重胃肠负担，影响睡眠，还会导致其他疾病的产生。因此，不建议大家晚餐吃得过饱、过晚。

杨老提倡少吃多餐。除了正餐，他在家里和办公室会常备苏打饼干和脱脂奶粉，对此他解释：“吃几片苏打饼，是为了不处于空腹状态。这习惯我坚持了十几年，有时去外地开会，我都会带着苏打饼。”他建议，老年人可随身备些苏打饼干或者其他小点心，以补充体力。另外，由于老年人胃肠功能变弱，少食多餐对于老年人也十分必要。[78]

【张志远】

“饮食清淡，养身为本”。《素问·藏气法时论》云：“五谷为养，五果为助，五畜为益，五菜为充。”张志远认为，一般来说，食物应该多样化，主食以谷类为主；多吃蔬菜水果；经常吃奶类、豆类和适量的鱼、禽、蛋、瘦肉。只有这样才能保证饮食中的糖、蛋白质、脂肪等营养物质满足人体基本的需要。

张老更强调清淡饮食，即遵循“多清淡，少厚味”的原则。孙思邈曾说“善养性者常须少食肉”。张志远平时很少进食肉类，这样可以有效减少身体的负担，即便是在病重时，他也没有进食高蛋白、高脂肪的营养品；强调饮食要有常，尤其反对暴饮暴食，特别是去宾馆、酒店大吃大喝，如果只顾满足口欲，极易引起脂肪肝、高血压、高血脂、动脉硬化、冠心病、糖尿病及胆石症等疾病。张志远一生都很少去酒店吃大餐，既节约时间，又能做到饮食有节；既可以避免伤害身体，又能保持头脑清醒灵活，能使五脏六腑得到充分营养又延缓器官的老化，达到气血旺盛、抗衰延年之目的。[79]

【周岱翰】

周岱翰强调，食养的原则就是以阴阳、五行、脏腑、经络、病因、病机、治则、治法等中医基本理论进行辨证施食。合理营养应以五谷杂粮为主食，配合五畜肉类的补益、水果蔬菜的辅助以充盈各种营养成分，才可能有健壮的体魄。[80]

周岱翰在文章中提到，早在2000多年前《素问·藏气法时论》就提出“五谷为养，五果为助，五畜为益，五菜为充”的膳食调配原则，实质上是现代营养学所倡导的“平衡膳食”的高度概括。尽管蔬菜瓜果所含的蛋白质、脂肪以及所提供的热量无法与肉类相比，但它们富含糖类、维生素、无机盐和纤维素，其营养作用对人类健康至关重要。适量的新鲜蔬菜水果能促进机体的新陈代谢，有助于预防动脉粥样硬化、消化统疾病和癌症。美国国立癌症研究所曾耗巨资对植物化学物质的治癌作用进行了研究，结论是“几乎在癌症发展的每个阶段，都可以从水果和蔬菜中找到一种或多种物质，来减缓甚至逆转其恶性发展”[81]。

周岱翰认为，中医认为人与天地相通，日常养生防病、饮食起居要与自然相适应，这些观点在中医的典籍《黄帝内经》中早有精辟的论述，“其知道者，法于阴阳，和于术数，饮食有节，起居有常，不妄作劳，故能形与神俱，而尽终其天年，度百岁乃去”。周岱翰坦言，在几十年的工作和生活中，他正是按《黄帝内经》的养生原则而行。苹果、白粥和清茶，这是他经常向亲朋好友推荐的养生“三宝”。多年来，他养成了每天吃两个苹果的生活习惯。在他眼里，不管是进口的蛇果，还是普通的国产苹果，只要是苹果，营养价值都是一样的。周岱翰说：“我的早餐经常喝白粥。因为现代人的营养太丰富，吃太多难消化的东西，只会加重肠胃负担，白粥是最易消化又能健肠胃的佳品，早晨喝些热白粥，肠胃熨帖舒畅，有益正气，人也自然精神十足，这么好的养生佳品，当然一日也不能离。”另外，周岱翰每天还喜欢喝几杯茶。据他介绍，茶叶含有很好的抑癌物质——茶多酚，它能明显抑制细胞突变，而细胞突变很可能就会引起癌症。茶叶中茶多酚含量越高，抑癌的能力就越强。茶叶中的铁观音属青茶，色、香、味兼备，品茗慢咽，满口余香，令人心旷神怡。但要提醒的是，长期轻信过分夸大功能的“健康食品”、保健品，乃至盲目的食疗，都可能导致养生不成反伤身。[82]

周岱翰认为，自然界中并不缺乏防癌治癌的物质，它们广泛存在于天然食物中，尤其存在于海洋生物、新鲜水果和蔬菜之中。

1. 海洋生物

如食用蛤、牡蛎、乌贼、鳝鱼、短鞘章鱼、海参等的提取物有抗肿瘤作用。特别是海参、鱼鳔、乌龟、团鱼等，在中医历代文献记录，对类似癌瘤有防治作用。

2. 乳类

乳类是乳白色稍粘的液体，在各种食物中其所含的营养物质较齐全。乳类容易被消化与吸收，为体虚者的优良食物。《寿亲养老新书》谓“牛奶最宜老人，平补血脉，益心长肌肉，令人体强壮，润泽面目光悦，志不衰，故为人子常供之”。各种不同的乳如人奶、牛奶、马奶、羊奶或其他动物奶，其成分虽有不同，但差别不大。乳类含有丰富的乳酪蛋白、乳白蛋白、乳球蛋白、乳脂和乳糖、无机盐等。乳类中以人奶汁最适合人类的需要，《本草通玄》谓人奶“补真阴”。

3. 食用真菌

食用真菌营养丰富，味道鲜美，这类食物含有多量的多糖、多糖蛋白和多肽类物质，能不同程度地提高机体免疫功能，如促进白细胞、单核巨噬细胞数量的增加，增强其吞噬功能；促进淋巴母细胞转化，促进抗体生成等，这就调动了机体的抗癌能力，对预防和治疗肿瘤均有积极作用。

4. 新鲜水果与蔬菜

水果和蔬菜提供人类必需的各种营养物质，是日常生活中不可缺少的食物；自然界中的天然抗癌物质，也广泛地存在于新鲜水果和蔬菜中，这些食物富含维生素 A、维生素 B、维生素 C、维生素 D、维生素 E，以及微量元素、多糖类和膳食纤维。新鲜水果开胃可口，并有一定的药用功能，如猕猴桃、苹果、梨子、大枣、柑、橘、橙、山楂、葡萄、龙眼、蔗、西瓜等，皆有一定的营养和治疗作用。新鲜蔬菜为人类三餐所需要。各种蔬菜供给机体一定量的粗纤维，以保持大便的通畅，对预防肠癌有积极的意义。蔬菜还提供丰富的维生素 C、维生素 E 和胡萝卜素，例如：西红柿、菜花、芥菜等富含维生素 C，莴苣、豆芽菜等含维生素 E 较多，胡萝卜、甘蓝、油菜、菠菜、芫荽等含胡萝卜素较多。[83]

现代人讲究防癌，周岱翰指出，肉食要减少。我国近十年肠癌和乳腺癌发病率上升很快，这些癌症都属于“西方型肿瘤”，主要原因就在于肉食过多，身体摄入过多脂肪和热量，导致胆汁酸和牛磺胆酸等过多，内分泌失调而诱发肿瘤。另外，治未病很重要的是戒烟、限酒。而人们公认的“健康食品”并不宜多吃，营养利用不当，只会适得其反。像木瓜、南瓜、橙、西红柿这些健康食品，都含丰富的胡萝卜素，这些食物只适合炒熟食用，而不适合过多生吃。保健品要少吃。钙片不一定适合老年人，因为老年人骨质疏松，身体对钙离子的利用度降低，服用过多钙片反而会造成尿路结石、肾结石等。[84]

【周信有】

周信有在饮食调养方面认为应该注意以下几方面：

1. 不可偏嗜

周信有认为，因为酸、苦、甘、辛、咸五味对人体的五脏有其特定的亲和性，五味搭配合理才能对五脏起到全面滋养的作用，从而使五脏之间的功能保持平衡协调。倘若不注意调节五味而偏食，久之就会导致五脏之间的功能活动失调，进而引起多种疾病的发生。譬如偏食甘味，易使人发胖，导致衰老加快，亦与心脑血管病、糖尿病等“现代文明病”的发生有很大关系。偏食咸味，每易导致高血压、动脉硬化等疾病的发生，亦于健康不利。偏食辛辣，易于动火耗血，发生口干便秘，亦会影响健康。

2. 毋贪肥甘

周信有指出，如今国家社会经济发展、人民生活水平提高，饮食不节引起疾病的原因则主要是饮食没有节制导致的营养过剩。

节制饮食，毋贪肥甘，就不至损伤脾胃，近则可保脾胃运化功能正常，使精微、气血化生旺盛；远则无营养过剩之忧，即使到了老年亦可减少肥胖乃至动脉硬化、冠心病、糖尿病等影响人类生命的诸多疾病的发生。[85]

3. 戒烟限酒，抗衰有“方”

周老晚年的饮食每天约半斤，且不挑食。如果说有什么偏嗜，那就是一定要有少量的肉食，肥瘦搭配，有非肉不饱之习。他解释：“我是因为吃肥肉过瘾，解馋，能够满足口福，而且吃的量很少。”老人在饮食上提倡“六少六多”，即少烟多茶，少酒多水，少食多嚼，少盐多醋，少肉多菜，少糖多果。至于饮酒，老人则认为，少量饮酒，尤其是养生酒，对身体健康是有益的。“我的饮酒习惯是每餐饮少量自己配的药酒，一边吃饭，一边饮酒，这样既减少了酒对食道及胃黏膜的刺激，又可加速胃肠的蠕动。我的养生酒药味是淫羊藿、女贞子、何首乌、枸杞、生山楂，以高粱酒浸泡，每日中、晚餐各饮两小杯。我认为饮这种药酒既可起到防老抗衰的养生保健作用，又可解决酒瘾问题，真是一举两得。”老人还有一个养生“秘方”：“为了养生保健，延缓衰老，我还每日口服自制的抗衰粉（主要成分为水蛭）5克，装入胶囊，每日早晚分两次口服，此药有较好的降血脂和抗血管硬化作用。”近代药理研究证明，水蛭具有抗凝血作用、溶解血栓的作用。[86]

除此之外，周老还自创了食疗歌[87]：

谷物蔬菜养生宝，饮食多样任君调；
萝卜消食开脾胃，韭菜补肾暖腰膝；
芹菜能除高血压，驱寒除湿是胡椒；
大蒜杀菌可止泻，葱白姜汤治感冒；
绿豆解暑为上品，健胃补虚吃红枣；
番茄补血美容颜，莲藕除烦解酒好；
花生能降胆固醇，西瓜消肿又利尿；
生津伏蛔数乌梅，益肾强腰吃核桃；
山楂减肥降血压，生梨润肺止咳嗽；
橘子理气能化痰，山药益肾糖尿消；

海带消瘿通脑栓，木耳抗癌又补血；
猪牛羊肝可明目，蘑菇抑制癌细胞；
蜂蜜润燥又益寿，葡萄悦色会年少。

【周学文】

临床上因暴饮暴食而损伤脾胃的例子屡见不鲜，所以周学文强调，饮食应有节制，不可过饥过饱，宜少吃多餐、规律进食、不吃零食。周学文告诫，偏食辛辣或过热的食物，会使肠胃炽热而致大便干燥或出血；大量或长期吃寒凉食物，会遏伤脾阳，内生寒气，导致胃痛、腹痛、泄泻等，大量饮酒易患肝病。对于消化系统疾病的患者，周学文给出了食疗需合理搭配的建议。例如：脾胃有寒者，宜食姜、椒类；胃热者，可适量吃一些凉润水果；胃酸过多者，吃些含碱面食；胃酸缺乏者，饭后可适量饮醋或吃点山楂片；腹泻者，全流质、半流质或软饭为宜，忌茼蒿、茄子、生冷瓜果等寒凉润滑食物；肝胆系统疾病患者，宜食清淡蔬菜及营养丰富的瘦肉、鸡肉、鱼类，忌辛辣烟酒刺激品，少进食动物脂肪。

国医大师小妙招：

发热：白茅根、生石膏各 10 克，煎水喝，每次 1 杯，1 天 2 次；牙龈出血，口腔溃疡：白及粉 10 克，三七粉 3 克，磨成面涂在患处，同时送服三七粉 3 克，1 天 2 次。湿重：喝薏苡仁水。夏季尤其是伏天时，湿气较重，先把薏苡仁炒至焦黄，然后再煮水喝，保护胃气。[88]

【朱南孙】

朱南孙的养生秘诀是开心，少吃油炸食品。

国医大师朱南孙是朱氏妇科传人，从医 77 年，被人们称为“送子观音”。她长期从事妇科临床，总结了女性生理特点：以阴虚火旺者居多。她建议女同胞应少吃油炸食品，否则久而久之易上火，导致阴虚阳亢。因为油炸食物可能含有激素，常吃会导致人体激素水平紊乱，引发痤疮。这些高热量的食物也可能会导致内火旺盛，上火后也易产生痤疮等，而油脂过多，更易堵塞毛囊，引起皮肤感染。另外，一些女性容易多愁善感，太多的焦虑、郁闷情绪会引发一系列身体变化，不利于皮肤保养。朱南孙坦言，女性养生的关键不在于吃多贵的补品，也不在于用多贵的保养品，而是要开开心心。女性健康不但要重视生理层面的养生，还要重视心理层面的养生。要保持心情平和，摒弃不必要的精神负担及避免过度的情绪波动，以预防疾病的发生，延年益寿[64]。

【邹燕勤】

邹老平素爱喝茶和温水，荤素搭配不挑食。在邹燕勤的养生秘诀里，饮食是十分重要的。三顿饭都要营养均衡，荤素搭配。问起她的食谱，邹燕勤说:“我的饮食很简单的，有啥吃啥，不挑食。”不过，她有个原则，再好吃的东西，也不多吃；再不好吃的东西，只要有营养，都会吃一点。

邹燕勤每周有4个上午的门诊，经常要工作到中午1点。那么，早晨吃什么能支撑这么长时间的工作呢？邹燕勤说，早晨会喝自制的豆浆。用黑豆、燕麦、薏苡仁、红枣、白果、核桃仁等放在一起打粉煮粥，再吃1个鸡蛋和1个包子。

中午一般会吃2两阳春面，1份素菜，1份荤菜。晚上也吃得非常的简单，2勺饭或者1碗稀饭。稀饭也很有讲究，有大米、小米、百合等。

邹燕勤还有一个随身携带的宝贝——养生茶。她的养生茶由枸杞子、白菊花、薄荷、三七花、玫瑰花等构成，薄荷清咽解毒，枸杞子和白菊花养肝明目，玫瑰花理气疏气，三七花养血活血。

对于饮食方面的一些禁忌，她有自己的看法。例如：饮食不宜辛辣刺激，喝水的温度也很有学问，不能太热，也不能太凉，要喝温水。邹燕勤说，她的父亲，我国中医肾病学宗师邹云翔先生很少让家人和孩子们吃冷饮。他说过“胃喜温不喜凉”“肾也是喜暖不喜寒”，冰冷食物对胃伤害大。人体的气血、五谷营养，都要靠脾胃来吸收运化，靠肾脏排出人体代谢物，所以保护好脾胃和肾脏非常重要[89]。

【编者按语】

“民以食为天”，无论时代如何变迁，食物种类及烹饪方式如何变化，饮食都是人们生存必不可少的物质基础，是日常生活不可缺少的组成部分。食物最初是为解决生存问题，而当人们生活质量日益提高，古今之人便开始追求健康、养生、长寿，饮食养生便成为人们津津乐道的话题。

《素问·上古天真论》中写道："上古之人，其知道者，法于阴阳，和于术数，饮食有节，起居有常，不妄作劳，故能形与神俱，而尽终其天年，度百岁乃去。"其中，与饮食相关的"饮食有节"，便是古人提出的饮食养生观点，即饮食要有节制，这也是各医家提出饮食养生方法时的基础与立足点。经过我国人民长期的实践与探索，各医家也逐渐意识到，饮食养生中，除饮食节制外，还要从饮食的选择、宜忌等方面来探讨。也正是由于这些多方位的思考，才有了如今独具特色的饮食养生。

饮食养生，早已渗透到人们日常生活的方方面面，植根于人们的日常生活习惯与习俗中，如绿豆属寒清热，羊肉属热助阳等等。事实上，中医素有"药食同源"一说。食物同药物一样，都具有四气五味、升降沉浮、归经等特性。四气，即寒、热、温、凉四种不同特性；五味，即酸、苦、甘、辛、咸五种基本的味；升降沉浮，即上升、下降、泄利、发散；归经，即食物根据不同的特性作用于不同经络或脏腑。但值得注意的是，这些特点与药物相似，并不代表两者可以完全互相替代。食物作为日常需求，是人类生存的物质基础，"得之则生，弗得则死"，因此性味等也不会如药物一般偏性较强；药物也无须健康时每日服用，且是药三分毒，日常使用还应当慎重一些。

一、饮食养生作用

作为古往今来人们推崇的养生方式的重要组成部分，饮食养生有着不可小觑的作用。主要有以下三个方面的作用。

其一，补脾益胃，保证人体所需营养。食物作为可食用的物品，首先就是解决饥饿问题，这也是饮食养生最直接的作用。食物中的各类营养如维生素、蛋白质、糖类、脂肪等，是人体生长发育的必需品，同时，食物可中和胃酸等分泌物，减少对脾胃本身的损害。

其二，抵御邪气，预防疾病。脾胃为中土之脏，生化之源，食养可以补益卫气，顾护中土，脾胃之气强，运化有利，则各脏腑自强，机体气血充足，达到了扶助正气、维护身体健康的效果。反之，若无饮食物的滋养，则胃气衰败，疾病丛生，甚者生命受到威胁。而当人体正气虚弱的时候，正是邪气、疾病最容易侵袭人体的时候。通过摄入加工过的食物，养护脾胃，使其运化功能正常，气血脏腑得以滋养补益，正气渐强，自能鼓邪外出。健康之人通过每日摄入不同种类含有不同营养的食物，使自己的正气充足，便可以预防疾病的发生。

其三，延年益寿。历代医家十分重视通过饮食养生达到延年益寿的目的。尤其是对于老年人来讲，通过饮食以延年益寿具有十分重要的作用。《养老奉亲书·饮食调治》说："高年之人真气耗竭，五脏衰弱，全仰饮食以资气血。"精有先天之精与后天之精之分。老年人先天之精逐渐耗竭，肾精亏虚以致出现耳鸣、耳聋、牙齿松动、健忘等衰老表现，需从饮食等方面对后天之精进行充养以减缓肾精消耗。因此，老年人在饮食养生中需同时注重填精益肾、健脾益胃，多方面考虑更有利于健康与长寿。

以上三种饮食养生的作用，其实都是相辅相成的，选择合适、健康的饮食养生方式自然能使脾胃健康、身体硬朗，不受疾病侵袭，也自然而然地达到了延年益寿的目的。

二、饮食养生基本原则

1. 营养膳食，合理搭配

营养膳食，切莫精细过度。不要过分计较食物的成分，要保持所需营养的充足。《素问·藏气法时论》云："五谷为养，五果为助，五畜为益，五菜为充，气味合而服之，以补精益气。"谷物是人类赖以生存的根本，蔬果肉类等均可以作为补充食物，不可偏嗜或挑食，也不可因担心某一成分过高而不食。人们要在保证自己每日摄入营养充足的前提下，规划自己的饮食结构，某些疾病患者需根据实际情况，做到少糖、少油的饮食方式。

"谨和五味，切忌偏颇"，在日常饮食中也是需要注意的。食物的酸苦甘辛咸五味，可与五脏一一对应。若过食肥甘厚味，易招致脾患；过食辛辣，可助生内热，损及津液；过食咸味，可引发心血管疾病，等等。因此每餐需注重调和五味，根据人体生理需要，以"适"为度，做到健康饮食，切不可养成嗜甜、嗜辣、嗜咸、嗜冷饮等不良饮食习惯。

除此之外，还应保证食物的寒热适宜，包括食物的属性及本身的温度。无论哪种食物过寒过热，都容易损伤脾胃，伤及后天之本，引起各种病变。

2. 饮食有节

饮食有节，前文也提到过，就是饮食要有节制，适时适量，规律进食。国医大师的饮食养生方式也都遵循这个原则。

饮食有节制，不可暴饮暴食，也不可随意节食，不能随心所欲，要讲求吃得科学。正如刘志明所指出，“节制勿贪，定时定量”“饮食自倍，胃肠乃伤”，如果吃得太多，就会损伤胃肠，出现食积等消化系统疾病；若随意节食，人体的营养来源减少，则容易正气虚弱，使邪气趁虚而入。而按时进餐，结构合理，适量有度，少吃凉、辣、油腻之类的食物，则有利于脾胃的正常运转，气血得以生化，肌肤得以充养，从而身康体健，益寿延年。

3. 胃以喜为补

这是清代名医叶天士提出的观点，以通俗的方式，指出了选择食物的标准。历代国医大师也对此有自己的解释，如张学文教授，他认为凡胃能接受、脾能运化的食物就是符合养生的。刘尚义教授认为一般而言，适合人的口味，吃下去舒服的食物就是“胃喜”的食物，对人体有益；反之，则叫作“胃厌”。但“胃以喜为补”并不是说喜欢吃的东西吃进去就是进补，更不是鼓励患者喜欢吃什么就毫无顾忌地吃，这就要学会“合理搭配”与“饮食有节”。“胃以喜为补”的意义在于，在饮食养生时，要照顾到饮食的口味，考虑的人自身的需求，顺其自然，不可强求，要尊重规律。若不顾及身体需求，盲目采取道听途说的饮食养生办法，往往会得不偿失，甚至会对自身造成一定伤害。

4. 三因制宜

人有年龄、性别、体质之分，时有春夏秋冬之分，地有天南海北、地势气候之别，这些都会影响饮食养生中对膳食的选择，其中又以人是最多变的因素，因此饮食养生便以人为本。

（1）因人制宜

首先，根据各年龄段的生理特点进行饮食养生。小儿的生理特点为脏腑娇嫩、发育迅速，因此饮食上需要保证营养全面和充足且易于消化，以便满足儿童的生长需求。另外，小儿易食积，在此前提下应慎重食用肥甘厚味，并且不要贪嘴，防止损伤脾胃。青中年人由于发育成熟，气血旺盛，但消耗较多，故应全面膳食，合理搭配，以供消耗所需。老年人脾胃虚弱，消化能力较差，故食宜熟软、易消化，忌生冷油腻。其次，性别不同，饮食也多有差别。女性多经历经、带、胎、产、乳、更年期等特殊时期，应根据不同时期选择补血、气血双补等方式，加强营养的摄取。最后，人体有体质差异，阴虚、阳虚、痰湿体质等等，都会影响个人饮食养生的方式。如阳虚之体宜食温补之品；阴虚之体宜食寒凉养阴之品，等等，此方面在体质养生板块中也会提到。

（2）因时制宜

《饮膳正要·四时所宜》中说："春气温，宜食麦以凉之……夏气热，宜食菽以寒之……秋气燥，宜食麻以润其燥……冬气寒，宜食黍以热性治其寒。"《素问·四气调神大论》中写到："春夏养阳，秋冬养阴。"民间也有"冬吃萝卜夏吃姜"的说法，都提现了不同季节对饮食养生的影响。人们应多吃时令蔬菜，顺应天时。如任继学任教授，食用的各种食物不是随市场的供应而走，而是随着大自然四季的演变而变化，夏天吃豆角、黄瓜、西红柿等，冬季则是萝卜、土豆、白菜等。

（3）因地制宜

"一方水土养一方人"。我国地域辽阔，由东到西地势不同，从南到北气候不同，水土差异很大，因此养生必须坚持因地制宜。例如：东南地区气候温和，水量丰富，日照充足，可多吃清淡通利或干凉之品。并且由于地域不同，有些地方容易形成地方病，如地方性甲状腺肿等，这也会影响到当地的饮食养生方式。

三、饮食养生注意事项

饮食养生除了遵循一定原则之外，还要注意一些特别事项。

首先，要注意饮食卫生与进食习惯。虽说饮食养生，但人们还是要意识到"病从口入"这一点。蔬果洗净防止农药残留，饭前洗手减少细菌入口，被虫、霉菌、有害物质等污染的食物一定不能入口等等。进食时一定要细嚼慢咽，否则会加重肠胃负担，还易发生呛咳，与养生这一目的背道而驰。

其次，要注意饮食物的选择。《金匮要略·禽兽鱼虫禁忌并治》中有"所食之味，有与病相宜，有与身为害，若得宜则益体，害则成疾"的记载，这也说明了饮食养生中饮食物选择的重要性。而且无论何时何地，都要防止误食。例如：河豚、发芽的土豆、毒蘑菇等，若处理不当而误食，就会对人体健康造成影响，甚者危及生命；过期变质、发霉的食物绝不能食用；不依赖广告中提起的各种养生产品、保健品，在询问过医生或专业人士后可以适当的食用。此外，家长、成人要关注小儿、老年人的日常，以免他们误食了老少不适宜的食物，例如果冻或者带有鱼刺的鱼肉等。

第三，为患病时的饮食注意事项。《灵枢·五味》提出："肝病禁辛，心病禁咸，脾病禁酸，肾病禁甘，肺病禁苦。”例如：热证忌食辛辣，寒证忌食生冷，脾胃虚者忌食生冷油腻等等。疾病患者在饮食上应当遵医嘱，配合医生改变自己的饮食结构来达到协助治病的目的，不要盲目进食或者随心所欲想吃什么吃什么而加重病情。与之并列的，还有服药期间的注意事项。例如：服用头孢期间，不可饮酒，否则会出现生命危险。古代文献中有服用某些中药时忌食生冷、辛辣、肉等，还有螃蟹忌柿、荆芥，人参忌萝卜、茶叶等记载，其中也有不少内容需要继续深入研究。

四、食物材料

饮食养生的材料主要包括植物性食物与动物性食物，《素问·藏气法时论》中提到“毒药攻邪，五谷为养，五果为助，五畜为益，五菜为充，气味合而服之，以补益精气”。“五谷”即谷物、薯类、豆类，“五菜”指蔬菜、菌类，“五果”指水果、坚果等，“五畜”包含鱼、肉、蛋、奶等。人们可以用日常生活中的各种食物，配合调料与烹调手法，性味搭配，增益食养效果。

1. 五谷为养

“五谷”指“稻、黍、稷、麦、菽”，即大米、小麦、大豆、小米等，亦泛指现在所有谷类、豆类和薯类食品，薯类包括马铃薯、红薯、木薯等，相当于主食。所谓“五谷为养”，便是古人认为五谷杂粮是养生的根本。这类食物给人们提供了日常活动所需的糖类等必需品，的确可以说是养生根本。

谷类和薯类性味多为甘平，具有健脾益气、和胃之功效。豆类性味甘平，多能健脾益气、利水消肿。在加工材料时，谷类不宜加工太细，烹调时也要避免淘洗次数太多，不加碱面以免损失水溶性维生素，为提高营养价值也可与豆类混用。而豆类和豆制品由于加工、烹饪方法不一样，其消化率也不一样。例如：将黄豆制成豆腐后，由于膳食纤维减少了，消化率也会提高。

常用谷类、薯类之性味功效：

【粳米】甘，平。补气健脾，除烦渴。

【糯米】甘，温。补中益气，健脾止泻，缩尿敛汗。

【小麦】甘，平。养心，健脾，益肾，除热，止渴。

【燕麦】甘，平。和脾益肝、滑肠、止汗，催产。

【玉米】甘，平。调中和胃，利尿消肿。

【薏苡仁】甘、淡，微寒，利湿健脾。舒筋除痹，清热排脓。

【甘薯】甘，平。益气健脾，养阴补肾。

【山药】甘，平。补脾，养肺，固肾，益精。

常用豆类之性味功效：

【黄豆】甘，平。宽中导滞，健脾利水，解毒消肿。

【黑豆】甘，平。活血利水，祛风解毒，健脾益肾。

【绿豆】甘，凉。清热，消暑，利水，解毒。

【赤小豆】甘，平。利水消肿退黄，清热解毒消痈。

【白扁豆】甘、淡，平。健脾，化湿，消暑。

2. 五果为助

“五果”可包括水果、坚果，“助”为助养机体之意。五果之味多以酸甜为主，具有补虚、生津除烦、止咳化痰、开胃消食、润肠通便等作用。此外，水果中含有丰富的维生素C、纤维素、矿物质等，可以刺激消化液分泌，增进肠胃蠕动，可防止便秘。坚果可以滋补肝肾，强筋健骨，并为脑组织活动提供能量，是天然的健脑产品。

常用果品之性味功效：

【梨】甘、微酸，凉。清肺化痰，生津止渴。

【桃】甘、酸，温。生津，润肠，活血，消积。

【橘】甘、酸，平。润肺生津，理气和胃。

【橙】酸，凉。和胃降逆、理气宽胸、消瘿，解鱼蟹毒。

【柚】甘、酸，寒。消食，化痰，醒酒。

【柠檬】酸、甘，凉。生津解暑，和胃安胎。

【苹果】甘、酸，凉。益胃，生津，除烦，醒酒。

【葡萄】甘、酸，平。补气血，强筋骨，利小便。

【西瓜】甘，微寒。清热除烦，解暑生津，利尿。

【甘蔗】甘，寒。清热生津，润燥和中，解毒。

【香蕉】甘，寒。清热，润肺，润肠，解毒。

【龙眼肉】甘，温。补心脾，益气血，安心神。

【山楂】酸、甘，微温。消食积，散瘀滞。

【大枣】甘，温。补脾胃，益气血，安心神，调营卫，和药性。

【花生】甘，平。健脾养胃，润肺化痰。

【芝麻】甘，平。补益肝肾，养血益精，润肠通便。

【核桃仁】甘、涩，温。补肾益精，温肺定喘，润肠通便。

3. 五畜为益

历代医家多认为这里提到的“五畜”，其实代表了所有动物源性食物，包括鱼、肉、蛋、奶、动物内脏等，为血肉有情之品。这些食物可以为人类提供丰富的蛋白质、脂质、氨基酸、微量元素等物质，并且也是人体所需热能的重要来源。“益”为补益之意，食用五畜能够补益精气，使人身体强壮。

常用肉类之性味功效：

【猪肉】甘、咸，平。补肾滋阴，养血润燥，益气消肿。

【牛肉】甘，水牛性凉、黄牛性温。补脾胃，益气血，强筋骨。

【羊肉】甘，温。温中健脾，补肾壮阳，益气养血。

【鸡肉】甘，温。温中，益气，补精，填髓。

【鸭肉】甘、微咸，平。补益气阴，利水消肿。

【鹅肉】甘，平。益气补虚，和胃止渴。

【鸽肉】咸，平。滋肾益气，祛风解毒，调经止痛。

【草鱼】甘，温。平肝祛风，温中和胃。

【鲢鱼】甘，温。温中益气，利水。

【鲤鱼】甘，平。健脾和胃，利水下气，通乳，安胎。

【带鱼】甘，平。补虚，解毒，止血。

【河虾】甘，温。补肾壮阳，通乳，托毒。

【海虾】甘、咸，温。补肾兴阳，滋阴息风。

【蟹】咸，寒。清热，散瘀，消肿解毒。

【田螺】甘、咸，寒。清热，利水，解毒。

常用蛋奶之性味功效：

【牛乳】甘，平。补虚损，益肺胃，养血，生津润燥。

【羊乳】甘，微温。补虚，润燥，和胃，解毒。

【鸡蛋】甘，平。滋阴润燥，养血安胎。

【鹌鹑蛋】甘、淡，平。补虚，健胃，健脑。

4. 五菜为充

所谓“五菜”，虽为葵、藿、薤、葱、韭，实际上是例举性的泛指，即所有蔬菜，食用菌也可归为“五菜”。“充”，历代注家多数指为“充养脏腑”之意。《本草纲目》中对此也有阐释：“(五菜为充)所以辅佐谷气，疏通壅滞也。”这里的“疏通壅滞”，可以理解为维持一切通路的正常运转。[90]

常用蔬菜之性味功效：

【白菜】甘，凉。解热除烦，生津止渴，通利肠胃。

【甘蓝】甘、平。清利湿热，散结止痛，益肾补虚。

【茼蒿】苦、甘，凉。利尿，通乳，清热解毒。

【菠菜】甘、平。养血，止血，平肝，润燥。

【芫荽】辛，温。发表透疹，消食开胃，止痛解毒。

【韭菜】辛，温。补肾，温中，行气，散瘀，解毒。

【海带】咸，寒。清热化痰，止咳，平肝。

【竹笋】甘、苦，凉。化痰，消胀，透疹。

【洋葱】辛、甘，温。健脾理气，解毒杀虫，降血脂。

【百合】甘、微苦，微寒。养阴润肺，清心安神。

【萝卜】辛、甘，微凉。消食，下气，化痰，止血，解渴，利尿。

【胡萝卜】甘，平。健脾和中，滋肝明目，化痰止咳，清热解毒。

【莲藕】甘，微寒。生用：清热生津，凉血，散瘀，止血；熟用：健脾，开胃。

【黄瓜】甘，凉。清热，利水，解毒。

【冬瓜】甘、淡，微寒。利尿，清热，化痰，生津，解毒。

【苦瓜】苦，微寒。祛热涤暑，明目，解毒。

【南瓜】甘，平。补益脾胃，解毒消肿。

【番茄】甘、酸，微寒。生津止渴，健胃消食。

【茄子】甘，凉。清热解毒，消肿。

【辣椒】辛，热。温中散寒，下气消食。

【姜】辛，温。解表散寒，温中止呕，温肺止咳。

【葱】辛，温。发表，通阳，解毒，杀虫。

【蒜】辛，温。温中行滞，解毒，杀虫。

【银耳】甘、淡，平。滋补生津，润肺养胃。

【蘑菇】甘，平。健脾开胃，平肝透疹。

【香菇】甘，平。扶正补虚，健脾开胃，祛风透疹，解毒抗癌。

【木耳】甘，平。补气养血，润肺止咳，止血，抗癌。

五、调味品

调味品在烹调食物的材料中使用较多，可以调和五味，但用量不宜过多。

常用调味品之性味功效：

【蜂蜜】甘，平。调补脾胃，缓急止痛，润肺止咳，润肠通便，润肤生肌，解毒。

【白糖】甘，平。和中缓急，生津润燥。

【冰糖】甘，平。健脾和胃，润肺止咳。

【盐】咸，寒。涌吐，清火，凉血，解毒，软坚，杀虫，止痒。

【醋】酸、甘，温。散瘀消积，止血，安蛔，解毒。

【酒】辛、甘、苦，温。通血脉，御寒气，行药势。

最后附上国医大师唐祖宜提到的一些补益类食品，[58]可作参考：

补气类食品：

【栗子】甘，温。补肾强筋，益气健脾，活血止血。

【白扁豆】甘、淡，平。健脾化湿，和中消暑。

【荞麦】甘、微酸，寒。益气宽肠，健脾消积，祛湿热毒，下气敛疮。

【花生】甘，平。补脾益气，润肺化痰。

【芋头】甘、辛，平。健脾补虚，消疬散结。

【薏苡仁】甘、淡，微寒。利湿健脾，疏筋除痹，补肺清热，排脓。

【饴糖】甘，温。缓中补虚，生津润燥。

【熊掌】甘，平。补气血，除风湿，健脾胃。

【猪肚】甘，温。补虚损，健脾胃。

【羊肚】甘，温。补虚损，健脾胃。

【牛肚】甘，温。补中益气，健脾益胃。

【鹿肉】甘，温。补气助阳，养血祛风。

【青蛙】甘，凉。清热解毒，利水消肿，补虚。

【鲢鱼】甘，温。温中益气，利水。

【银鱼】甘，平。补气健胃，润肺利水。

【青鱼】甘，平。益气化湿，健脾和中，除痹，养肝明目。

【鲫鱼】甘，平。健脾和胃，消肿利湿，通血脉。

【泥鳅】甘，平。补益脾肾，利水解毒，补气壮阳。

【羊肚菜】甘，平。补气益胃，化痰理气。

【猴头菇】甘，凉。补气益胃，化痰理气。

补血类食品：

【胡萝卜】甘、辛，平。健脾化滞，滋肝明目，化痰止咳，清热解毒。

【黑芝麻】甘，平。养血益精，润肠通便，补肝肾，润五脏。

【藕粉】甘、咸，平。益血止血，调中开胃。

【带鱼】甘，平。补虚，解毒，止血，滋补强壮。

【海参】甘、咸，平。补肾益精，养血润燥，止血。

【羊肝】甘、苦，凉。补肝养血，明目。

【猪肝】甘、苦，温。补肝明目，养血健脾。

【兔肝】甘，凉。补肝，明目，退翳。

【马乳】甘，凉。补血润燥，清热止渴。

【骆驼脂】甘，温。润燥祛风，活血消肿。

【鸡蛋】甘，平。鸡子白润肺利咽，清热解毒。

【鸡血】咸，平。活血，祛风，通络，解毒。

【淡菜】咸，温。滋阴养血，补肝益精，止痢，消瘿。

补阴类食品：

【椰子浆】甘，平。生津止渴，利尿止血。

【无花果】甘，平。健脾开胃，润肠通便，清热生津，消肿解毒。

【樱桃】甘、酸，温。益脾养胃，滋养肝肾，祛风止痛。

【蜂王浆】甘、酸，平。滋补健体，益肝健脾，养心安神。

【蜂蜜】甘，平。温中补脾，缓急止痛，润肺止咳，清热解毒。

【燕窝】甘，平。养阴润燥，补中益气，化痰止咳。

【乌骨鸡肉】甘，平。滋阴退热，健脾益肺，滋补肝肾。

【鹅肉】甘，平。益气补虚，和胃止渴。

【乌鸦】酸、涩，平。祛风定痫，除骨蒸，止嗽，滋阴，止血。

【牡蛎肉】甘、咸，平。滋阴养血，镇静安神，软坚消肿。

滋阴类食品：

【熊脂】甘，温。补虚强筋，润肤乌发，消积杀虫。

【鲈鱼】甘，平。补肝肾，益脾胃。

【鳖肉】甘，平。滋阴凉血，清退虚热，补肾。

【鱼鳔】甘，平。补肾益精，滋养筋脉，散瘀消肿，养血止血。

补阳类食品：

【豇豆】甘、咸，平。健脾和胃，补肾涩精。

【鹿肉】甘，温。益气助阳，养血祛风，补五脏，调血脉。

【鹿胎】甘、咸，温。益肾壮阳，补虚生精，调经。

【鹿肾】甘、咸，温。补肾精，壮肾阳，强腰膝。

【鹿骨】甘，温。补虚羸，强筋骨，生肌敛疮。

【鹿筋】淡、微咸，温。补肾壮阳，祛湿强筋。

【马肉】甘、酸，微寒。强筋健骨，除热下气。

【牛髓】甘，温。补肾，填精补髓，润肺，止血，止带。

【牛肾】甘、咸，平。补肾益精，强腰膝，止痹痛。

【羊骨】甘，温。补肾止血，强筋骨。

【羊肾】甘，温。补肾气，益精髓。

【羊外肾】甘、咸，温。补肾，益精，助阳。

【章鱼】甘、咸，平。益气养血，收敛通乳，生肌解毒。

【关键词】粗细结合，荤素并重，以素为主；饮食多样，适当搭配；慎用补品；注意忌口；三餐定时；少食寒凉；少食甜食；饮食节制；少、杂、淡、温、慢；爱喝水；定时、定量、定性；食疗药膳；少吃、慢吃；饮茶；吃姜；喝粥；小米；白萝卜；少量饮酒；粗茶淡饭；七分饱；葱、蒜；少盐多醋；少荤多素；合理膳食；早餐吃饱，午餐吃好，晚餐吃少；胃喜为补，适口者珍；谨和五味；度；味无味；合则安；

【参考文献】

[1] 班秀文．国医大师班秀文养生经[J]．现代养生，2014（19）：33–34.

[2] 马丽，戴铭，张璐砾．国医大师班秀文的养生观[J]．中华中医药杂志，2014，29（11）：3519–3521.

[3] 燕嫱．中国中医科学院名老中医养生研究[D]．北京中医药大学，2010.

[4] 刘焕兰，曲卫玲．邓铁涛教授养生学术思想探讨[J]．新中医，2010，42（5）：5–6.

[5] 李俊德．国医大师的养生经（一）[J]．今日科苑，2012（12）：83–84.

[6] 何任．漫说养生［J］．浙江中医药大学学报，2011，35（1）：1-2.
[7] 王宇．食有度人知足［J］．人人健康，2016（19）：38.
[8] 王小岗，陈雪楠，李怡．国医大师李辅仁教授养生防衰观点撷英［C］．第十三届世界华人地区长期照护研讨会暨上海市老年学学会老年学和老年医学青年学者分论坛论文集 .2016：135-137.
[9] 荆墨．国医大师李辅仁养生秘诀［J］．少林与太极，2018，（5）：53.
[10] 赵德铭．国医大师李辅仁的养生四法［J］．养生月刊，2014，35（2）：170-171.
[11] 李艳．李济仁 按摩穴位养五脏［J］．中医健康养生，2015（9）：44-46.
[12] 李友芳．国医大师李玉奇的养生妙法［J］．求医问药，2011（5）：51-52.
[13] 李振华．但愿世人寿而康——漫谈中医学养生之道［J］．河南中医，2004（3）：6-8.
[14] 黄学阳，林洪国．陆广莘：生活养生，顺应自然［J］．中国对外贸易，2014（4）：90.
[15] 佚名．国医名师路志正：养生切忌三大“过”［J］．人人健康，2013，（18）：74.
[16] 苏凤哲．路志正：健康“姜”中来［J］．大众健康，2012，（3）：65.
[17] 李俊德．遵经养生，修德增寿［J］．中华养生保健，2010，（6）：22-23.
[18] 吴孟庆．裘沛然：中医养生理论的实践者［J］．世纪，2012，03：60-62.
[19] 李俊德．国医大师谈养生［M］．北京：学苑出版社，2010：27-33.
[20] 佚名．“国医大师”徐景藩的养生之道［J］．今日科苑，2014（1）：48-50.
[21] 柴玉．“粥”而复始［J］．中医健康养生，2016，12：22-23.
[22] 谭书．“天下第一补”［J］．科学养生，2018，6：12-14.
[23] 佚名．九旬国医活到天年的秘方［J］．现代养生，2014，23：29-31.
[24] 李振祥．国医大师颜德馨：进补必须识补［J］．健康生活，2015，2：35-37.
[25] 何生．国医大师吃枣养生［J］．农村新技术．2019（3）：66.
[26] 张灿玾．养生琐谈［J］．中医健康养生，2016，（9）：44-47.
[27] 楼绍来．动静结合以静为主—全国著名老中医张镜人教授的养生经验［J］．科学养生，2004，5：28-29.
[28] 百拇医药网．国医大师张琪养生三要诀［J］．现代养生，2014，（11）：28-28.
[29] 李晓强．张学文：衣食住行皆养生［J］．中医健康养生，2017（6）：43-44.
[30] 瞿曙琨．朱良春：生活规律，情绪乐观，运动适量，饮食合理［J］．祝您健康，2016，09：13.
[31] 向玉成．93 岁名医朱良春的长寿之道［J］．求医问药，2011，6：51-52.

[32] 唐莹莹，段玉成．“国医大师”朱良春的养生经[J]．中老年保健，2016，3：54–55.
[33] 陈四清．大道至简 周仲瑛养生经[J]．中医健康养生，2016（7）：42–43.
[34] 赵飞．国医大师陈可冀：养生先养心，养心靠“吃动”[J]．祝您健康．2019（11）：14–15.
[35] 闫睿．国医大师段富津：养生先要养正气[N]．经济参考报,2016–06–17（022）.
[36] 艾兴君．国医大师干祖望的养生秘诀[J]．内蒙古林业，2016，（1）：37.
[37] 尚立．走近百岁园 25 百岁国医干祖望（下）[J]．开卷有益（求医问药），2015，（11）：26–28.
[38] 李晓强．动静结合心常开——郭诚杰养生经[J]．中医健康养生，2016（8）：40–43.
[39] 张庆临．老中医郭诚杰的长寿秘诀[J]．人人健康，2017（3）：41.
[40] 尹紫晋．国药大师的无药养生[J]．医疗保健器具，2005（9）：36–37.
[41] 江海涛．李士懋：养生重在调神[J]．晚晴.2015（5）：110–112.
[42] 张晓东．刘柏龄长寿关键靠自己[J]．中医健康养生，2015（6）：42–43.
[43] 高中梅．国医大师刘敏如养生之道[J]．现代养生（上半月版），2019，（1）：38.
[44] 刘朝圣，彭丽丽．刘尚义：胃喜为补适口者珍[N]．大众卫生报.2017–11–2.
[45] 李珍武，杨天明，刘宇，等．浅谈国医大师刘尚义的养生观[J]．中西医结合心血管病电子杂志，2019，7（25）：149–150.
[46] 杨柳．刘志明：精神调摄首当先[N]．中国中医药报，2015–03–25（006）.
[47] 刘祖贻，欧阳斌．三早当日功[J]．中医健康养生，2018，4（8）：78.
[48] 刘祖贻，欧阳斌．萝卜：老病消凝滞[J]．中医健康养生，2019，5（2）：78.
[49] 刘祖贻，欧阳斌．疾病以减食为汤药[J]．中医健康养生，2019，5（3）：78.
[50] 柴玉．吕景山顺心顺时随意随缘[J]．中医健康养生，2016（12）：42–45.
[51] 王东．百岁国医阮士怡谈养生秘笈[J]．开卷有益（求医问药），2016，（8）：1007–2950.
[52] 秦红松．尚德俊——淡泊明志以养生[J]．中医健康养生，2019，5（8）：22–24.
[53] 陈计智．尚德俊：清淡饮食最养生[N]．中国中医药报，2014–12–22（006）.
[54] 王洪东，于秋然．国医大师石学敏院士的保健秘诀[J]．开卷有益—求医问药，

2017,(6):45.
[55] 楼绍来.平和心态,乐对人生——记伤科名中医石仰山教授[J].科学养生,2011,(11):42-43.
[56] 赵莹,孟祥梅,王玮鑫,等.从孙光荣“合则安”养生总则探讨中医饮食养生理论及应用[J].中医杂志,2017,58(3):195-198.
[57] 唐祖宣.中国式养生[C].世界中医药学会联合会山庄温泉疗养研究专业委员会成立大会暨第一届学术年会论文集,2016:3-32.
[58] 谈勇,胡荣魁.夏桂成:起居有节,恬淡虚无[N].中国中医药报,2015-02-16(006).
[59] 徐经世.“一先五要”话益寿[J].中医健康养生,2017,1:48-51.
[60] 章泽钊,钟程,张子圣,等.国医大师禤国维从“心”论养生[J].广州中医药大学学报,2018,35(5):904-906.
[61] 何君林.国医大师郑新的养生经[J].家庭医学,2014,(9):49.
[62] 李学燕,佟庆.柴嵩岩:福从善中来,福从膳中来[N].中国中医药报,2018-03-09(007).
[63] 杨璞.89岁国医大师——养生靠补气血[J].家庭医药.快乐养生,2018(1):32-33.
[64] 佚名.女国医大师们的养生经[J].湖南中医杂志,2019,35(9):13+38+44+49+59.
[65] 张亦舒.雷忠义:“心病”需要身心同调[J].中医健康养生,2018,4(8):33-35.
[66] 徐伟超.李佃贵:简单易行的八字养生箴言[N].中国中医药报.2018(5).
[67] 刘苓霜.刘嘉湘养生养正气,越活越年轻[J].中医健康养生,2019,5(9):26-27.
[68] 柴玉.酒,该不该喝?[J].中医健康养生,2019,5(7):12-13.
[69] 李靖,郑时静.心悟躬行养德养身——吕仁和教授养生经验[J].中医健康养生,2017(3):46-47.
[70] 肖永华,何彦澄.谈“糖”色变,不如化敌为友——国医大师吕仁和教授谈糖尿病防治系列一[J].中医健康养生,2017(12):48-49.
[71] 董鲁艳.梅国强:养生习惯忌刻意为之[J].中医健康养生,2018,4(10):37-39.

[72] 养生堂 . 问道大国医大师之沈宝藩——神补食补保活力 [V]. 优酷网，2018.10.01.
[73] 葛伟韬 . 王烈：养花怡情修身心 . 中医健康养生 [J].2019，5（3），32–33.
[74] 柴玉 . 访国医大师王世民先生——风轻云淡，读书最好 . 中医健康养生 [J]. 2018（3），41–43.
[75] 姚欣艳，刘侃，熊继柏 . 顺应自然，形神和谐——熊继柏话养生 [J]. 中医健康养生，2017，（2）：38–40.
[76] 王清 . 国医大师许润三的"三宝养生法" [J]. 中老年保健，2020（2）：54–55.
[77] 李玉霖 . 国医大师薛伯寿的养生之道 [J]. 养生月刊，2019，（2）：40–43.
[78] 王宇 . 脾胃病大师：一日六餐养出好身体 [J]. 益寿宝典 . 2018（29）：54.
[79] 刘桂荣 . 善养生者，当先除六害 [J]. 养生保健指南（中老年健康），2018（2）54–55.
[80] 陈计智 . 周岱翰——认清养生误区，尽享人生乐趣 [J]. 中医健康养生,2019,1：28–30.
[81] 周岱翰 . 五果为助，五菜为充——蔬菜不能代替水果 [J]. 科学养生，1996，10：24.
[82] 郭静 . 养生有"三宝"：苹果·白粥·清茶 [J]. 就业与保障，2017，19：59–60.
[83] 周岱翰 . 浅谈抗癌食物 [J]. 新中医，1986，2：53–54，36.
[84] 李仲文，李鹏炜 . 国医大师谈防癌：要做好 4 种减法 [J]. 恋爱婚姻家庭 . 养生，2017，11：16–17.
[85] 邓沂 . 周信有：精研四大国粹，践行养生大道 [N]. 中国中医药报，2018–03–16（007）.
[86] 王明洪 . 防老抗衰，从青壮年做起——甘肃中医学院教授周信有的长寿经 [J]. 现代养生，2017（11）：31–32.
[87] 邓沂 .《内经》学家周信有教授养生思想探析 [J]. 甘肃中医学院学报,2002（2）：9–11.
[88] 张旭 . 周学文——调护需得法用药莫随意 [J]. 中医健康养生，2017，（9）：38–40.
[89] 徐婧 . 邹燕勤——勤护肾脏切忌贪凉 多锻炼莫求安逸 [J]. 中医健康养生 .2019（06）：33–35.

[90] 聂凤乔. 人为什么要吃蔬菜——从“五菜为充”到“蔬者疏也”[J]. 上海蔬菜，1990（01）：45-46.

（三）起居养生

起居养生，就是在中医理论的指导下，通过调节人体作息，对日常生活中各个方面，包括各种生活细节，进行科学安排及采取一系列健身措施，使之符合自然界和人体生理规律，以达到祛病强身、益寿延年的目的的一种养生方法。早在《黄帝内经》中就有“起居有常，不妄作劳”的论述，历代养生医家无不奉为圭臬。起居养生所包含的内容很多，居处环境、睡眠、饮食、站立坐卧、服饰、沐浴等都是其范畴。随着人民生活水平的不断提高，人们越来越渴望健康，盼望长寿。起居养生是养生学的重要组成部分，正确的起居行为也是预防和治疗疾病的重要手段之一。历代医家也强调了起居养生的重要性，例如顺应四时阴阳的变化，辟邪气，挑选合适的居住环境等等。

【大师医话】

【杨春波】

杨春波老师的时间观念很强，不仅饮食十分规律，起居也有定时。他的弟子们甚至打趣：“老师什么时候上厕所都有规定。”杨老虽已 83 岁，但身康体健，精神矍铄，不仅脸上没有老年斑，走起路来更像一阵风，而这与杨春波多年坚持的养生习惯分不开。

他多年坚持早睡早起，冬天早上五点半起床（夏天提早半小时）。每天起床前，杨春波会躺着摩腹 50 下，促进排便；起床后，空腹喝 300 毫升温开水，水中加入西洋参、珍珠粉、田三七（1:1:1）的药粉 1 克，然后上厕所。利用如厕时间，杨春波会做穴位按摩：擦脸 70 下，按摩睛明穴、迎香穴、耳朵、风池穴各 30 次，足三里穴 50 次，承山穴 70 次提升精气神。

如果不出门诊，杨春波早晨会去公园散步，做套养生操。针对长期伏案及写字手抖的问题，杨春波的养生操包括头部运动、抖手、交叉挥手、甩手、弯腰、抖身等动作各数十次，10 分钟以内完成。杨春波表示：“养生操讲究随心所欲，根据自己生活特点和工作性质加入动作，效果更佳。”如果上午坐诊，下午5点半杨春波会绕着操场走3000步。每周六上午，杨春波还会爬上鼓山（福建著名风景区）呼吸新鲜空气。[1]

【班秀文】

班秀文班老认为起居要防寒，妇女的健康不仅有赖于气血的充盈，尤赖于气血的温通。一般来说，妇女在生理上的特殊时期，如行经期、产褥期，由于气血的损耗，身体的抵抗力较差，生活起居稍有不慎，往往外邪很容易乘虚而入，特别是风寒之邪乘虚侵袭，最易导致气血运行不畅，甚则凝滞。所以常嘱妇女平素要注意保持温暖，特别是下半身的温暖，勿冒雨涉水、坐卧湿地、水中作业等；在气候突变时，须注意衣着的加减，气温的调节；在行经期间，禁止游泳、冷水盆浴，避免经血骤然凝滞，留瘀为患。[2]

【周仲瑛】

周仲瑛周老起居时间非常规律，每天一般晚上10：00左右睡觉，早晨6：30起床，保证每天能有八九个小时的睡眠时间，尽量不熬夜。这是周老多年一直坚持的良好作息习惯。周老的“睡得香”不仅表现在睡眠时间充足，还表现在睡眠质量好。不管是忙碌紧张，还是相对空闲；不论环境安静，还是喧嚣吵闹，只要到了睡觉时间，他都能倒头睡着。有一次，他到江苏省建湖县会诊，那时还没有高速公路，又正赶上道路整修，一路异常颠簸。就在同行人都心烦气躁、怨天尤人时，周老却已经在前排的座位上进入梦乡了。晚上，周老的学生和他住在一起，由于到了新的环境，加上白天的忙碌兴奋，学生辗转反侧难以入眠，而周老却早已酣然入梦！心无挂碍、平和自然，这就是周老“睡得香”的秘诀。[3]

【郭诚杰】

郭诚杰郭老向来很重视生活作息的规律性，从年轻时起，他就保持着这种良好的生活习惯。他一再强调，安排好每天的生活起居对维持人体的健康状态至关重要。郭老认为，运动和饮食是这个时代人们乐于追求的，所以人们愿意接受，而每天的起居作息等生活方式，人们或因固有习惯的原因，或因繁重的生计所迫的缘故，很少在意生活方式是否损害了我们的健康。

郭老的良好起居习惯是在他年轻时代的艰苦经历中养成的，对今天大多数人而言，要做到“起居有常”似乎是需要很大的毅力或克制力。而郭老年轻时代处于经济相对落后、物质生活不丰富的环境中，自然少了很多外界的影响。退休以后，他仍然坚持有规律的生活方式：春夏季每日6：00起床晨练，秋冬季则推迟到7：00；一年四季都坚持半小时至1小时的午休；晚上22：00上床，从不熬夜。这样的生活保证了他充沛的体力和精力，所以到目前为止仍坚持出诊诊治患者。可以说，有规律的生活、充足的睡眠是郭老健康的秘诀之一。[4]

【夏桂成】

夏桂成根据《周易》所阐述的自然界天、地、人之间的关系，阴阳之气总体协调人体的代谢，平衡阴阳，使之顺应自然变化，顺应自然就可颐养天年。他非常反对不规律的作息，时间让一些人夜作昼用，昼则夜寝，黑白颠倒，生活无序。他常谓之，阴阳皆反，岂能不加速衰老，诸病不久将至！

夏老自己每天五点半起床。起床洗漱后，进行八段锦或太极拳锻炼，然后看半小时到一小时的书籍，吃完早饭后去医院上班；上午平均诊治20～25名患者，工作结束，午餐后小憩片刻，下午自由工作，图书馆是他喜去之处；坚持下午5：30到6：00进晚餐，餐后稍事休息，即散步；九点半到十点间就寝。

一天的生活看似平淡，但是非常有规律，保证睡眠非常重要，夏桂成指出，充足的睡眠赛过吃补药，他并不主张多吃补品。好的睡眠是精力充沛的基本保证，过迟的睡眠会导致身体素质的下降，百病丛生，这是他的养生信条之一。[5]

【周信有】

周老认为，生活规律、节制情欲是防老抗衰的主要养生方法之一。《素问·上古天真论》之“起居有常，不妄作劳”，即指人们的衣食住行、站立坐卧、苦乐劳逸等起居作息要循法守度，劳逸结合。能够如此，即可做到“形与神俱，尽终其天年，度百岁乃去”。《寿世保元》也说：“坐卧有时，勿令身怠，可以延年。动止有常，言谈有节，可以延年。”[6]

【柴嵩岩】

有中年人常叹“气不足，做事力不从心……”柴嵩岩爽答：“睡觉啊！顺四时节律，起居有常，《黄帝内经》里说了，‘阳气尽则卧，阴气尽则寐’。”柴嵩岩教授从祖先那里搬出了答案。“药补不如食补，食补不如睡补，睡眠是最好的补药”是她的经验之谈。[7]

【李辅仁】

李老的健康长寿，在于他勤于动脑。作为中央领导人的保健医生，他现在仍坚持每天上班，一周除了门诊，还要随时出诊、会诊。工作繁忙，他非但没有感觉累，反而越发感到生活充实，“生命用则进，不用则废，头脑也是一样。”除了工作，他健脑的方式还有：不管多累，都要读书看报；每天保证睡眠 7 个小时，白天再午睡 1 小时，这样就会感觉精力充沛。在他看来，“用则进，废则退”是保证身体健康的灵丹妙药。[8]

随着年龄的增长，人体的器官和功能的逐渐衰退，至老年阶段，人体会出现区别于年轻时的特点。李老认为人与病长期共存是老年人的生存常态，在治疗中顾护正气为老年保健的根本大法，正确处理扶正与祛邪的辩证关系，治未病乃抗老防衰之关键。所以老年人养生保健应以“固护正气”和“预防”的思想为主。因此在日常生活中需注意养生，才能预防疾病的发展。

李老日常生活中有三忌：一忌烟酒嗜好，二忌外出应酬，三忌娱乐享受。一忌烟酒嗜好：李老家族之中，祖孙五代，均不吸烟，亦不饮酒，李老在门诊中，时常劝导患者改变不良生活习惯，摒弃思想顾虑，戒烟限酒，并于复诊之时，多有提及，以防重拾旧习。在李老耐心的劝导下，一位六十年烟龄的老领导已经彻底戒烟。二忌外出应酬：李老多年来始终坚持不在外用餐，无论工作、会议，均要回家吃饭，这样既能避免饮食规律的改变，又能避免社会资源的浪费。三忌娱乐享受：李老生活中物质享受极少，穿着得体即可，无须贵重；饮食合理即可，无须高档；住所宜居即可，无须豪华。[9]

【路志正】

“天冷时，中老年人常常裹得严严实实。其实，穿衣过厚也对健康不利。不能怕麻烦，衣服要随时增减。”路老说：“穿衣过多，身体易出汗，阳气不能泄越，便干扰了人体阴阳平衡。当然，中老年人穿衣也不能过紧，穿衣太紧，不透气，病就爱上身。”[10]

背部是督脉循行之处，能总督一身之阳经，背部受寒则最易伤体内阳气。多年来路老一直坚持“背宜常暖”的原则，尤其在冬季，注意背部保暖。例如：晒太阳时多晒背部；寒冬时穿一件以补阳温肾药物制作的棉背心；夜间睡觉时，将热水袋放在背部取暖；座椅要有靠垫；长期坚持捶背，以疏通气血，振奋阳气。[11]

【吕景山】

吕老虽已年届耄耋，但仍能保持每天8小时的良好睡眠，并坚持每天中午都“眯”一会。他戏称自己是“婴儿睡眠”，“像婴儿一样入睡，是恢复气血运行最佳状态的好办法”。临睡前，吕景山喜欢练练静功，让心先安静下来。所谓静功，即先去除心中一切杂念，调匀呼吸，全身放松，气存丹田，待身心入静之后，便自然而然睡着了。此外，“庄子听息法”也有助于睡眠，即用耳感知呼吸的快慢、粗细、深浅，任其自然变化，使神气合一，杂念全无，甚至连呼吸也忘掉，便可渐渐进入梦乡。[12]

【张大宁】

睡子午觉使人与天地阴阳转换同步，午时，指11：00至13：00，外界阳气最盛，午时睡眠有助于养肾阳。子时，指23：00至1：00，外界阴气最盛，子时睡眠有助于养肾阴。中午不睡午觉会伤肾阳，肾阳伤则下午易嗜睡、困乏；夜半不睡会伤肾阴，肾阴伤则过了半夜1:00后难入睡。所以学会睡“子午觉”是养肾阴，得肾阳的重要方法。“睡眠有方，身体才有保障，这时候想老都很难。”[13]

【任继学】

任继学讲究“适时而息”，每天午饭后都要睡午觉，这个习惯他坚持了40多年。他说：“午休对于养生是必须的，因为中午是阴阳交换期间，子午线交换，督脉和任脉交接。从经络上，阴维阳维、阴跷阳跷，在这个相交的时候都需要养一养，但我午睡时间一般不超过30分钟。”任继学也常对病人讲：“不午休身体会难受，因为阴阳不均了，气血不调畅了，十二经络都不通顺了，就会有障碍，所以必须午休。”这中午短暂的宁静是任继学一直奉行的养生之道。[14]

【李济仁】

李济仁的生活极其规律，每天6：00准时起床洗漱，下楼散步；7：00早餐，饮鲜牛奶，70年不断；中午午睡一小时；晚上晚餐后再下楼散步一小时。最重要的，李济仁每天都会坚持读书、看报、写东西，勤用脑，防痴呆。李济仁平常比较注意休息，即使劳动、运动也不太过，但也不是不及。[15]

【李振华】

“生活规律，顺应自然”，李振华认为，中医讲究天人合一，也就是说，人要随着大自然的变化而变化，要注意外界气候的变化对人体的影响，一年四季有寒、热、温、凉，自然界有风、寒、暑、湿、燥、火，这些是大自然正常的气候，难以避免，气候反常或太过，则易伤害人体。所以要“动作以避寒，隐居以避暑”，和于四时，顺应自然之气。尤其年老体弱者，更应寒暑适宜，特别是在冬三月的活动，“早卧晚起，必待日光”，其他季节，早晨活动锻炼也不宜过早，以见到阳光为宜。[16]

李振华认为，冬季三九天，多在室内活动，在室内慢步活动为宜，别用过冷的水洗脸，以免寒气伤阳。夏季三伏天，气候炎热，避暑要及时，尤其要少到太阳底下活动，老年人要控制在10～20分钟以内；但也不宜过凉，用电扇、空调，不可时间过长。总之，人要适应自然，生活要规律，要以适宜身体，防寒、暑外侵为度。[17-18]

【尚德俊】

尚德俊十分重视午时的小憩，因为心活动最活跃的时辰在午时，此时也是阴阳相交合的时候，所以午时休息能保心气。近十年来，除非有特殊事情，否则他中午都会小睡一会儿，但一般不超过1个小时。[19]

【段富津】

段富津至今仍保持着起居有常的生活习惯。每早5：30起床，洗漱完毕后做家务，去早市买菜。如果下午不出诊，午饭后一般都休息10～20分钟，以保证下午精力充沛。晚饭后，他一般会看书写作，22：00上床入睡。如今，86岁的段富津思维清晰、精神矍铄，仍孜孜不倦忙碌在中医临床和高等教育事业的道路上。他总是说："人这一生没有全能的，因而前进也是无止境的。"[20]

【裘沛然】

裘沛然建议养生贵在适度。养生固然重要，但要把握好"度"。裘老强调，"度"可以根据体质、生活习惯、地区和时代条件不同而适当调整。如能"发而皆中节"，可葆身体康强寿考，精神安乐。[21]例如，饮食之度就是如孙思邈所说的"饥中饱，饱中饥"；劳逸之度就是《黄帝内经》所说"起居有常，不妄作劳"；运动之度要求"动而中节""形劳而不倦"；房室之度即"欲不可绝，亦不可纵"；悲欢之度就是孔子所说"乐而不淫，哀而不伤"。当今社会生活中有过度检查、过度治疗现象，但亦不乏过度养生者，当戒之。[22]

【徐经世】

徐经世提到，居室环境对于养生非常重要，我国古代的一些著名养生家就很重视生活环境的选择和改造。唐代医药学家孙思邈在年老时就选择在山清水秀的环境中造屋植木种花修池，既美化了环境，又锻炼了身心，独自在那里养老。现代养生专家利用山地、海滨美好环境进行疾病康复，像温泉疗法、空气浴、日光浴、森林浴等等，都是利用大自然，使人与大自然协调一致，与我们中医养生是一脉相承的。[23]

根据《黄帝内经》"生病起于过用"的观点，徐经世主张平日养生要减少虚耗。"久视伤血，久卧伤气，久坐伤肉，久立伤骨，久行伤筋"，意思就是要减少消耗，不去妄耗，凡事量力而行。[24]

【颜德馨】

《素问·生气通天论》谓："平旦人气生，日中而阳气隆，日西而阳气已虚，气门乃闭。"颜老认为老年人在生活中应与大自然的气候相适应，顺天时而适寒温，重视适宜的冷暖，例如，春季早睡早起，庭院散步；冬季早睡晚起，必等日光。特别要养成良好的卫生习惯，例如，提倡每日一浴，能起到活血化瘀的作用，促使气血流畅，流水不腐。[25]

【张震】

国医大师张震的生活很有规律，每天 7：00 起床，然后吃早饭。每顿饭，张老都是细嚼慢咽，用 30 分钟的时间吃完。他说细嚼慢咽地进食，大概 20 ～ 30 分钟左右就可以吃到七八分饱。“有些人狼吞虎咽后总觉得吃不饱，其实已经吃过量了。”张老认为，吃得多少，胃会在 30 分钟后给出信号，所以不妨在吃到 30 分钟时站起来走一圈，这时候就会觉察到饱腹感，就不会再吃了。细嚼慢咽使他始终保持着标准的身材，这对健康有重要作用。

在张震看来，良好的睡眠对身体健康也非常重要。现代人生活压力大，有的很难入睡，有的噩梦连连。张老认为，睡觉之前首先要静下心来，不要心猿意马。睡前可以试试按摩劳宫、神门、神庭、印堂四个穴位，至酸麻胀后，就像是为“神”收拾好了卧室，然后“命令”身体从百会穴到涌泉穴放松，在这个过程中就会不知不觉睡着。除此之外，张老的床头常放着一碗安神汤：百合 30 克，加五味子 2 ～ 5 克，煮好后在睡前饮用，帮助睡眠。张震开玩笑说，自己的长寿秘诀，就是忘记年龄，还有就是跟老伴儿抢着做家务活儿。张老认为，做家务不仅锻炼身体，还能增进夫妻之间的和睦，使家庭的气氛融洽，大家心情舒畅，自然就少生病。他常说，做任何事情，别太过分，别太计较，顺其自然才好。张老说，自己一生坎坷，之所以能顺利地走到今天，就是因为拥有一颗平和的心。[26]

【周岱翰】

对动静关系，周岱翰总的概括是“能动能静，解以长生”，这样可以达到顺天辟邪。“饮食有节，起居有常，不妄作劳”，即强调饮食、起居要有规律，动静和谐。中医养生治病强调法天顺情、天人和谐，人要与一年四季、一日晨昏的节奏同步，要与阴阳刚柔及弛张的状态和谐。[27]

【朱良春】

朱良春认为，合理的作息时间应该是这样的：辰时即起，午时小憩，按时进食，亥时得眠。按照中医学理论，子时胆经最旺，丑时肝经最盛。因此，现在有些人喜欢熬夜，则会导致肝胆不和，女性还会出现月经不调及乳房肿块等症。有些年轻人喜欢晚上熬夜打游戏，睡到中午还不起床，更是严重影响了身体的气血阴阳平衡。此外，有些人经常不吃早饭，导致胃酸分泌过多、胆汁浓稠，极易诱发十二指肠溃疡及胆结石等，这些都与生活的不规律有关[28]。

朱良春一直勤于用脑，他长期坚持“每日必有一得”的习惯。“我没什么嗜好，唯一的乐趣就是读书。每天晚上临睡前，我都要回顾今天自己有没有获得什么新的知识和体会，如果没有，我一定要去翻书看报，直到发现哪个观点好、哪句话特别精彩，我才能酣然入睡。这个习惯我已经养成很多年了，我觉得这是一种精神上的填补，让我不会感觉自己精神空虚，从而心安理得地入眠。”而何时睡眠则很有讲究。朱良春说：“古人讲‘日出而作，日落而息’这是符合人体规律的。”中医认为，白天是阳，晚上是阴。白天要活动，晚上要休息，如果长期该活动时不活动、该休息时不休息，就会导致人体五脏六腑功能失衡，气血混乱，伤害自身健康。他告诫人们，无论如何要争取在夜里 11 点前睡觉。每天晚上 11 点到凌晨 1 点是阴阳交接的时候，这是一天中阴气最盛，阳气最弱之时，是最好的睡眠时间。如果连续熬夜，就会损耗人体阳气，即使你第二天睡到 10 点也不容易补回来。[29]

【李玉奇】

李玉奇饮食起居有规律，李老曾说：“吾起居有矩，寝食有规。每日卯时随日出而起，缓带宽服漫步于庭。刻钟之后，夏日则信步林荫，冬月则踏雪户外。伸臂摇颈，活动筋骨，摧动血脉，缓步百米而返。晚餐之后，或头戴明月或肩掮北斗，缓步漫行半个时辰。每日如此，归舍时自感身轻目明……戌亥之时宽衣入榻。日复一日，年复一年，至今已有半个世纪。”[30]

【陆广莘】

陆广莘住在一套极普通的老式的单元房内，没有装修，也没有客厅，秉承“大道至简”的原则。认真做人做事，问心无愧，以美好、善意、淡然的心态面对生活，则健康长寿是不求自得的。现代太多的人刻意去养生，唯养生是从，少了一分生命的从容、坦荡、大气。欲求则不得，欲速则不达，“反者，道之动”。只有放下了对个体生命的执着，认真地做人做事，生命体才能成为开放的系统，才能得到天地正气的滋养，灿烂开放。[31]

【吴咸中】

吴咸中认为生活习惯是影响长寿的重要因素。现在的人大多吃得过多，压力太大，加之吸烟饮酒，长期熬夜，对身体损害很大。日常应注意，要避免易导致心血管病、癌症的生活方式，到了 70 ～ 80 岁身体应该是比较平稳的阶段，精力充沛。当下兴起了一股养生热，但是养生一定不能搞成运动，一哄而起，而要像《黄帝内经》中说的那样，“食饮有节，起居有常，不妄作劳”，要遵循自然规律。[32]

【张学文】

张老认为穿衣应随着气候变化而增减，衣服有两个功用：其一，蔽体保暖；其二，装饰美化。但现代人过多地注重衣服的装饰美化功能，似乎最基本的保暖作用被忽视了。张老认为，一年四季，阴晴冷暖，气温也会因时因地不断变化，作为自然界的一部分，我们就应该随着气温的变化而更换不同的衣服，这跟动物会随着季节的变化而换毛是相似的道理。同时，这是“天人相应”的一种具体体现。现在很多年轻人，一味追求漂亮时髦，大冬天穿得很单薄；春秋季节连袜子都不穿，冬天也是露着脚踝。这些都是与季节、气温相悖的做法，会损耗人体阳气，甚至易受寒邪侵袭。这样不光不能保养机体，维护健康，更会导致疾病的发生。当然，中医有“三因制宜”之说，任何事都不是绝对的，穿衣也一样，也必须遵循“因时、因地、因人”的原则。顺应自然才能做到真正意义上的养生。

并且，他认为久在“蜗居”不利健康。我国的居住文化源远流长，尤其是古人对于住的要求非常高，建筑形式多种多样，常见的有宫、殿、厅、堂、楼、台、阁、亭等，每一种建筑形式都有自己独特的功用。但在现代城市里，几乎都是高楼大厦，人们成天被钢筋水泥包围。张老认为，久居高楼，一方面使人不接地气。地气上升，云蒸雨润，这是自然之态，人体也应该上承天气，下接地气，才能不容易生病，这也是“天人相应”的具体体现；另一方面，城市的楼间距较小，阳光不易照进房间，加上很多人的居室狭小，通风不好，这些都对身体健康不利。但就目前的情况来看，要想改善居住环境是困难的。因此，多去户外走动，如公园、绿地、湖边等，接接地气、呼吸呼吸新鲜空气、晒晒太阳，一举多得。[33]

【梅国强】

谈及现在很多老年人最关心的养生大法，梅国强认为，每个老年人的生活习惯不同，还是不要做刻意的改变，顺其自然才是最好的。如今，很多有孝心的子女把住在农村的父母接到身边照顾，部分老年人适应力强，能很快适应新环境，但是一些老年人却不适应城市的生活节奏，还是习惯农村自由自在的生活，这样反而不利于养生。老年人还是要有自己的生活，培养自己的爱好，保持精神愉悦、劳逸结合、家庭和睦，自然可以延年益寿。[34]

【程莘农】

程莘农强调生活规律对健康的重要性，像陀螺般的作息规律，程老几十年如一日地坚持着。他说："所有长寿的老人生活习惯没有一样的，有人吃素，有人吃肉，最重要的就是不轻易改变这些已经形成的习惯。"[35]

【刘柏龄】

作息量力而行，根据多年的临床观察和数据调查，刘柏龄深知不健康的生活方式是一切疾病的罪魁祸首。所以他每天都在清晨 6：00 以前起床，然后到户外，打打太极拳、散散步，既锻炼身体，又可呼吸新鲜空气。约 20～30 分钟后，回房间再做些上班前的准备，吃早餐，然后在 7：30 左右乘班车上班，投入一天紧张而充实的工作中。这样的生活习惯，一坚持就是几十年。

他的一生除了看书、医病、做学问、搞科研，就再也没有别的爱好了。下班回家后，最大的爱好还是看书，在读书中，淡泊宁静，洗涤灵魂，感受美好人生。

由于自己的年龄和身体状况，他不断调整作息时间，量力而行，尽量不让自己过于劳累。坚持 40 分钟左右的午睡，晚上一定要看上几档电视节目，如《新闻联播》《天气预报》《焦点访谈》以及一些法律类的热点节目。之后再看会儿书，一般在 13：00 以前洗漱，然后睡觉。

因为他总是心态平和，所以即便有点烦心事，也会想方设法在睡觉前尽快忘掉。忘得快则心静，心静则顺，心静如水、澄清洁净，养心怡情。所以，他的睡眠质量就特别高。正因为他心态好，睡眠好，一直到现在，虽然 88 岁高龄，体检各项指标都非常好，几乎没有任何问题，尤其是老年人常见的心脑血管疾病在他身上也难觅踪迹。[36]

【刘祖贻】

刘老提倡黎明即起，醒后勿沾恋。黎明即起是好习惯。朱柏庐治家格言首句便是“黎明即起”，于养生、治业均大有益。睡得太多，反觉困怠。业精于勤，“三早当日功”。

刘老强调合理安排作息时间，使生活有规律。中医学认为顺应阴阳的变化，达到人与自然的和谐，即天人相应之理。[37]

先睡心，后睡眼。刘祖贻认为，先睡心，是因心藏神，神安则寐。睡心即排除杂念，可安然入睡。失眠者，可用数数法、放松法、深呼吸法以助入睡，而以放松法最佳。睡眠与气血阴阳运行有关。《黄帝内经》云：“卫气者日行于阳，夜行于阴。”卫气不入于阴则不寐；阴虚不能养阳（如血不养心），亦不能寐。卫气入于阴，以阳有所归，则神安而寐。阳不能入阴，无所归，亦失其养，最易伤阳气。须知阴阳互根，阳无阴则阳无以生，阴无阳则阴无以化。睡眠既能养阳气，亦能养阴。所言节约用气，即减少耗气。神完气足，未有不长寿者。[38]

【刘尚义】

作息规律方面，刘尚义早睡早起，晚上一般22：00上床休息，早上6：00起床，他认为熬夜是损伤阳气的重要原因。夜晚阳气本将由表入里，从阳入阴，潜伏于肾中得以修养，若长期熬夜，阳不入阴，浮游于外，日久阳气必将耗损，出现上热下寒的病理表现。故刘尚义提倡人的作息规律应与太阳昼出夜伏相适应，日出而作，日落而归。[39]

【何任】

生活环境对健康也有影响。特别是现代，高楼密集，远不如傍山临水的空气恬适。噪音辐射，如市街鸣笛、耳机不停，终非好事，不能避免，也当减少接触时间，求得间息。《素问·生气通天论》说：“起居如惊，神气乃浮。”《灵枢·大惑论》说：“神劳则魂魄散，志意乱。”一个人心神静不下来，久而久之，绝不利于养生。适当的工作、休息，做一些适当的运动锻炼，可以有助于气血的运行。《素问·汤液醪醴》要求人们“微动四极（四肢）”，《外台秘要》载“劳动关节，常令通畅”。作些轻微的运动锻炼，比如做八段锦、打太极拳、做广播操，只要持之以恒，都有益健康。但万不可先定下高标准的指标，定一些体力不能负荷的长跑、久走，这是会造成疾病的，千万注意。总之，锻炼是渐进的，不可能几下子就锻炼成一个健康的人。起居环境还有一个不利健康的，就是房屋的装修。曾经听到过由于装修新居用了不利健康的材料（如含有放射性的材料、含有毒物质的油漆，以及易燃的有毒涂料、室内吊顶等），轻则患病，重则伤生，不可不注意。再是工作、学习、休息都宜相对平衡，有足够的休息就有足够的工作精力。有人平时玩乐过度，睡眠不足，这均非养生之道。[40]

【石学敏】

石学敏强调睡眠时间应充足，认为最佳睡眠时间是在晚上 11 点至翌日早上 5 点或 6 点，应养成早起早睡的睡眠习惯。同时，认为良好的饮食习惯是健康身体的重要保证，只要饮食清淡，定时定量，少食肥甘厚腻品，保持身体健康平衡，也就无需依靠各种药物、保健品进行调节了。[41]

【孙光荣】

“民以食为天，食以齿为先”“百物养生，莫先口齿”“百病从口入”，皆言明了口齿护理的重要性。孙光荣对齿龈健康亦十分重视，在其凝练汇聚了几十载养生体悟而创“养生十诀”中，第六诀便阐明了其养龈护齿之心得，名为“一日六漱是良方”。具体歌诀为：“一日六漱是良方，晨起三餐与睡前；再加午间小睡后，刷牙漱口别嫌烦；清洁口腔防蛀牙，口气清新精神爽；有助保持好身材，诸多疾病亦可防。”牙齿松动，齿根外露者，多见于肾虚者或白叟；牙齿干燥，甚至齿如枯骨者，多为肾阴枯竭，属病重等。刘学等研究表明，某些系统性疾病如细菌性心内膜炎、胃炎、慢性阻塞性肺炎疾病、类风湿性关节炎、骨质疏松等与口腔中的病灶关系密切。口腔防护问题是饮食问题的先锋，而勤漱口是诸多口腔相关疾病防护的坚盾。嚼杨枝（即古代漱齿的方法）有“一销宿食，二除痰病，三解众毒，四去齿垢，五发口香，六能明目，七泽润咽喉，八唇无皴裂，九增益声气，十食不爽味”（《大方广佛华严经》）的作用。孙老师提倡的一日六漱除上述作用外，还能调节口腔环境以达到“中和”，从而有助于保持健美的形体，预防诸多疾病。[42]

【韦贵康】

韦贵康特别强调保护脊柱。在中国文化中，“中轴线”有统率全局的作用。他认为，养生要从人体的中轴线——脊柱开始，才能“地基”牢靠，收到事半功倍的效果。中医认为，脊柱是督脉和足太阳膀胱经的通路，外邪或损伤可刺激脊柱，并通过经络的传递作用影响脏腑与四肢。韦贵康认为，如果骨骼发生问题，尤其是脊柱出现错位，出现了生理弯曲改变，该弯的地方不弯，该直的地方却弯了，就容易使人体陷入亚健康或慢性病状态。如今，心脑血管疾病、肺病、胃病、糖尿病、抑郁症、头痛、失眠、记忆力减退、耳鸣、慢性疲劳综合征、男性阳痿、女性月经紊乱等都与“问题”脊柱相关。在诊所休息区，韦贵康特意为患者摆放了许多木质的沙发、座椅，而这些沙发、座椅无一例外都是硬木质的，且一般不铺设软垫子。韦贵康认为，这类家具大多用纯木质材料，不仅外表美观，且对身体还有不少益处。如今，很多人喜欢用柔软的海绵、弹簧等材质做的床垫、沙发垫和坐垫，这些软材质容易对人的脊柱造成不良影响。韦贵康认为，床必须有足够的硬度才足以保持腰椎的前凸弧度。如果床过于柔软，腰椎前凸变直，肌肉韧带也会处于紧张状态，就会因劳损产生腰腿痛。另外，睡觉时，最好不要总是平躺睡到醒，应该夜里翻翻身，换左侧卧或右侧卧姿势睡，有助于保护脊柱，但不要趴着睡。坐的时候应该抬头挺胸，腰挺直，切忌久坐，老人和小孩也不适宜睡软床，尤其要注意保护脊柱，保持正确的身体姿势。[43]

【熊继柏】

动静相宜，起居有常。熊老认为，在生、长、壮、老不同阶段，人体阴阳消长逐渐变化，动与静各有特点。且人的体质有差异，有阴阳之分，有强弱之分，有男女老少之别。刚出生的婴儿，除去因为饥饿、不适而哭闹的时间，大部分时间都在睡觉，一天能睡十多个小时，表现为多静少动的特点，这是其从子宫孕育到生产，适应外界环境的需要。成长期的儿童阳气升发，身体发育迅速，活泼好动，学习新的知识和技能，喜欢运动，善于探索新鲜事物，表现为多动少静。人到壮年，体内趋于阴阳平衡，外而勤奋刻苦，拼搏向上，内而心态平和，善于思考总结，表现为动静均衡。随着年事渐高，阴阳之气耗损，机体活动能力下降，很少参加剧烈的运动，心态愈发淡定从容，喜欢冥思静养，畅养心神，表现为多静少动。动静相宜是指每个人需要根据自身年龄的不同阶段、自己身体的不同状况寻找最适合自己的动与静的组合。应该多鼓励青少年参加体育锻炼，有助于骨骼及大脑发育。老年人也要锻炼身体，可以练习太极拳或者五禽戏，注意运动的强度和幅度要适当，否则容易导致关节损伤。总之，无论动静、生活、起居均要适应人的个体差异。熊老工作时不遗余力，虽年过古稀，但仍坚持每周4次门诊，每次诊治患者百余位，临证思维敏捷，辨证思路清晰，遣方用药精准。看病之余，熊老还经常伏案著书，总结经验，阐述经典，以此为后学者指点迷津。并且经常到全国各地讲学，为中医后学者传道、授业、解惑。熊老常说："人年纪老了，无论脑力、体力都应该不停息，多运动，这是避免老年痴呆症的好方法。"闲暇之余，熊老喜欢练习书法。他认为书法是中华民族的文化瑰宝，内涵丰富，博大精深。人在练习书法时，"不思声色，不思得失，不思荣辱，心无烦恼，形无劳逸"，学习书法能丰富自己的头脑，提高整体修养，使内心宁静雅致。"起居有常，不妄作劳"是人们"尽终其天年"的前提之一。熊老认为生活作息要保持与自然界阴阳变化相一致的规律，另外，尤其要注意劳逸适度。《黄帝内经》强调"百病起于过用"，无论是体劳过度、房劳过度、贪逸过度都可能损伤身体，导致疾病。现在有一些年轻人把酒当饮料，滥饮无度，纵欲妄乱，甚至醉酒之后即行房事，使精气衰竭，只贪求一时之乐，违背生活规律而取乐，则有害于身心健康，促使人体过早衰老。[44]

【编者按语】

中医起居养生历史悠久，关于起居调养的文献记载最早可追溯到先秦期。老子倡导"居善地，起居贵有时"。《道德经》曰："致虚极，守静笃；万物并作，吾以观复。夫物芸芸，各复归其根。归根曰静，静曰复命。复命曰常，知常曰明。不知常，妄作凶。知常容，容乃公，公乃全，全乃天，天乃道，道乃久，没身不殆。"《素问·上古天真论》言"起居无节，故半百而衰也"；《素问·生气通天论》言"起居如惊，神气乃浮"；《素问·太阴阳明论》言"起居不时者，阴受之"，强调了起居有常的重要性。《金匮要略·藏府经络先后病脉证》曰："若人能养慎，不令邪风干忤经络，适中经络，未流传脏腑，即医治之……房室勿令竭乏，服食节其冷、热、苦、酸、辛、甘，不遗形体有衰，病则无由入其腠理。”重点强调“养慎”的重要性。

魏晋南北朝时期，晋代葛洪《抱朴子·内篇·极言》中介绍日常生活中常见的损伤身体的行为，比如“定息失时，伤也”。葛洪还针对性地提出了一些“不伤身”建议，例如行走、视听不能达到极限；坐立不能太久；躺卧不至疲累的状态；感有寒凉才加衣服，觉有热意便减罗衫；不要饥、渴到了极致才进食、饮水；吃喝不得过分饱胀；不可过分劳累，不可过度安逸；不能贪睡晚起，等等。南朝陶弘景所著的《养性延命录·杂戒忌禳害祈善篇》介绍了多种伤身的行为，包括久视、久立、久卧、久行、久坐、多唾、多睡、饮食不节、夫妇同沐等日常衣食住行中的各种行为，重视“避众伤之事”对养生的积极作用，建议人们规避这些损害身体之行为。他认为“养生若能避众伤之事，而复晓阴阳之术，则是不死之道”。

唐代孙思邈在《千金要方·养性序》中提出：“善摄生者，卧起有四时之早晚，兴居有至和之常制。”即日常的起卧作息只有顺应自然界四时阴阳的变化，才有益于健康。《千金翼方·养老大例》云：“行住坐卧，言谈语笑，寝食造次之间能行，不妄失者，则可延年益寿矣。”《千金要方》中提出：“凡人居止之，必须周密，勿令有细隙，致有风气得入。小觉有风，勿强忍，久坐必须急急避之，久居不觉，使人中风。古来忽得偏风，四肢不随，或如角弓反张，或失音不语者，皆由忽此耳。身既中风，诸病，总集邪气得便遭此致卒者，十中有九，是以大须周密，无得轻之，慎焉慎焉。所居之室，勿塞井及水渎，令人聋盲。”特别强调了居处应周密避风、避湿寒等。

金元时期的李东垣说：“元气之充足，皆由脾胃之气无所伤，而后能滋养元气。若脾胃之本弱，饮食自倍，则脾胃之气既伤，而元气亦不能充，而诸病乏所由生也。”可见李杲重视元气在养生防病的积极意义，其养生观遵从“养生当实元气”。至于如何培补元气，李杲主要从顾护脾胃着手，其《脾胃论》提到饮食不节、劳逸过度、情志内伤等都是损伤脾胃的因素，所以他也是着眼于日常饮食起居来顾护脾胃的。明代御医龚廷贤的《寿世保元》一书，提出六戒，“戒寒凉而饮温暖，食细软而远生硬，务须减少，频频慢餐，不可贪多慌慌大咽，四时宜制健脾要理气补养之药。张景岳提出养生“四慎”，即“慎情志以保心神，慎寒暑以保肺气，慎酒色以保肝肾，慎劳倦饮食以保脾胃”。

明清时期，万全、高濂、周臣、徐文弼等医家在老年起居养生方面颇有心得。万全所著《养生四要》共分为《寡欲》《慎动》《法时》《却疾》《养生总论》五卷。寡欲包括节性欲和节饮食。慎动观，即对人的身体活动和思想有所约束，不可放纵，从而达到心神宁静和身体不倦的和谐状态，认为养生当静心调神。法时观，即人的生活起居应顺应四时变化而随时调整。要根据自然规律，顺应自然变化，以此养生则长寿。若纵欲过度而引起疾病，可从饮食起居等方面进行调摄。明代高濂尤为注重日常的起居生活，其《遵生八笺》中《四时调摄笺》《起居安乐笺》《饮馔服食笺》等篇集中体现了高氏的起居养生思想。他提出养生有“三知”，即节制饮食、保身心、戒房事。明朝周臣的《厚生训纂》中饮食、起居、养老等篇与老年起居饮食关系最为密切。如他提出“食不过多、茶宜热少、快不欲杂、酒不可过、便不可忍、睡不当风、夏不露卧、欲不可纵”等。

1. 作息规律与养生

历届国医大师都强调了规律作息的重要性，作息规律是指劳作和休息两方面。作息应该顺应自然节律。养生的作息常规强调日常的作息应“因天之序”，即作息时间顺应自然规律和人体的生理节律，循序而动，其中最重要的是昼夜节律，否则会引起早衰与损寿。《素问·上古天真论》云：“食饮有节，起居有常，不妄作劳，故能形与神俱，而尽终其天年，度百岁乃去。”“起居有常”，主要是指起卧作息和日常生活的各个方面有一定的规律，并合乎自然界和人体的生理常度。这说明“起居有常”是规律作息的重要法则。

规律的作息就是要养成规律的生活习惯，如定时吃饭、定时休息、定时工作、定时锻炼、定时排便等等，并持之以恒，使身体形成生物钟一样的规律，形成有节律的条件反射，这样非常有助于健康。人体脏腑组织器官的生命活动都要保持一定的节律，才能发挥最佳的功能状态，有利于生物节律的形成和稳定，从而有益于身心健康；相反，作息无常度则会扰乱人体固有的生物节律，使脏腑组织耗伤，危害生命健康。现代人的作息常常没有规律，昼夜颠倒，睡眠时长和质量无法保证，违背养生规律会对人体产生不利的影响，造成内环境的紊乱，甚至产生各种疾病。

作息习惯除了应顺应昼夜规律外，还需注意起卧休息，应与自然界阴阳消长的变化规律相适应。中医养生学认为，人体生命活动是与外界相应的，形成了一定的固有节律。常人应遵循其规律来安排作息，方可养护正气，规辟邪气，有益身心。中医讲究天人相应。一年之内有春、夏、秋、冬的变化，《黄帝内经》中说春三月、夏三月应夜卧早起，秋三月应早卧早起，冬三月应早卧晚起，而一年之中阴阳也是“夫四时阴阳者，万物之根本也。所以春夏养阳，秋冬养阴，以从其根，故与万物沉浮于生长之门”。《素问·生气通天论》谓：“平旦人气生，日中而阳气隆，日西而阳气已虚，气门乃闭。是故暮而收拒，无扰筋骨，无见雾露，反此三时，形乃困薄。”强调了阳气的运行规律，“日出而作，日落而息”是符合天人合一的中医理论的。因此，古代养生家认为，春夏宜养阳，秋冬宜养阴。因此，春季应“夜卧早起，广步于庭，被发缓形，以使志生”；夏季应“夜卧早起，无厌于日，使志无怒，使华英成秀”；秋季应“早卧早起，与鸡俱兴，使志安宁，以缓秋刑”；冬季应“早卧晚起，必待日光，使志若伏若匿，若有私意，若已有得”。

中医子午流注十二时辰养生法也是具有中医特色的养生法则，子时是指夜里11点到次日凌晨1点，这个时候是胆经当令。“当令”就是当班的意思。子时是一天中最黑暗的时候，阳气开始生发。《黄帝内经》里有一句话叫作“凡十一藏皆取于胆”。胆气生发起来，全身气血才能随之而起。子时把睡眠养住了，对一天至关重要。现代人经常23：00以后还在工作或玩乐，对于养生是十分不利的。丑时是指凌晨1：00—3：00，肝经当令。这个时候一定要有好的睡眠，否则肝就养不起来，肝血不足会造成许多疾病，现代医学也证实了肝脏具有解毒作用，并且是蛋白和许多酶的合成地。寅时是指凌晨3：00—5：00，肺经当令。这个时间是人从静变为动的开始，是转化的过程，这就需要有一个深度的睡眠。人睡得最沉的时候应该是3：00—5：00，这个时候恰恰是人体气血由静转动的过程，这个过程是通过深度睡眠来完成的。卯时是指早晨5：00—7：00，大肠经当令。这个时间段，天光渐明，天门欲开，人体机能开始苏醒，这个时候我们应该正常地排便，把垃圾毒素排出来。辰时是指早晨7：00—9：00，胃经当令。胃经分布广泛，始于头面止于足部，胃疼是胃经的问题，膝盖疼、脚面疼也与胃经相关，这些地方都是胃经循行路线。这时候吃早饭，就是要补充营养，充养脾胃。巳时是指上午9：00—11：00，脾经当令。脾主运化，早上吃的饭在这个时候开始运化。午时是指11：00—13：00，心经当令。子时和午时是天地气机的转换点，人体要注重这种天地之气的转换点。睡子午觉，即夜里11：00左右和午饭后，闭目养神或小憩片刻对人体都大有益处。未时是指下午1：00—3：00，小肠经当令。小肠主泌别清浊，它的功能是吸收被脾胃腐熟后的食物精华，后散布濡养各脏腑。申时是指下午3：00—5：00，膀胱经当令。膀胱经起于目内眦，上额交巅后循行于脊柱两侧，向下循行于小腿外侧后缘止于小趾外侧端，是人体穴位最多的经脉，循行部位广泛。例如：小腿疼、后脑疼都可能是膀胱经的问题，而且记忆力衰退也是和膀胱经有关的。这可能与气血不能上承，无法濡养脑窍有关，所以会出现记忆力衰退的现象。酉时是指下午5：00—7：00，肾经当令。戌时是指晚上7：00—9：00，心包经当令，心包经主喜乐，这时可适当娱乐放松，顺应经气。亥时是指晚上9：00—11：00，三焦经当令，在晚上11：00前人体应尽量进入睡眠状态，使营卫气血得以各归其所，各脏腑正常机能才能得到保障。因此，按照十二时辰养生，知道十二时辰的脏腑主令，顺应天时可以更好地养生益寿。[45]

2. 睡眠调摄与养生

不少国医大师认为起居养生最重要的部分就是睡眠调摄养生。良好的睡眠可以让人心情愉悦，身体健康，而睡眠障碍会使得内环境紊乱，甚至引发焦虑、抑郁等症状，古人称“眠食”，可见睡眠之重要性不言而喻。马王堆出土医书《十问》曰：“一日不卧，百日不复。”人一生中，约有三分之一以上的时间是在睡眠中度过的，因此，睡眠对人的健康具有极为重要的意义。睡眠是人体修整的过程，也是人体的加油站。

睡眠是人必需的生理需求。人在睡眠状态下，身体各组织器官大多处于休整状态，气血主要灌注于心、肝、脾、肺、肾五脏，使其得到补充和修复。安卧有方就可以保证人的高质量睡眠，从而消除疲劳，恢复精力，有利于人体健康长寿。若要安卧有方，一是，必须保证足够的睡眠。睡眠时间各年龄段需求不同。小儿年龄越小，睡眠时间越长，睡眠次数越多。成年人30岁前每日需要8小时睡眠。人至50岁以后，对睡眠时间的需求又会增加。一般来说，中老年人每天睡眠时间以8～10小时为宜。子午觉是大家公认的睡眠养生方法之一，即每天的子时（夜间11时—1时）和午时（上午11时—下午1时）。二是，要注意卧床宜软硬适宜。过硬，全身肌肉不能松弛得以休息；过软，脊柱周围韧带和椎间关节负荷过重，会引起腰痛。三是，枕头一般离床面5～9cm为宜。过低，可使头部血管过分充血，醒后出现头面浮肿；过高，可使脑部血流不畅，易造成脑血栓而引起缺血性中风。四是，要有正确的睡眠姿势。一般都主张向右侧卧，微曲双腿，全身自然放松，一手屈肘平放，一手自然放在大腿上。这样心脏位置较高，有利于心脏排血，并减轻负担。同时，由于肝脏位于右侧较低，右侧卧可使肝脏获得较多供血，有利于促进新陈代谢。在长寿者调查中，许多长寿老人都自述以右侧弓形卧位最多。古谚也说:“站如松、坐如钟、卧如弓”“屈股侧卧益人气力”。但也因人而异，孕妇宜左侧卧位。睡眠方向是指睡眠时头足的方向位置，大部分医家认为尽量要避免北向而卧，《老老恒言》载“首勿北卧，避免阴气”。现代实验证明这可能与地球磁场有关，北向而卧的老人其脑血栓形成的发病率要高于其他睡眠方位的老人。五是，要养成良好的卫生习惯。

睡前调摄是保证良好睡眠的前提，古人强调“先睡心，后睡眼”。首先，睡前宜调摄精神，忌睡前恼怒，睡眠时一定要少思，防止情绪激动，保持安静平和的精神状态；睡前可以稍微活动，使肌肉放松，但不能剧烈运动。其次，睡前宜濯足，按摩涌泉穴，濯足可以疏通经脉，促进血液循环，并有利于消除疲劳。热水温度在40℃～45℃，水量没过脚踝即可，时间以30分钟为宜。然后可以进行脚底按摩，用手搓足底部的涌泉穴，左右足各36次，可以滋肾清热，导火下行，有利于防治心脑血管疾病。再次，晚饭不宜吃得过饱，也不宜吃刺激性和兴奋性食物。中医认为“胃不和则卧不安”。睡前1小时内不可饮水进食，饮水过多会使膀胱充盈，增加夜尿而影响休息。夜间不要饮用茶叶、酒、咖啡等令人兴奋之品；不可食用巧克力、可可及油腻之品。最后，睡前要做好个人卫生和清洁。刷牙漱口是必须的，有利于保持牙齿健康和睡眠。

现代人生活节奏较快，压力较大，失眠已成为常见病。睡眠的自我调节尤为重要，睡眠的关键在于自我的心神的调节。睡前可以服用一些安神的食物，如核桃、桂圆、牛奶等；此外，还有音乐安神法，听舒缓的音乐，中医还有音乐疗法等。

3. 适度劳逸与养生

国医大师还提到养生的“劳逸适度”，即指工作和休闲娱乐应量力而行，交替进行，相互调节，从而保证二者均不超过人体的最大承受能力，使健康得以长久维持。正确处理劳逸之间的关系，对于养生保健起着重要作用。不过，劳与逸的形式多种多样，并且劳与逸的概念又具有相对性，应当根据个人的具体情况合理安排。养生学家主张劳逸结合，互相协调。例如：劳与逸穿插交替进行；或劳与逸互相包含，劳中有逸，逸中有劳，只有劳逸协调适度才会对人体有益。

《备急千金要方·养性序》曰："养性之道，常欲小劳，但莫大疲及强所不能堪耳。""常欲小劳"是比较理想的状态，过劳和过逸都不利于健康。"行劳而不倦"，现代人注重享受，劳动强度大大降低，反而出现了高血压、冠心病、糖尿病等一系列的病证。缺乏锻炼，五脏六腑机能下降，气机的升降出入不畅，从而危害健康。

国医大师还强调体力劳动要轻重相宜。在工业劳动方面，由于受工种、工序、场所等的限制，自己任意选择劳动条件的机会较少，但仍要注意劳动强度轻重相宜。更重要的是应安排好业余生活，使自己的精力、体力得到充分恢复，心理健康、卫生得到保障。在田园劳动方面，应根据体力，量力而行，选择适当的劳动形式，要注意轻重搭配进行。

另外，脑力劳动要与体力活动相结合。脑力劳动偏重于静，体力活动偏重于动。动以养形，静以养神，体脑结合，则动静兼修，形神共养。例如：脑力劳动者，可进行一些体育锻炼，使机体各部位得到充分有效的运动。脑力劳动者，还可从事美化庭院活动，在庭院内种植一些花草树木，并可结合场景吟诗作画，陶冶情趣，有利于身心健康，延年益寿。

传统观念认为操持家务是一项繁杂的劳动，所以家务劳动需要秩序化。主要包括清扫、洗晒、烹饪、缝补、尊老爱幼、教育子女等，只要安排得当，则能够杂而不乱，有条不紊，有劳有逸，既锻炼身体，又增添精神享受，有利于健康长寿。反之，若家务劳动没有秩序，杂乱无章，则形劳神疲，甚至造成早衰折寿。

要做到劳逸结合，就要注意多样化的休息方式。休息可分为静式休息和动式休息。静式休息主要是指睡眠，动式休息主要是指人体活动，可根据不同爱好自行选择不同形式。如听相声、听音乐、聊天、看戏、下棋、散步、观景、钓鱼、赋诗作画、打太极拳等。总之，动静结合，寓静于动，既达到休息目的，又起到娱乐效果，不仅使人体消除疲劳，精力充沛，而且使生活充满乐趣。

另外，谨防劳伤还包括慎房帷及防劳作伤。慎房帷，这是保肾固精、避免生理功能失调的重要措施。一方面要顺应天性，不宜禁欲；但另一方面也要节制房事，保精养生。防劳作伤，这是维护强壮机体、避免形伤的重要措施，在劳作中，要坚持循序渐进、量力而行的原则，注意适度的劳动，不能逞强斗胜，切忌久视久坐。

4. 居处环境与养生

人离不开自然环境，中医很早就提出了人与自然相生相应的“天人相应”学说。《黄帝内经》在总结环境对人体健康与长寿的影响时指出“高者其气寿，低者其气夭”。说明住处地势高的人多长寿，而地势低的人多早夭。为何地理环境不同，寿命长短不一呢？因为地区不同，水土不同，水土与水质对食物构成成分及其对人体营养的影响很大。

国医大师认为，颐养居处的大原则可以概括为“人野相近，心远地偏”，养生需要选择适宜颐养的环境。“人野相近”大概是比邻山野而避开险阻封闭之处的意思，这属于客观地理位置的选择。人需要离“野”近一些（又不要被“野”给束缚限制住），也就是离大自然近一些。除了客观地理环境的选择，更为重要的一点则是养生者自己精神方面的感观——“心远地偏”，就好像陶渊明的诗句说的那样“心远地自偏”，境由心造。

其次，是居处具体形势的讲究，即选择所谓的“形胜”的上佳位置：背山临水、气候高爽、土地良沃、泉水清美、居处地势平坦且左右有小山护卫，这 5 条标准与“风水”何其吻合？如果非要从“科学”的角度来解读，也不无道理。所谓“背山”，中国古代建筑的基本朝向是大门冲南，所以“背山”就是背后靠着山，可以挡住从北边吹来的风；“临水”则是“风水”所谓的“前有罩”，前面流水“曲屈有情”，平静缓缓流动的水自然可以发掘出“科学养生”的元素。而“风水”所说的“临水”可不是只要有水就行的，而是要弯曲环绕着屋宅，流速不能太快，水流出的地方要有收束，不能散而不收，还要有安全方面的设置，不能在小孩子玩耍时有危险。对居处外部环境“形”方面的要求之外，国医大师还提出“质”方面的要求——“土地良沃、泉水清美”，如果草木都不长的土地，肯定不适合居住。

同时，气象条件的差异对人体健康的影响也不一样。在寒冷的环境中，细胞代谢活动减慢，人类的生长期延长，衰老过程推迟。我国人口普查表明，居住在高寒山区的新疆、西藏、青海，无论是人群中百岁老人的比例还是老年人口的长寿水平，都要高于国内其他地区。此外，居室的采光、通风、噪音和居室内外的环境美化和净化，与人的健康和长寿也密切相关。

【关键词】早睡早起；散步；养生操；防寒；八段锦；太极拳；生活规律；睡补；背宜常暖；静功；睡子午觉；起居有常；辰时得起，午时小憩，按时进食，亥时得眠；黎明即起；先睡心，后睡眼。

【参考文献】

［1］王宇．脾胃病大师：一日六餐养出好身体［J］．益寿宝典．2018（29）：54.

［2］蓝丽霞，黄政德．国医大师班秀文妇科治未病思想和经验浅析［J］．广西中医药，2012，35（3）：37–38.

［3］陈四清．大道至简周仲瑛养生经［J］．中医健康养生，2016（7）：42–43.

［4］李晓强．动静结合心常开——郭诚杰养生经［J］．中医健康养生，2016（8）：40–43.

［5］谈勇，胡荣魁．夏桂成：起居有节恬淡虚无［N］．中国中医药报，2015–02–16（006）.

［6］邓沂．《内经》学家周信有教授养生思想探析［J］．甘肃中医学院学报，2002（2）：9–11.

［7］李学燕，佟庆．柴嵩岩：福从善中来，福从膳中来［N］．中国中医药报，2018–03–09（007）.

［8］荆墨．国医大师李辅仁养生秘诀［J］．少林与太极，2018，（5）：53.

［9］王小岗，陈雪楠，李怡．国医大师李辅仁教授养生防衰观点撷英［C］．第十三届世界华人地区长期照护研讨会暨上海市老年学学会老年学和老年医学青年学者分论坛论文集．2016：135–137.

［10］佚名．国医名师路志正：养生切忌三大“过”［J］．人人健康，2013，（18）：74.

［11］李俊德．遵经养生，修德增寿［J］．中华养生保健，2010，（6）：22–23.

［12］柴玉．吕景山顺心顺时随意随缘［J］．中医健康养生，2016（12）：42–45.

［13］丁洋．张大宁：补肾活血能益寿［N］．中国中医药报，2014–12–08（006）.

［14］李俊德．国医大师谈养生［M］．北京：学苑出版社，2010：27–33.

［15］佚名．97 岁老中医李济仁：中药调理少病恙［J］．中医药导报，2009，15（10）：58.

[16] 李俊德 . 国医大师谈养生 [M] . 北京：学苑出版社，2010：50–53.
[17] 海霞 . 李振华养生重在保元气 [J] . 中医健康养生，2015（10）：40–41.
[18] 科苑 . 国医大师们的养生经 [J] . 今日科苑，2009（15）：80–81.
[19] 秦红松 . 尚德俊：淡泊明志以养生 [J] . 中医健康养生，2019，5（8）：22–24.
[20] 闫睿 . 国医大师段富津：养生先要养正气 [N] . 经济参考报,2016–06–17（022）.
[21] 王庆其，李孝刚 . 裘沛然的养生之道 [J] . 山东人大工作，2007（12）：62.
[22] 王庆其 . 裘沛然先生学术思想鸿爪 [J] . 中医药文化，2018（3）：76–79.
[23] 徐经世 . "一先五要" 话益寿 [J] . 中医健康养生，2017（1）：48–51.
[24] 伊鸣 . 国医大师徐经世：长寿在于 "三养" [J]. 恋爱婚姻家庭（养生）,2015(8)：6–7.
[25] 佚名 . 九旬国医活到天年的秘方 [J] . 现代养生，2014（23）：29–31.
[26] 艾里香 . 国医大师张震：运动不剧烈吃饭要细嚼 [J] . 长寿，2018（5）：58.
[27] 周岱翰 . 源于中医寿命学的中华养生特色 [J] . 新中医，2010（7）：141–143.
[28] 瞿曙琨 . 朱良春：生活规律情绪乐观运动适量饮食合理 [J] . 祝您健康，2016（09）：13.
[29] 唐莹莹，段玉成 . "国医大师" 朱良春的养生经 [J] . 中老年保健，2016，3：54–55.
[30] 夏中 . 李玉奇养生经——吃饭少而杂散步多而勤 [J] . 开心老年，2010（8）: 63.
[31] 燕嫱，张其成 . 中国中医科学院名老中医养生研究 [J] . 云南中医中药杂志，2010，31（05）：81–83.
[32] 迟愿 . 中国最有名的中医养生专家：国医大师的养生忠告 [J] . 今日科苑，2013（19）：43–45.
[33] 李晓强 . 张学文：衣食住行皆养生 [J] . 中医健康养生，2017（6）：43–44.
[34] 董鲁艳 . 梅国强：养生习惯忌刻意为之 [J] . 中医健康养生，2018，4（10）：37–39.
[35] 燕嫱 . 中国中医科学院名老中医养生研究 [D] . 北京中医药大学，2010.
[36] 张晓东 . 刘柏龄：长寿关键靠自己 [J] . 中医健康养生，2015（6）：42–43.
[37] 刘祖贻，欧阳斌 . 三早当日功 [J] . 中医健康养生，2018，4（8）：78.
[38] 刘祖贻，欧阳斌 . 先睡心，后睡眼 [J] . 中医健康养生，2019，5（1）：78.
[39] 李珍武，杨天明，刘宇，等 . 浅谈国医大师刘尚义的养生观 [J] . 中西医结合心血管病电子杂志，2019，7（25）：149–150.

[40] 何任. 漫说养生 [J]. 浙江中医药大学学报，2011，35（1）：1-2.
[41] 蒋婷. "鬼手神针"石学敏聊乐活养生经 [J]. 恋爱婚姻家庭，2020，(10)：16-17.
[42] 王丹，何清湖，张冀东，等. 国医大师孙光荣论"一日六漱是良方"[J]. 湖南中医药大学学报，2018，38（9）：978-980.
[43] 王志翔. 韦贵康：人正身直 内外兼修 [N]. 中国中医药报，2018-01-12（007）.
[44] 姚欣艳，刘侃，熊继柏. 顺应自然，形神和谐——熊继柏话养生 [J]. 中医健康养生，2017，(2)：38-40.
[45] 祝步文."子午流注"养生法 [J]. 养生月刊，2018，39（2）：102-104.

（四）因时养生

因时养生，亦称顺时养生，即根据不同时令节气的天地阴阳变化规律，结合人体自身的体质及脏腑气血特点，通过对饮食起居、生活劳作、精神情志等生命活动方式的调整，采取积极的调摄养护手段和方法，与自然和谐统一，以达到维护健康、预防疾病、延缓衰老乃至延年益寿的目的。因自然界中存在着昼夜更替、月相变化、四季轮替的时间规律，因时养生又分为昼夜养生、旬月养生、四时养生。

本节因时养生的内容涵盖了16位国医大师对于因时养生的理解和他们的因时养生法则。国医大师们将中医学中的因时养生理念与饮食选择、起居调护、情志调节、治病防病等融合在一起，形成了他们关于因时养生的独特观点理念，也形成了他们自己的因时养生法则，并将这些因时养生法则融入到他们的日常生活之中。

【大师医话】

【班秀文】

《素问·四气调神大论》指出："夫四时阴阳者，万物之根本也。所以圣人春夏养阳，秋冬养阴。"班秀文教授也认同这一观点，告诉我们要顺时摄养，注意辟邪防病，做到“虚邪贼风，避之有时”，要特别注意防避风寒。他认为人体健康，尤赖于气血的温通，风寒之邪易致气血凝滞。所以，在气候骤变时，要格外注意衣服加减，气温调节，防止风寒侵袭，采取适当的保养方法。例如，西北地高多寒燥，穿衣宜厚而食宜辛热清润；东南地卑多湿热，穿衣宜薄而食宜辛凉芳化。这样便能保持正气充沛，身体健康。[1]

【何任】

人处在自然环境之中，严寒酷暑的时序，常使人难受。《素问·阴阳应象大论》云“寒伤形，热伤气”“寒暑过度，生乃不固”，说明过冷、过热都会使人受其影响，甚或感而成病。我们讲养生，在这方面也要十分注意。例如：尽量避免直接受到剧烈的气候变化影响，做到及时地关开门窗，调节气温，严寒时以炉火、空调加温，酷暑时避烈日暴晒、暑气中行走。做到避之有时，可免直接受寒、中暑。至于其他有关顺应气候的准备，如时序转换的增衣减衣，勿受冷冻、勿使热蒸等也是不可少的。由于地理位置有南北东西，如西北的严寒霜雪；江南的时令梅雨；东南的地土卑湿，水土的湿浊蕴滞等，这些都要尽一切可能了解避走，因为它们对身体都有影响。所以养生者不可不注意适应气候环境的变化。[2]

【路志正】

路志正平素饮食常依据四时五味的相宜选择食物，例如：春季宜省酸增甘，多食山药、百合等甘味之品以养脾气。夏季虽酷暑难耐，也不饮冷，喝水要一口一口地喝，不能狂饮，逆之则伤脾胃，导致水湿内停。还要注意不吃油腻、炙烤、难以消化的食物，饮食保持八成饱，如孙思邈那样，做到“饱中饥，饥中饱”，“热无灼灼，寒无沧沧”，反对暴饮暴食，饥饱不调。要注重谷肉果菜，粗细合理搭配，以补益精气津血。[3]

【任继学】

任继学提出：养生当顺四时。“人以天地之气生，四时之法成。”此段是说人之一生时时刻刻离不开自然界，因为自然气候变化、昼夜更替、寒暖相移，以及地理环境、日月轮转都对人体有影响，因而顺应四时气候是养生重要一环。

四季有着其对应的养生要语，其具体法则如下：

1. 春季养生要语

中医学认为，春季乃为发陈之际，天地俱生，万物以荣。因此，在起居方面应“夜卧早起，广步于庭，被发缓形，以使志生”。同时，由于春时阳气初升，应使老年人“时寻花木游赏，以快其意”(《养老奉亲书》)。在饮食方面，老年人应禁食“水团兼粽，黏冷肥僻之物”。在衣着方面，天气燠暖，则棉衣宜一重渐减一重，不可顿减，以免暴伤。在医疗方面，有痰咳宿疾，当予服凉膈化痰之药，令其消解。

2. 夏季养生要语

中医学认为，夏三月，此谓蕃秀，天地气交、万物华实之际。因此，在起居作息方面，应该是“无厌于日，使志无怒，使华英成秀”。在纳凉与饮食调理方面，《养老奉亲书》指出：“夏月天暑地热，若檐下过道，穿隙破窗，皆不可纳凉，以防贼风中人。饮食宜温软，不令太饱，畏日长永，但时复进之。渴宜饮粟米，温饮豆蔻熟水。生冷肥腻，尤宜减之。”

3. 秋季养生要语

《素问·四气调神大论》曰：“秋三月，此谓容平。天气以急，地气以明。”在起居方面，应“早卧早起，与鸡俱兴，使志安宁，以缓秋刑，收敛神气，使秋气平，无外其志，使肺气清”。在精神调摄方面，宋代养生家陈直指出：“秋时，凄风惨雨，老人动多伤感。若颜色不乐，便须多方诱说，使役其心神，则忘其秋思。”在疾病防治方面，《摄生消息论》指出：“但春秋之际，故疾发动之时，切须安养，量其自性将养，秋间不宜吐并发汗，令人消烁，以致脏腑不安；唯宜针灸，下痢进汤散以助阳气。”在秋季饮食调理方面，《饮膳正要》说：“秋气燥，宜食麻，以润其燥。”《臞仙神隐书》主张入秋宜食生地粥，以滋阴润燥。

4. 冬季养生要语

冬季气候寒凉，宇宙万物都处于收藏状态。人类的冬季养生应注意防寒保暖，适宜调整作息时间，使阴精潜于内，阳气不致妄泄，从而与冬季的自然气候相适应。这样才能“阴平阳秘”，祛病延年。《素问·四气调神大论》云：“冬三月，此谓闭藏，水冰地坼，无扰乎阳，早卧晚起，必待日光，使志若伏若匿，若有私意，若已有得，去寒就温，无泄皮肤，使气亟夺，此冬气之应，养藏之道也。”[4]

【王绵之】

王绵之教授出生于中医世家，敏悟好学，从医60载，医术精湛，在临床治病、用药、组方上，重视时令、气候、环境对机体的影响。王老认为中医学是与自然、人类社会密不可分的医学，主张因人、因时、因地而采用不同的治法、用不同的药，这对养生也有重要的启示：夏秋阴雨绵绵之季，加厚朴、藿香以芳香化湿；冬春寒冷之际，加入温通经脉药，如桂枝。[5]

【张灿玾】

人之生机，随春夏而生长，随秋冬而收藏，这种周期性活动，是人体自身的一种规律性，故必应之而行，则人体安和。张灿玾教授在日常生活中十分注意气候变化，随时调节衣着，尤其注意保温。若不慎审，偶或感冒，立即服药。若迁延时日，一则拖延难愈，二则常可诱发他病。另外，每出行带衣较多，可防天气突然变冷。《素问·生气通天论》中特别强调阳气的重要意义，很有道理。因阳气一伤，则防卫无力；阳气一失，则生机立危；阳气竭尽，则孤阴难存，故需注意加以保护。[6]

【段富津】

段富津提到“道法自然”。人生天地之间，与天地自然之气相应，顺天者昌，逆天者殃，养生也是一样。段富津认为，“最好的养生，就是道法自然，不违背天地四时自然之气”。《素问·四气调神大论》中详细记载了顺应“春生、夏长、秋收、冬藏”四时之气养生的方法，而更为重要的，是揭示了阴阳四时为“万物之根本”，“逆之则灾害生，从之则苛疾不起”的道理。风、寒、暑、湿、燥、火“六淫”为致病之外因，善养生者，当谨慎避之。然而，仅仅“避之”还不够，段富津提出：“还应顺应自然，保持自身正气的充盈不虚。”《灵枢·百病始生》说“风雨寒暑不得虚，邪不能独伤人”，即是此意。[7]

【孙光荣】

孙光荣认为养生要合时令，“合时令”即顺应不同季节与气候条件的特点选择饮食。

《素问·宝命全形论》曰："天覆地载，万物悉备，莫贵于人，人以天地之气生，四时之法成。"《中藏经》亦曰："人者，上禀天，下委地；阳以辅之，阴以佐之；天地顺则人气泰，天地逆则人气否。"中医学认为，人与自然是一个相互协调、相互感应的整体，脏腑阴阳的强弱随季节、气候变化而变化，所以根据时令气候的变化进行合理的饮食调节，包括选择食物、调配食物、调整饮食行为等，有助于维持机体的阴阳平衡以养生防病。

自然界四时特性各不相同，春温、夏热、秋凉、冬寒；且四时生长特性也各不相同，春生、夏长、秋收、冬藏。季节的更迭、气候的寒热转换都会影响人体阴阳的消长变化。《素问·厥论》云："春夏则阳气多而阴气少，秋冬则阴气盛而阳气衰。"因此，食物的选择、调配不仅要顺四时气候寒热温凉之变化，而且要与天地四时生长收藏节律一致。

春季万物复苏，生机盎然，人体阳气也顺应自然渐趋旺盛，宜养"生气"，多食能温补阳气的食物。例如李时珍在《本草纲目》中提出，"以葱、蒜、韭、蓼、蒿、芥等辛嫩之菜，杂和而食"，以助春阳、调护人体阳气，增强人体的抗病能力。春季主风，风邪易伤人而致病，选用有轻扬升散作用的芹菜、荠菜等叶类的食物，有助于疏风散邪。

夏季气候炎热，暑热外蒸，汗液大泄，毛孔开放，人体阳气外发，这时机体最易受风寒之邪侵袭，同时湿邪易侵袭损伤脾胃阳气。因此，元代养生家丘处机主张夏季饮食应"温暖，不令太饱，时时进之……其于肥腻当戒"。

秋冬二季自然界阴气转旺，人体的阴气亦外盛而内虚。秋季以燥为主气，燥邪易伤人体津液，所以秋季养生的关键是防燥护阴，"秋气燥，宜食麻，以润之"(《饮膳正要》)。而冬季养阴应着眼于藏，宜"去寒就温，无泄皮肤，使气亟夺"，多进食温性、热性，特别是温补肾阳的食物进行调理，以提高机体的耐寒能力。

"合时令"即所谓"效法自然、不违天和、谨奉天时"，这是中医学"因时制宜"的具体体现，其实质是遵循阴阳消长的时间变化规律而制定适宜的饮食调摄方法，从而使人体的阴阳消长与之适应，将时令因素对机体的影响考虑到饮食养生的实践中去，以达到饮食防病养生的效果。[8]

【夏桂成】

顺应时令，违逆者易伤。顺应节令是大自然的要求，二十四节气有着大自然特殊的规律，春发、夏浮、秋肃、冬藏，这些都是人们应该注意到的节令现象。夏桂成每每于盛夏入三伏天时要休息1日，停诊1～2周，即使再忙，大暑这天也是要注意休息的。他会选择在春分、谷雨等节令外出游玩，呼吸大自然的新鲜的空气。他在名医堂的诊室里挂有一张日中服药图和不同体质顺应自然规律的生活时辰图，指导患者顺应时令养生。[9]

【徐经世】

徐经世养生理论之“一要”，是与自然相应。人之身体健康与否，首先要与自然相应，正如我们中医常讲的“天人相应”。人是与天地自然相互磨合上亿年而产生的精灵，自然带有天地的气息和属性。人的生存与自然界密切联系，人的寿命与自然变化运动密切联系，人们生活在自然环境中，气候变化、昼夜更替、环境变迁等，都会影响人体健康。人只有根据自然界的阴阳消长、寒来暑往等变化，主动地与之相适应，避免它对人体的不良刺激，才能防止生病，健康长寿。[10]

【禤国维】

因时因地，顺应天时以养心。人作为自然界中的一种生物，要遵循自然界的规律，这不仅表现在饮食方面，还有起居、作息方面。在五行上，心对应的季节为夏季，地域对应南方。广东地处南方，一年中夏季长春秋短，所以要格外重视养心。禤老的生活作息可以说是完全顺应了这种规律。在睡眠方面，禤老讲究夜卧早起，早上一般6：00醒来，在小区里散步、打太极拳活动筋骨，顺应夏季生发之意，然后去上班；中午一定要午睡，夏日的中午是最炎热的，这个时候不适宜多动，动则耗气，静静地睡个午觉，有助于气机的收敛，保持神志的清明状态；晚上禤老会在家看看书，或与家人闲话家常，一般争取23：00前睡觉。

夏季天气炎热，但禤老早起散步时仍会穿着长袖或者薄外套，禤老说这是因为早晨露水重，阴气尚未散尽，此时仍需防虚邪贼风。在室内，禤老一般早晚不开空调，只开窗通风，禤老认为处于空调环境下太长时间会使人失去适应自然的能力，且密闭空间也容易造成病邪的聚集，所以夏季虚人多发感冒。[11]

【葛琳仪】

葛琳仪认为，慢性支气管炎缓解期的患者，发病日久，肺、脾、肾三脏多虚损，由于个体的禀赋不同，病程长短不一，葛老治疗该病的经验是“缓解期宜用冬病夏治”。夏季“三伏”是一年中阳气最盛时期，卫阳固护，不易外感，是培补虚损之体的大好时机。同时，祖国医学认为“春生、夏长、秋收、冬藏”，夏季是一年中机体生长更新的旺盛时期，此时投以补益之剂治疗虚损的脏器，往往能收到事半功倍之效。[12]

【李佃贵】

“自古逢秋悲寂寥”，秋季阳消阴长，容易让人产生悲伤情绪。中医专家建议，人们在秋季要注意养心，提高自我心理调节能力。李佃贵认为，中医养生讲究“人与天地相应”，人们要顺应天地四时变化的规律，主动调整生活方式适应其变化。秋季北方燥气当令，应注重滋阴润肺，而悲伤最易伤肺。秋季养生先要养心，主要对喜、怒、忧、思、悲、恐、惊“七情”进行调节和平衡。他建议人们要学会在生活中进行自我心理调适，避免不良刺激，做到勤动脑体不动心。同时，要保证睡眠，应比夏季时候相对早睡早起。此外，可以做适量的有氧运动，如散步、太极、健身操等，通过运动调节情绪，保持心情舒畅。

秋季应严戒“五心”：

一戒忧心：如今工作生活压力日渐增大，我们需要的是摆脱忧心的困惑，凡事要想得开，要有顺其自然的心态，这对身心健康有好处。

二戒伤心：在遇到不幸之事时，需要的是冷静和理智，切勿悲伤过度。

三戒死心：工作和生活中切忌死心眼，特别是当今社会科技发展迅猛，新知识、新技术不断更新，工作中不能依仗自己经验丰富，认死理，而拒绝新技术、新知识。

四戒劳心：面对加班、劳心费力地学习有不堪重任之感，学会排解压力，找到奋斗的目标，积极调整心理状态。

五戒贪心：不可对金钱、权力有过度的占有欲，会危害身心健康。[13]

【卢芳】

春应调“情”。卢芳说，这个“情”当以“情绪”讲。要学会充分利用春季时大自然“发陈”之特性，借阳气上升、万物萌生、人体新陈代谢旺盛之机，通过适当的调理，使春阳之气得以宣泄，代谢机能得以正常运行。而对已病者而言，更应在春季注重情志调养，着眼于一个“生”字，顺应春天阳气升发、万物复苏的特点，让自己意气风发、心胸开阔、乐观愉快，使情志生发出来，切不可扼杀。这样一来，可以使肝气顺达，气血调畅，则病易得愈。

冬应巧补。卢芳说，冬季阳气潜伏，万物生机闭藏，肾气最易耗损，饮食上宜用性温益精之品，以补肾气，固护肾精。但是，由于人的体质有偏颇，耐受温补有差异，不能一概而论，所以冬季当重“巧补”，要辨证施补。

根据冬季气候寒冷的特点，卢芳建议大家多食温热护阳之品，如羊肉、牛肉、乌鸡、桂圆、胡桃、核桃、栗子、大枣、白薯等。但对于平时素体阴虚有内热的人，温补的羊肉对他们来说就是“发物”，食之过多会更伤其阴，使内热更盛。日常可多食用黑米、黑豆、黑芝麻、黑木耳、黑枣、魔芋、海带、紫菜等黑色食品，因为黑色食物可入肾经，能益肾强肾。与羊肉这一类温肾壮阳食品相比，这些黑色食品大多性味平和、补而不腻、食而不燥，十分适合于肾气渐衰、体弱多病的老人以及阴虚内热者。

现代人是生活在一个冬有暖气、夏有空调的环境中，对四季的感觉越来越不分明。夏天该出汗的时候因为用空调导致汗液挥发不出来积于体内；北方的冬天烧暖气，穿件单衣还冒汗，阳气外越，藏不住精气。卢芳认为，人体在这种环境下最容易生病，皮肤开合的功能下降，抵御病邪的能力越来越差了，极容易导致体内湿邪堆积，造成阳气虚衰。湿邪对人体的伤害，比寒邪还要大。[14]

【周岱翰】

周岱翰强调作息应该遵守四时之序。“自然界万物生长有时序，人的作息起居也应尽量与时序的变换相‘合拍’。”他举例说，“比如从夏天进入秋天，傍晚日落早一点、早上日出晚一点，作息上也可相应调整，睡得早一点、起得晚一点。古人讲‘日出而作，日落而息’，其实就是使作息与一年四季、一日晨昏的节奏相对同步，这与当时人们的物质条件也有关。”“偶尔熬一夜，第二天补补觉，自觉精神愉悦，对身体不会有大碍。”周岱翰说，“但要避免经常彻夜不眠、晨昏颠倒、起居无常，让自己处于过度紧张和疲劳的状态。”[15]周岱翰认为，养生要做到“天人和谐”，要保持阴阳刚柔与张弛的和谐状态。但现代人过于放纵，耗尽精力，不规律的生活方式对人精神、机体适应能力造成持续刺激，造成不和谐，也就会给疾病，乃至癌症以可乘之机。[16]

【周学文】

对于消化系统疾病患者的日常调护，周学文建议，起居需顺应四时，室内外环境应安静清爽；劳逸结合，不宜片面强调休息或者活动[17]。

【编者按语】

《吕氏春秋·尽数》云：“天生阴阳寒暑燥湿，四时之化，万物之变，莫不为利，莫不为害。圣人察阴阳之宜，辨万物之利，以便生。”人生活在天地之间，一生中时时刻刻都离不开自然界，自然界中的气候变化、寒暖相移、日月轮转、昼夜更替，以及地理环境都会对人体阴阳气血的运行产生影响。而人要想健康长寿，就应该明晰自然之道，顺应自然变化规律，利用自然界中的有利影响，“与天地合其德，与日月合其明，与四时合其序，与鬼神合其吉凶”(《周易·文言传》)。

在自然界中存在着地球公转带来的四季变化、日月轮转带来的旬月、昼夜变化等时间规律，“人以天地之气生，四时之法成”(《素问·宝命全形论》)，人体内则存在着与自然规律相应的“年节律”“月节律”“日节律”等生物节律。因此，因时养生包括遵循“年节律”的四时养生，遵循“月节律”的旬月养生，以及遵循“日节律”的昼夜养生。

1. 四时养生

人体无论体温、呼吸、脉搏、血压或激素水平、血糖含量以及新陈代谢状况等，都有四季起伏及昼夜变化。人的“年节律”表现为夏天朝气蓬勃，冬季精神萎靡，易于疲劳；儿童骨骼发育在夏天最快，冬天最慢。因此，《黄帝内经》指出“夫四时阴阳者，万物之根本也”，并且根据植物界、动物界在年周期中的生长特点，总结得出了“春生、夏长、秋收、冬藏，是气之常也，人亦应之”（《灵枢·顺气一日分为四时》）的“自然年节律”；还认为人体阴阳气血在一年中随着四季的更替而发生周期性变化，“春夏则阳气多而阴气少，秋季则阴气盛而阳气衰”（《素问·厥论》）；提出了“春夏养阳，秋冬养阴”（《素问·四气调神大论》）的四时养生根本大法；亦建立了“春养生、夏养长、秋养收、冬养藏”的四时养生方略。

《灵枢·本神》云：“智者之养生也，必顺四时而适寒暑，和喜怒而安居处，节阴阳而调刚柔。如是，则僻邪不至，长生久视。”四时养生的思想便是指导人们根据春生、夏长、秋收、冬藏的四时变化规律，在起居、情志、饮食、用药方面进行相应的调节，以能维护健康甚至益寿延年。

1. 春季养生

《素问·四气调神大论》云：“春三月，此谓发陈。天地俱生，万物以荣，夜卧早起，广步于庭，被发缓形，以使志生，生而勿杀，予而勿夺，赏而勿罚，此春气之应，养生之道也。逆之则伤肝，夏为寒变，奉长者少。”春季为四季之首，万象之始，阳气生发，天气转暖，万物复苏，鸟兽繁衍，植物萌发，欣欣以向荣。

在起居方面，应入夜即眠，保护阳气以备于生发；天明即起，着衣宽松，出户活动，“时寻花木游赏，以快其意”（《养老奉亲书》），生发阳气以助其条达。夏桂成便常在春分、谷雨等节令外出游玩，呼吸大自然的新鲜的空气。在着衣方面，应注意春季“天气寒暄不一，不可顿去绵衣，老人气弱骨疏体怯，风冷易伤腠里，时备夹衣，遇暖易之，一重渐减一重，不可暴去”（《摄生消息论》）。国医大师张灿玾平时便十分注意随气候变化而随时调节衣着，尤其注意保温，每当出差时均带衣较多，便是为了防避天气突然变冷对身体带来的侵害，因为“阳气一伤，则防卫无力；阳气一失，则生机立危；阳气竭尽，则孤阴难存。”

在情志调节方面，国医大师卢芳便提出，要学会充分利用春季时大自然“发陈”之特性，顺应春天阳气升发、万物复苏的特点，借阳气上升、万物萌生、人体新陈代谢旺盛之机，通过适当的调理，“以使志生”（《素问·四气调神大论》），让自己意气风发、心胸开阔、乐观愉快，使情志生发出来，使春阳之气得以宣泄，肝气得以顺达，气血得以调畅，代谢机能得以正常运行。

在饮食调养方面，《备急千金要方》云：“春七十二日，省酸增甘，以养脾气。”“肝主春”(《素问·藏气法时论》), 在春季, 肝气随着春季阳气的生发而升发, 肝木旺盛, 易克脾土。《金匮要略》中便有“春不食肝”之说, 即是防肝木太过而克伐脾土, 而酸入肝, 甘入脾, 所以春季宜“省酸增甘”。国医大师路志正即指出春季宜多食山药、百合等甘味之品以养脾气。经过一个冬天的收藏, 在开春之际也可适当吃一些性味微辛微温的食物, 以养“生气”,《本草纲目》中记载:“时珍曰: 五辛菜, 乃元旦立春, 以葱、蒜、韭、蓼、蒿、芥辛嫩之菜, 杂和食之, 取迎新之义, 谓之五辛盘, 杜甫诗所谓: ‘春日春盘细生菜’是矣”。孙光荣亦指出春季主风, 宜选用有轻扬升散作用的芹菜、荠菜等叶类食物以疏风散邪。

在用药方面,《本草纲目·四时用药例》云:“春月宜加辛温之药, 薄荷、荆芥之类, 以顺春升之气。”王绵之主张因人、因时、因地而采用不同的治法、用不同的药。例如, 夏秋阴雨绵绵之季, 加厚朴、藿香以芳香化湿; 冬春寒冷之际, 加入温通经脉药, 如桂枝。

2. 夏季养生

《素问·四气调神大论》云:“夏三月, 此谓蕃秀。天地气交, 万物华实, 夜卧早起, 无厌于日, 使志无怒, 使华英成秀, 使气得泄, 若所爱在外, 此夏气之应, 养长之道也。逆之则伤心, 秋为痎疟, 奉收者少, 冬至重病。”夏季为四季之盛, 万象之华, 阳气盛大, 日长夜短, 气候炎热, 雨水充沛, 万物茂盛, 繁华而秀丽。

在起居方面, 因日长夜短, 入寝可稍晚一些, 以顺应阴气不足, 亦不可过晚, 入寝最晚在子时前; 天明即起, 以顺应阳气的充盈与实盛; 还应多出户活动、多运动, 使体内阳气向外发散。夏季暑热, 迫汗大出, 腠理开泄, 因此“汗出不可当风”,“勿以冷水沐浴并浴面及背”, 亦不可长时间待在空调房中, 衣湿及时更换, 以防风寒湿邪侵犯人体, 伏邪于内, 留下关节痹证的隐患。国医大师禤国维在夏季的起居方式便值得我们去学习, 夜卧早起, 晨起运动, 午睡养心, 避开暑热, 切勿贪凉, 晨间注意添衣防寒。

在情志调节方面,“心主夏”(《素问·藏气法时论》), 夏气通于心, 夏季暑热易扰乱心神, 使人烦躁不安, 此时调心宁神尤为重要。《寿世青编》云:“夏三月, 人身阳气发外, 伏阴在内, 是精神疏泄之时……人常宜宴居静坐, 节减饮食嗜欲, 调和心志。”

在饮食调养方面, 夏季“饮食宜温软, 不令太饱, 畏日长永, 但时复进之。渴宜饮粟米，温饮豆蔻热水。生冷肥腻，尤宜减之。若需要食瓜果之类，宜虚实少为进之”(《摄生消息论》)。尤其需要记住的是，虽然夏季暑热难耐，“勿食冻水、冷粉、冷粥等物，虽取快一时，冷热相搏，多致腹疾”(《寿世传真》)。

在用药方面，《本草纲目・四时用药例》云：“夏月宜加辛热之药，香薷、生姜之类，以顺夏浮之气。”《中医疾病预测》中指出一年之冬季和夏季分别是阴极及阳极阶段，由于阴阳偏极、气血难继，则疾病容易暴露。冬季是一年中阴最盛的时候，一个人若阳虚无力制阴，则阳虚之疾易于突显，如肾阳虚型的慢性肾炎就多发于冬季。因此，中医学便借助夏季这个阳气盛大的时刻来培补阳虚之体，以减少阳虚之疾在冬季发生的频率，即“冬病夏治”，国医大师葛琳仪治疗慢性支气管炎的经验便是“缓解期宜冬病夏治”。

3. 秋季养生

《素问・四气调神大论》云：“秋三月，此谓容平。天气以急，地气以明，早卧早起，与鸡俱兴，使志安宁，以缓秋刑，收敛神气，使秋气平，无外其志，使肺气清，此秋气之应，养收之道也。逆之则伤肺，冬为飧泄，奉藏者少。”秋季为肃杀之始，万物盛极而敛，收敛成实。《管子》云：“秋者阴气始下，故万物收。”因此，秋季养生应养护阴气。

在起居方面，秋季应早入睡，以顺应阴精的收藏，早起床，以顺应阳气的舒缓且防收敛之太过。在着衣方面，秋季宜行“秋冻”养生，即随秋凉的渐深，而逐渐增加衣物，适当受冻，使腠理渐合，阳气慢慢收敛于内，从而让人体平和稳定地渐渐适应寒冷。

在情志调节方面，李佃贵指出，秋季养生应重视养心，提出秋季应严戒忧心、伤心、死心、劳心、贪心“五心”，“使志安宁，以缓秋刑”，以防悲伤之情与秋季燥邪内外相合伤及肺脏。宋代养生家陈直也指出：“秋时，凄风惨雨，老人动多伤感。若颜色不乐，便须多方诱说，使役其心神，则忘其秋思。”

在饮食调养方面，《备急千金要方》云：“秋七十二日，省辛增酸，以养肝气。”因秋属肺金，酸味收敛补肺，辛味发散泻肺，所以秋日宜收不宜散，要尽量少食葱、姜等辛味之品，适当多食酸味甘润的果蔬。秋气燥，宜食芝麻类饮食、多食温而少食凉。同时，秋燥津液易伤，秋季应注重食补，多选用滋阴润燥的食物，如百合、银耳、怀山药、秋梨、莲藕、柿子、鸭肉等，以免燥邪为患。

4. 冬季养生

《素问·四气调神大论》云："冬三月，此谓闭藏。水冰地坼，无扰乎阳，早卧晚起，必待日光，使志若伏若匿，若有私意，若已有得，去寒就温，无泄皮肤，使气亟夺，此冬气之应，养藏之道也。逆之则伤肾，春为痿厥，奉生者少。"冬季为封藏之时，旧气消尽，阴气主时，天寒地冻，草木凋零，万物蛰伏。

在起居方面，冬季阳气伏藏，应早入睡以养阳气，晚起床以养阴气。在冬季一定要适时增减衣物，注意防寒保湿，日常活动要避免皮肤过多地暴露在寒冷之中，"如植物培护于冬，至来春方得荣茂。此时若戕贼之，春升之际，下无根本，枯悴必矣"。

在情志调节方面，冬季要防止季节性情感失调症的发生。所谓季节性情感失调症，是指一些人在冬季易发生情绪抑郁、懒散嗜睡、昏昏沉沉等现象，并且年复一年的发生，多见于青年女性。而预防的方法便是多晒太阳以延长光照时间，这是调养情绪的天然疗法。

在饮食调养方面，应遵循"秋冬养阴""无扰乎阳"的原则，膳食既不宜生冷，也不宜燥热，而是以有滋阴潜阳之功，且热量较高者为宜。素体阴亏者，宜进食养阴滋液之品，如阿胶、龟肉、兔肉、鳖肉、鸭肉、木耳、银耳等。国医大师卢芳在冬季饮食调养方面提出，冬季宜补，但应"巧补"。冬季阳气潜伏，万物生机闭藏，肾气最易耗损，在饮食上宜用性温益精之品，如牛羊肉等，以补肾气，固护肾精。但由于人的体质有偏颇，耐受温补有差异，不能一概而论，所以冬季应"巧补"，要辨证施补。

2. 旬月养生

人体中的"月节律"与月相盈亏直接相关，这是因为人体的大部分是由液体组成，月球吸引力就如引起海洋潮汐那样对人体中的体液发生作用。这种叫作生物潮，它随着月相的盈亏对人体产生不同的影响。在《素问·八正神明论》便总结了人体与自然相应的"月节律"，其云："月始生，则血气始精，卫气始行；月郭满，则血气实，肌肉坚；月郭空，则肌肉减，经络虚，卫气去，形独居。"

《素问·诊要经终论》中提出了一年十二个月中人体气血的充盈特点，其云:“正月、二月，天气始方，地气始发，人气在肝。三月、四月，天气正方，地气定发，人气在脾。五月、六月，天气盛，地气高，人气在头。七月、八月，阴气始杀，人气在肺。九月、十月，阴气始冰，地气始闭，人气在心。十一月、十二月，冰复，地气合，人气在肾。”

《素问·六节藏象论》云:“五日谓之候，三候谓之气，六气谓之时，四时谓之岁。”古代先贤通过观察一年中的气候变化，将一年分四时、十二月、二十四节气、三百六十日。因此，旬月养生即是根据十二个月甚至二十四节气的气候特点来调整自身的起居、饮食、情志以适应时气的变化，其具体养生方法也是在“春夏养阳，秋冬养阴”的四时养生根本大法以及“春养生、夏养长、秋养收、冬养藏”的四时养生方略的指导下形成的。

在旬月养生中，最需要注意的便是节气交换之际的养生保健措施。设立节气之时，均有着独有的气候变化，因此，在节气交换之际，应在节前二三日之时注意休息，保证充足的睡眠，保持心情舒畅，以顺利地进入新的节气阶段。

3. 昼夜养生

一天之内，人体的生理活动和病理变化都会随着昼夜的阴阳消长而变化。在人体中的“日节律”最明显的表现便是体温的变化，也有研究发现，夜半子时是死亡率最高的时候，最低是酉时。因此《素问·生气通天论》总结出了“故阳气者，一日而主外，平旦人气生，日中而阳气隆，日西而阳气已虚，气门乃闭”的生理活动“日节律”。《灵枢·顺气一日分为四时》则总结出了“以一日分为四时，朝则为春，日中为夏，日入为秋，夜半为冬。朝则人气始生，病气衰，故旦慧；日中人气长，长则胜邪，故安；夕则人气始衰，邪气始生，故加；夜半人气入脏，邪气独居于身，故甚也”的病理变化“日节律”。

一日之中昼夜交替，人有阳气的盛衰变化，应积极适应。早晨阳气生，日中阳气隆，晚上收拒。凡起居劳作，均应与之相应，尤要注意量力而行。到夜间阳气入于阴，则不宜外出，所谓“勿见雾露”；日中“阳气渐消”应“少（稍）息所以养阳”。对于年轻人，不应强求其午睡；对于老年人，一定要给予午睡的时间。

《寿世青编》中的“十二时无病法”中就具体讲述了一日十二时辰的养

生具体措施。丑寅二时（1：00—5：00）在即将清醒之时开始搓熨按摩头部、舒展四肢、叩齿吞津以清五脏火。少息至卯时（5：00—7：00），见晨光，量寒温穿衣服，起坐明窗下，进百滚白汤一瓯，栉发百下，盥漱毕，早宜粥，宜淡素，饱摩腹，徐行五六十步。辰巳（7：00—11：00）二时，安神定气地处理完事务后坐于静室闭目定神，咽津约十数口。午时（11：00—13：00）进食午餐，当饥而食，量腹而入，食勿过饱，食不生、不冷、不硬的“美”食，食毕起行百步，摩腹又转手摩肾堂令热，使水土运动，汲水煎茶，饮适可，勿过多。未时（13：00—15：00）当持寡言养气之法，或读快书，怡悦神气，或吟古诗，畅发悠情，或知己偶聚，或共知己闲行百余步，不衫不履，颓然自放。申时（15：00—17：00）食一二点心，弄笔抚琴，逸趣开怀，倦即止。酉时（17：00—19：00）宜晚餐勿迟，量饥饱勿过，小饮勿醉，陶然而已。戌时（19：00—21：00）掌灯，泡脚、漱口，默坐，复阅日间看书得意处，勿多阅，多伤目，亦勿多思，寝时宜擦涌泉千遍。亥子时（21：00—1：00），安睡以培元气，身必欲侧，屈上一足。先睡心，后睡眼，勿想过去、未来、人我等事。惟以一善为念，则怪梦不生，如此御气调神，方为自爱其宝。

综上所述，养生不仅是为了延年益寿，更重要的是为了预防疾病的发生、能健康无病的颐养天年。因此，养生这一行为不应该再被认为是老年人的专属，而应该将养生理念灌输到年轻人的心中，使养生防病成为一项常态化的行为准则。遍览古籍我们可以发现，经、史、子、集四库中均有着丰富的因时养生方法和理论，良好的因时养生能在很大程度上保证人们身心健康，延年益寿。因时养生是一项重视整体观的养生法则，它蕴含着“春养生、夏养长、秋养收、冬养藏”的四时养生方略，它要求人们“顺时适变”，顺应自然界的时间规律和寒暑变化，根据一年之四季甚至一日之十二时辰中自然之气的消长，以及人体脏腑、经络、气血的盛衰的规律和特点，来选择合适的起居方式、情志调节、药物方法，调节人体机能，与自然和谐统一，从而达到维护健康、预防疾病、延缓衰老、延年益寿的目的。

【关键词】春夏养阳，秋冬养阴；虚邪贼风，避之有时；寒暑过度，生乃不固；春季宜省酸增甘；养生当顺四时；道法自然；冬病夏治；合时令；效法自然、不违天和、谨奉天时；秋季要注意养“心”；春应调“情”；冬应巧补；天人和谐。

【参考文献】

[1] 马丽，戴铭，张璐砾．国医大师班秀文的养生观［J］．中华中医药杂志，2014，29（11）：3519-3521.
[2] 何任．漫说养生［J］．浙江中医药大学学报，2011，35（1）：1-2.
[3] 李俊德．遵经养生，修德增寿［J］．中华养生保健，2010，（6）：22-23.
[4] 任继学．任继学医学全书［M］．北京：中国医药科技出版社，2014：61-63.
[5] 蒋燕．王绵之遣药组方规律探讨［J］．中国医药学报 .2002（2）：109-111.
[6] 张灿玾．养生琐谈［J］．中医健康养生，2016，（9）：44-47.
[7] 高亮．段富津：养生亦有“三因”［N］．中国中医药报，2014-12-03（006）.
[8] 赵莹，孟祥梅，王玮鑫，等．从孙光荣“合则安”养生总则探讨中医饮食养生理论及应用［J］．中医杂志，2017，58（03）：195-198.
[9] 谈勇，胡荣魁．夏桂成：起居有节，恬淡虚无［N］．中国中医药报，2015-02-16（006）.
[10] 徐经世．“一先五要”话益寿［J］．中医健康养生，2017，1：48-51.
[11] 章泽钊，钟程，张子圣，等．国医大师禤国维从“心”论养生［J］．广州中医药大学学报，2018，35（5）：904-906.
[12] 邓小英，卢传坚．当代名老中医“三因制宜”养生防病思想研究［J］．辽宁中医杂志，2011，38（9）：1917-1919.
[13] 邓棋辉．秋季养生学会戒“五心”［J］．茶．健康天地．2010（10）：59.
[14] 高继明．卢芳：祛湿气先除“六害”［J］．中医健康养生，2018，4（12）：34-36.
[15] 郭静．养生有“三宝”：苹果·白粥·清茶［J］．就业与保障，2017，19：59-60.
[16] 陈计智．周岱翰认清养生误区，尽享人生乐趣［J］．中医健康养生，2019，01：28-30.
[17] 张旭．周学文——调护需得法用药莫随意［J］．中医健康养生，2017，（9）：38-40.

（五）雅趣养生

雅趣养生，即通过培养情趣高雅的业余爱好、运用各种娱乐方式来调养身心的一种养生方法。娱乐活动的内容丰富，形式多样，常见的雅趣养生方式包括琴棋书画、花木鸟鱼、旅游漫步、消遣读书、舞蹈等，皆是富有情趣的、动静结合的娱乐活动方式。一方面可以舒畅情志、怡养心神，在轻松愉快的环境和气氛中给人以美的享受；另一方面可以运动关节、舒筋活血、增强体质，是一种积极的休息，达到形神兼养的效果。我国历代养生学家都非常重视和提倡培养健康有趣的兴趣爱好，认为恬静舒适的环境，健康愉快的活动，有益于生命健康。现代研究也认为良好的兴趣爱好具有医疗价值，不仅可被用于养生延年、预防疾病，还可以用于病后康复，恢复健康。总的来说，雅趣养生将养生与娱乐有机结合在一起，是一种寓养于乐，身心兼养的养生方式。

【大师医话】

【程莘农】

书画养性。程莘农的父亲程序生为清朝末期科举秀才，在程莘农6岁时，其父就为他讲授四书五经，同时还让他练习书法，因此程老国学根底深厚。程老的书法、篆刻、绘画都有很高的造诣，二三十岁时已经小有名气，他的作品被收刻和收录于“翰园”碑林及《中国书法艺术大成》中。当年，他与徐悲鸿、张大千同是上海中国画会的会员，并曾经以书画谋生，一幅字卖十块钱，在当时已经很多了。程老现在对书画仍是情有独钟，遇有书画展，常常要去看看。程老的健康长寿和一生习书画有很大的关系。据程老的孙子程凯教授讲，程老心静气定，他写小楷，大约一米见方的宣纸从第一个字到最后一个字一丝不乱。针灸时也是如此，心静神安气沉，达到一种入静的状态。八髎穴在骶骨四对裂孔处，按一般道理讲不摸是没法定位进针的，但程凯说程老就可以不用手摸，全凭感觉迅速进针，令人不可思议。这实际上是因为心静气沉加之熟练的缘故。[1]

【郭子光】

郭老说："如果说我有所成就的话，她的功劳应占50%。"此话不假，他与夫人冯显逊（中医妇科专家）志同道合，相敬如宾，事业上共研临床难题，生活上相扶与共。还有共同的德性把他们连在一起，切磋书法，一起共赏京剧，甚至品赏中外经典名著，也同是"金庸迷"。即所谓"德致和，和促健"[2]。

【贺普仁】

写字、画画、下棋，尤其是收藏针灸的文献、医书，以及石、铜、铁、金各种质地、各个时代的针具，丰富了贺老的生活。[3]

从师学习8年，受牛泽华"学习针灸，必学武术气功"思想的影响，在学习中医针灸的同时，还投身曹钟升门下学习尹式八卦掌。正是医武兼修的学习方法，为年轻的贺普仁今后卓越的针灸功底奠定了扎实的基础。贺普仁从医逾70年，其中绝大部分时间都是在临床一线。治病就是他的乐趣，临床医疗就是他的人生。[4]

【何任】

何任喜欢听民族音乐，他讨论养生和民族音乐的关系，认为音乐与健康有关系，民族音乐对养生有益似尤明显。民族音乐主要是指以中国民族乐器丝竹管弦演奏的古典音乐，它具有清、微、淡、远的特点。他觉得听了能使人心情舒畅、有益健康。"至于其他的音乐，我虽然更不了解，我想对人们的健康也是有益的"，何老如此说。

何老举例，我国唐代是盛行音乐、舞蹈的。当时有很多有名的乐师，亦早已有多种乐器。人们熟悉的白居易名作《琵琶行》，一直传诵国内外。它描写弹琵琶的女子通过琵琶的弹奏倾吐感情，"转轴拨弦三两声""弦弦掩抑声声思"开始抒发感情。接着，轻拢慢捻"说尽心中无限事"，直到一曲终了。琵琶声停止了，但这惊心动魄的音乐魅力并没有消失，出现了"东船两舫悄无言，唯见江心秋月白"。在这样的环境里，弹琵琶的和听琵琶的人在这涵咏回味的广阔静穆的空间，都同样坦露了胸中的郁勃。白居易将从长安贬到九江，闷结在心中的痛苦借着听音乐的哀怨而表达出来。他说:“同是天涯沦落人，相逢何必曾相识。”同病相怜，同声相应。弹琵琶的人悲戚叙说往事，听琵琶的“江州司马青衫湿”了。由于都吐露出胸中的陈怨结气，消减了耿耿于怀的块垒，这比长久间在心中不发泄总好些，尽情的坦露并无损于健康。相反，这种吐露就会减少郁勃，是有益的。

琴的风格技巧，称为琴德；琴的运用形象，构成的意境，称为琴境；琴的思想感情，人物性格，称为琴道。如果琴的德、境、道三个方面表现得好，那对鼓琴人本身和听琴人的身心都大有益处。

何老说自己听中国民族音乐，就传统名曲来说如《将军令》《雨打芭蕉》《二泉映月》《渔舟唱晚》《汉宫秋月》《平沙落雁》等等，听后身心有一种宁静、舒坦、开阔、安谧的感觉。例如，广东音乐《花好月圆》，甚至能唤起他遥远的回忆，好似回到了青年时上大学读书时的环境里，使他似乎年轻起来。又如：他听了古筝名曲《高山流水》，这似琴非琴的筝声，柔和婉转的涂涂声，分明是流水，使他想起远方的好友。“高山流水遇知音”真是不假！又如：听二胡等乐器奏《听松》，豪放有力，使人心胸宽广，并有奋发前进的感觉，常常因此而想到晚唐诗人皮日休的“松子声声打石床”的意境，令他忘俗。何老最爱听的是《春江花月夜》，从十五六岁时听到如今古稀之年，可谓百听不厌。这则根据琵琶古曲《夕阳箫鼓》（又名《浔阳琵琶》《浔阳夜月》）改编的中国民族音乐精品，据说是唐代遗留下来的，以琵琶、萧、胡琴、阮等乐器的大合奏。当他忙时，心烦意乱，如果能抽时间听一二遍《春江花月夜》就自然而然地松爽起来。何老自述，《春江花月夜》共九段和尾声，一气呵成十节。总的意境是描写一个春夜，驾一叶扁舟在江中荡漾，夹岸的花影叠翠掩映在月色下的粼粼波光之中。一开始是萧、琵琶低低的“江楼钟鼓”之声；接着是全部乐器合奏，引出“月上东山”的正曲；又接着渐入高潮，“风徊曲水”，当听到这段常常凝神而情绪起伏，似乎将人心中的优烦倾吐抛弃一样；再进一层是“花影层台”，乐器重复合奏，气势宏大。接下去的“水云深际”是小舟荡漾得深远了，像听到了江面上“渔歌晚唱”，其声渐次而低，在逐渐加快的“迴澜拍岸”中感情起伏，下段“挠鸣远獭”挠拔齐鸣。到此，听者仿佛在一叶扁舟的桨格声中“款乃归舟”，音乐悠远而漫长，接着是慢慢的胡琴声，已接近“尾声”了。在最后箫声悠远中渐次低下来，这时听者的心情也跟着平静下来，一曲听罢像是人们尽情欣赏了美丽的春江夜色。

何老深感中国民族音乐使自己心除烦忧，消块垒，宽胸怀，坚意志，心情畅爽；对其身则清头目，舒肝膈，健脾胃，和气血，茶饭添香。音乐确实有益身心健康。是否如此，请知音人细细体味。[5]

【李辅仁】

工作之余，李老喜欢写字画画，尤喜画牡丹。在看电视时也会骑一会脚踏健身车，边看边练，什么都不耽误。[6]

【李济仁】

“珍藏字画，享个中趣味”，李济仁喜爱收藏字画。多年来，他想方设法搜集名人字画，乐此不疲。在李济仁家中，客厅里是古色古香的徽派家具，窗台上是绿意盎然的徽派盆景，墙壁上则挂着各种形制的字画，且多半出自名家之手。繁忙工作之余，端一杯清茶，小憩红木椅上，环顾四壁字画，一一细品，优哉游哉。

收藏字画是一种高雅的文化活动，既能增长文化知识，增进文化品位，又能陶冶情操，美化生活，还能怡情养性，延年益寿。古今有许多收藏家都是长寿之星。例如，明代收藏家、大书画家董其昌活到81岁，清代著名才子诗人、藏书家袁枚活到82岁，这在明清时期已是很了不起的寿星。现代著名画家、美术教育家、古印收藏家黄宾虹，一生与丹青为伍，挥毫课徒，享年91岁。现代教育家、藏书家徐特立则享年93岁。

李济仁的体会是，从悬壶生涯的现实世界中，通过一幅幅字画可以向水墨丹青的精神世界过渡。如夏天观梅花感到心冷意惬，冬天赏荷花感到丝丝暖意。在情绪低沉时可看含苞怒放的花鸟图，在情绪烦躁时可品冰天雪地的北国图。徜徉于物质世界与精神世界之间，既实在，又空灵，心旷神怡，怎能不健康，怎能不长寿！

“亲近自然，览山川胜迹”，前贤说“读万卷书，行万里路”。李济仁的居所在弋矶山医院的医苑小区，就在长江南岸的弋矶山下，林木荫翳，绿荫如盖。晨起林间听鸟鸣，江畔听涛声，活动肢体百骸，再从容散步，实是一大赏心乐事。就是在这样一个优美的环境里，李济仁创作出一套适合自己的养生功法。

李济仁素喜旅游，不但踏遍家乡黄山的青山绿水，足迹遍布大江南北、长城内外，还远赴东南亚和欧美澳非等地旅游。著名书法家葛介屏先生特作对联一副相赠，“登五岳名山足迹园林继宏祖，精岐黄鉴古手披图籍踵青莲”。

李济仁的旅游与众不同，不但游山玩水，尽自然美景，还喜欢思考问题，如秋天到北边城市，阴雨绵绵，不同于南边的秋高气爽。梅雨季节，南方多雨，而北边却艳阳高照，“横看成岭侧成峰，远近高低各不同。不识庐山真面目，只缘身在此山中。”“人间四月芳菲尽，山寺桃花始盛开。长恨春归无觅处，不知转入此中来。”吟诗触景，更觉心怡神悦。南北气候的差异，使李济仁联想到中医养生也不能一概而论，要根据气候、地理、环境的不同，设计出不同的养生方法。

“别的老人出游一次，回家多半会叫累，甚至有人会累得躺下十天半月。而我出游回来，总感到精神倍增，容光焕发。我自已做过测试，外出旅游前和出行归来后的‘三高’指标，不是上升而是下降。”有人请教个中奥秘，李济仁笑答：“一旦外出旅游，就把满脑子的事悉数放下，一心一意享受山光水色、自然风光，激发出热爱祖国大好河山的豪情，日常工作的紧张心情也得以放松，血压自然会下降，血脂、血糖也在无形中得以降低。至于出国，只看作四海一家，同样亲近自然，热爱自然，精神健旺，健康状况当然良好。”[7]

【路志正】

年轻时路老养成了练书法的习惯，常常以习字为乐，每天早晨锻炼后，都要写上几笔，偶挥毫而蹴成小作。在身体力行的情况下，路老仍坚持每周 3 次出诊，沿袭白天出诊，晚上读书的习惯，如每天不读书不看报，则惆怅若失。[8]

【裘沛然】

裘老年轻时就“不爱风月爱风云”“读万卷书，行万里路”，及至老年，“浪迹书海一老翁”。读书是其一大乐事，他精熟文史，谈吐隽永，对《孟子》情有独钟，不少精彩的篇章至今尚能一字不差地吟诵，对古诗词的造诣也相当深厚。工作之余暇，或登山临水，感悟自然，留下了不少脍炙人口的诗词。他说潇洒，就是充满生机，超越自我，活得洒脱，生活充实，身心愉悦，有利于健康[9]。

裘老认为作诗著文能够陶性冶情，抵御各种思想杂念的干扰。诗人常说

“一字不稳费功夫”，虽然说的是作诗的艰辛和难处，但正说明了古人说，文章“穷而后工”，作诗就能把注意力和积极性调动到修辞炼句上。[10] 裘老在1995年1月《八十述怀》诗中写道：“春风吹泪生烟，已掷浮生八十年”“老犹不死谁能料，天或假年未许休。”春风骀荡，浮生九秩，天假岁月，奋斗终生，其盎然生机溢于言表。裘老的养生经验可总结为四句话：“从来长寿藏秘奥，养生要领在做人。千古灵药谁求得，仁风吹拂大地春。”[11]

除读书作诗外，裘老还爱喝茶，终身为伴，清心怡神。[12]

【任继学】

“潜心阅读，宁静致远，”任继学说，“我现在的记忆力不减当年，这应当归功于我的静心阅读。我少小时念的是私塾，15岁行医后更是与书籍结下了不解之缘。中医典籍汗牛充栋，我每天至少有几小时是沉浸在书的宁静之中。”

看书对身心非常有益，一是看书必须静下来，讲究的是一心一意研究一个问题，这时人的思想无忧无愁、无喜无悲；二是身体要坐直，这样有益于气血调和及头脑静养，“真气从之”，人体外在的营卫、内在的正气互相调和，从而提高了机体的抗病能力。读书写字能提高机体的抗病能力，这是因为，人的七情六欲是许多疾病的致病因素，而读书写字可以洗涤净化缠绕在人们头脑中的七情六欲。

在宁静的书房中，宁静的目光注视着宁静的书卷，正是这份阅读的宁静，使任继学摆脱了白天工作的纷繁，也摆脱了情志思虑的困扰。潜心阅读既增加了学识，又可保持一副健康的体格。

几十年来，任继学几乎没有得过什么大病。一年四季从不停歇的漫步和整日手不释卷的阅读是任继学养生的两大法门，这一动一静两种养生方法就像人的双手一样不离左右。除了看书，任继学还有一个习惯，就是喝茶。“我喝茶都是在晚上8点钟前后，每天看书看到晚上8点时，就会沏上一杯绿茶，一边阅读一边慢慢啜饮，这叫‘动静结合’。因为喝茶主要是为了提神，坐的时间长了，一喝茶人就得活动活动。”“非淡泊无以明志，非宁静无以致远。”正是因为心无杂念、淡泊名利，人才能集中意念潜心阅读，也正是阅读时的这份宁静，才能使人心境平和、修身养性。[13]

【徐景藩】

徐景藩认为："读书养性是莫大之乐，特别是对中医经典著作的各家学术，我反复阅读，温故知新，其中乐趣，难以言表。"他把"心无机事，案有好书"作为养生座右铭。他的爱好就是读书与写字。艺术的享受，使他的身心在工作之余，毫无烦恼之干扰。

徐景藩说："我一生最爱的是书籍。明代书画家陈眉公说道，'人生有书可读，有暇得读，有资能读，又涵养如不识字人，是为善读书者，享世间清福，未有过于此也。'读书是天下最快乐的事，终身受用无穷。"学问日深，道理日新，愚者因之而贤，昧者因之而明。一年四季，寒暑风雨，黄昏清晓，窗下安然得面对古人，这是多么快乐的事啊！每年新职工入院培训班，徐景藩总会把元代翁森的《四时读书乐》组诗写成条幅送给刚走上工作岗位的年轻医生，鼓励他们多读书，读好书，善读书，要多读中医四大经典，努力做一名能为百姓解决病痛的医生。徐景藩的另一个爱好是泼墨挥毫。闲暇时，聚精会神，临摹名家法帖，曾经一气呵成王羲之的《兰亭序》，字如行云流水，沉稳端庄。徐景藩认为书法为"纸上的太极、墨上的气功"。练习书法，必须排除杂念，气深丹田，或如行云流水，或似登山远眺，它可以陶冶情操，修心养性，解除烦恼；且从书法艺术中还可以吸取精神营养，在高尚的艺术享受中使身心得到放松和康健。

自幼喜爱音乐的徐景藩，一生中没有离开过乐器，业余时间也常爱拉拉、弹弹、吹吹。到了老年，他又学弹电子琴，在学习、工作之余，自娱自乐，有益身心。活到老，学到老，服务到老，是徐景藩一生的不懈追求；保持本色，提倡和谐，乐在自然，也是徐景藩所领悟的岐黄之道。[14, 15]

【颜德馨】

脑藏神，有神则生，无神则死，神弱则病，守神则健。老年人经常动脑，勤于学习，有助于保持头部血液循环畅通，促进身心健康。颜德馨认为读书学习、著书立说可以保持思维的敏捷和健脑。他自己创造了一种勤动脑的方法，即每晚上床临睡前总结一天的工作情况，每晨醒后在脑子里制订新一天的打算。他所有文稿以及工作进程，都是睡前醒后在脑子里制订的。这样做可保持大脑有足够的信息刺激和血液供应，是预防阿尔茨海默病的最佳方法。

对于写字，颜德馨强调练字首先要安心调气，气调则脉络自通，一旦“砚田笔垄”得趣，即心脑舒展。手的精微活动就是“脑的外化”，在绝虑凝神中自我调节，屡试不爽。除了钟爱的中医事业，颜老还广泛涉猎东西方文学、电影、戏曲、歌剧以及政治和财经等。他对传统文化尤为感情深厚，喜读旧体诗、明清笔记和书法理论，经常研习古代书法家字帖。自幼习字的他先从颜真卿，后学赵孟頫。他的脉案，尤其是膏方，本身就是一张可供临摹的字帖[16]。

【张灿玾】

张灿玾的祖父和父亲都是京剧爱好者，喜爱胡琴和传统的打击乐器，也会演奏些一般的曲调和套数。张灿玾教授在少年时期，就受到他们极大的影响，爱看戏，爱听音乐。他学习过多种乐器的演奏，如京胡、二胡、笙、笛、箫、唢呐、小提琴、口琴及锣鼓打击乐等，晚年又习古琴，喜爱奇石。因为有这些情趣爱好的调节作用，所以他的生活、工作、学习，虽然很紧张，但并不枯燥和单调，精神上也很舒畅。此后，他又不断发展多种爱好和多边活动，诸如书法、绘画、诗词、篆刻等。利用这些爱好，可以使精神负担得到不同程度缓解，减少疲劳，使脑力得到适当休息，此亦养神之一法也。

除此之外，张老自来济（编者注：山东济南）之后，数十年间，公务繁忙，曾行尽长城内外、大江南北，公事之余，亦曾览诸海岳山川、江湖胜迹。或登高而歌，借以呼天吸地；或极目而望，借以俯察万物；或置身洞天府地，借以探索幽隐；或游观古今胜迹，借以凭吊岁月沧桑。当此之时，既可一新耳目，又可遣兴抒怀，不知老之将至。兴有未尽，归后或为游记，或为诗词，或发议论，或谱歌曲，或言志，或咏言，忘身于物外，寄情于物中，犹可谓养神之善举也。唐人王勃《滕王阁序》曾谓“老当益壮，宁移白首之心，穷且益坚，不坠青云之志”。人之生也，当有所作为于社会，老之将至也，不可无伏枥之志。回首当年，展读昔年笔墨，亦可增欣慰之心，忆少壮之情，不亦快哉。[17]

【张镜人】

观赏和创作书画诗词能延年益寿。张镜人的延年益寿得益于多方面因素，其中对书画诗词的兴趣是重要的方面。他亦医亦儒，既是书画收藏家，也是浸淫其间的书法家，他经常作诗填词，与当代许多书画家、学问家都有往还。作诗填词表述志向、寄托感情、排遣宣泄、览胜记游，既是高雅韵事，也是一种亦动亦静，以静为主的养生妙法。[18]

【张琪】

张琪饮茶很讲究，他平时喝的都是青茶，用的是陶砂茶具，小巧玲珑，很适合品茶。他说，茶可以促进消化，清脑明目利尿，能帮助清除体内有害物质，利于身心健康。[19]

【朱良春】

读书有味身忘老。朱老 94 岁高龄时仍思维敏捷，记忆力毫不逊色于年轻人，这与其长期坚持阅读、笔耕不辍有直接关系。朱老常说："大脑用则进，不用则退。读书是最好的脑部运动，非保健品能比。它可增强思维能力，促进大脑细胞新陈代谢，预防早衰和老化，并可协调控制全身的功能。"清茶一杯，静坐阅读，心无旁骛，乃乐事一件！在享受精神愉悦的同时，于无形中达到健康长寿的目的。

笔砚留香气血畅。俗话说，养身要动，养心要静。练习书法既有动又有静，可以延缓大脑老化，对机体起到调节、修复作用。朱老平日喜欢写诗词、名言警句，他认为书法创作如同一套完美的功法："裁纸、研墨这些不起眼的准备工作，在活动腕肘关节的同时就已在调整心气，心正气和，则契于妙；下笔前，气沉丹田，凝神静气，万虑皆息；运笔时，头正、肩松、身直、臂舒、腿弓、足安、意力并用，使得气血如一股暖流贯穿全身，心情亦舒展豪放，写出来的字自然挺拔秀逸。"

乐声入耳助长寿。音乐揽天地精华，汇万物灵气，舒体悦心，既流通气血，宣导经络，又变化气质，陶冶性灵。据考证，上古时"樂""藥""療"三字同源，可见音乐与药物、治疗有着必然的联系，《黄帝内经》曾论述了宫、商、角、徵、羽五音与脏腑经络的关系。中医养生理论以"静神"为主体，把心情平静视为健康的源泉，将"乐与人和""天人合一"作为理想境界。朱老年轻时就喜爱音乐，还曾学习、演奏过锯琴。欣赏曲调优美、节奏轻快舒缓、中和雅致的音乐，已成为他为自己开具的音乐处方，用音乐养生可谓是最惬意的长寿之道。

莳花弄草益身心，每次来到朱老住所，都能感受到春意盎然。朱老没有烟酒等嗜好，却对莳花弄草情有独钟。养花不但能美化环境，而且对健康很有裨益，有助于一些慢性疾病（如神经官能症、高血压、心脏病）患者改善脏器功能，调节大脑皮质，降低血压。对朱老而言，移盆、换盆、松土、施肥、浇水、剪枝，是一种愉快的劳动，能活动四肢，灵活关节，使身体得到适度锻炼。朱老说："对于我们老年人，感受生命的价值时，能忘却不愉快，而夕阳西下的迟暮感亦烟消云散。"

养鱼赏鱼自得乐。踏入朱老家的客厅，一缸美丽的鱼儿夺人眼目。朱老说养鱼也是一门学问，且不说这风水养鱼的讲究，光为了让鱼儿健康地游弋，自己可没少花心思：向专家讨教喂养金鱼的知识，天气好时亲自去河边捞鱼虫，每次亲自为鱼儿换水等。天长日久，其健身功效并不亚于气功，既可舒展筋骨，又可消除疲劳。长时间用脑后，起身驻足赏鱼，望着在水中"舞蹈"的鱼儿，犹如欣赏一幅灵动的水墨画，其乐自知。

游山玩水心悠然。人到晚年，心境悠然，更钟情于返璞归真。旅游是一项很好的健身运动，当漫步于山间小径，置身于翠绿之中，或游历于古典园林时，既赏心悦目，又活动筋骨，有益于延年益寿。朱老每年都会安排 2 ～ 3 次外出机会，融情山水。当然，朱老亦乐于和大家分享自己的旅行经验："春秋两季是老年人旅游的最佳时期，出行前要体检。根据身体情况选择适宜的景点，由家人或较年轻的人陪同，避免行程安排过满而产生疲劳。饮食宜清淡有节，携带适当衣物增减替换，带上必备药品如人丹、藿香正气丸、红花油、创可贴等有备无患。每晚临睡前用热水泡脚，睡时将小腿和脚稍垫高，以防下肢浮肿。[20]

【周仲瑛】

周仲瑛生活俭朴，不追求物质享受，唯以读书为平生最好。其实，研读医书，不仅是他的兴趣爱好，也是他的养生秘诀。在品读经典过程中，周仲瑛结合临床，常能悟出切合实用的辨治方法，顿悟之后的喜悦油然而生。孔子说："学而时习之，不亦说乎！"这就他独特的"学乐养生真法"[21]。

【干祖望】

干祖望一生最大的爱好是买书、藏书和读书，一生嗜书为食粮，自诩为

“书痴”。他有一副对联：“人瘦因工作，家贫为买书”。自学医开始，他每周去一次古旧书店或新华书店，到了80岁、90岁是每月一次，近百岁时一年也去两三次。另外，每去一个地方出差，他总要挤出时间去书店转一下。逛书店，一是看书找资料，二是看到好书就买。有一次看到一本好书，身上没有钱，但回家取钱，又怕这本书被别人买走，当时毫不犹豫地把自己心爱的“西姆”牌手表卖了，买回了520卷的《古今图书集成·医部全录》。1990年元旦，南京文化界评选“藏书状元”，数百人角逐，最后干祖望荣登榜首。金陵胜地，六朝古都，也是人文荟萃之地，干祖望在此夺冠，一是以其藏书之多取胜，二是以其理书有序而出众。干祖望藏书并不刻意求多，而是以学术上是否需要为原则。书室中医籍独多，字典辞书，也是重点；四书五经、佛学道教、天文地理、古史今说、格律诗词，在书柜都有一席之地。这么多的书，他将其一一分类，编号四十余门，排列有序。待到用时，信手拈来。干祖望把自己的书房命名为“茧斋”，并且自题诗曰：“我事涂鸦你吐丝，两般姿态一般痴；年年自缚琅缳里，乐仅庐陵太守知。”诗句中足见他对书的感情之深。[22]

【郭诚杰】

郭诚杰也是个很有品位的人，在退休以后，他除了出诊看病，闲暇的时候还热衷于对书法、绘画等文玩的收藏。这些爱好使他的晚年生活丰富多彩。走进他的家，首先映入眼帘的是随处可见的字画、奇石、瓷器等，收藏就像他本人一样透着质朴和灵性。这些藏品大多是他自制或旅游时从各地淘来的，每件瓷器或小石头背后都藏着郭老有趣的经历和故事。他认为，广泛的兴趣可促使老年人脑细胞始终处于活跃状态，延缓大脑的衰老。同时也可开阔心胸、陶冶情操。他还说，他要让自己的夕阳红红得多姿多彩。窗台上翠绿的虎皮兰和艳丽的蝴蝶兰，与郭老乐观而富于朝气的气质相得益彰。[23]

【李今庸】

读书养心修德。李今庸一生生活简朴，饮食顺精粗，衣服随美恶，无厌无求，唯以购书、读书习以成癖。他常说，读书可养心修德，一读书什么烦恼都没有了。他的书斋名曰“莲花书屋”，意出周敦颐《爱莲说》，莲“出淤泥而不染，濯清涟而不妖”。走进他的书房，如入芝兰之室，墨香扑鼻而来。除了浩瀚书海，满墙都是他自己书写的诗词，其中一幅尤为醒目，“书，善读之，可以医愚”，可见他认为读书的重要性。

李老是中医训诂校勘第一人，多年来笔耕不辍，能将经典医籍原文一字不差地背诵，被誉为“内经王”“活字典”。尤嗜读书写作，勤于思考，他笑称这就是自己的养生之道。李今庸常以《孟子》的“养心莫善于寡欲”警醒自己，做到名利上的无欲无求，用仁义礼智信的标准作为自己的思想及行为准则，为人乐观豁达，清正廉洁。[24]

【刘敏如】

身为中医大师，刘敏如的爱好出人意料地广泛。“琴、棋、书、画，虽然算不上精通，但每一样都特别喜欢。”钢琴她会弹，也经常和朋友一起去唱歌，空余时间还经常画画。在她看来，这些爱好也是养生的一大秘诀，她把这称之为“自为”，只有保持愉悦的心情，人才会长寿，“尤其是老年人，不要认为自己老了，就少动脑少动身少欲念，这样不行，越是上了年纪，就越要有所爱好，有所追求，有所作为，才能越活越充实，活得有滋有味，才能长寿。”[25]

【刘尚义】

刘尚义不仅精研中医学，在闲暇之余对书法、绘画、篆刻也有较深专研，认为在书法、绘画和篆刻时，首应凝神聚气，排除杂念，身随心动，这样做具有通行百脉，帮助身体表里内外气血流通的作用。京剧是中国四大国粹之一，刘老在适当的时间段会吟唱京剧中的一些著名曲目，认为其具有条畅气机，助吸通脉，愉悦身心的作用，而且也包含宫、商、角、徵、羽五音，五音对应五脏与五志，借以协调脏腑，安神宁心，养生定志。[26]

【刘祖贻】

书法者，学书而循法度。且以法而为不法之大法。习字必静，静以养神，神而生气。《黄帝内经》言“精、气、神”为人身三宝。《上古天真论》谈精，《生气通天论》谈气，《四气调神大论》谈神，书法于三者而利之，书者寿，盖因“精神内守，真气从之”。

练书法长寿，确是至理。写字如同练气功，须做到正形、静心、用意、运气，心、眼、手协调一致，心与意合，动静结合，太极拳等皆类此。书法养神，是其本身的要求，如唐太宗论书法讲“绝虑凝神”，欧阳询讲“莹神静虑”。书法是艺术，能怡情畅神，是令人长寿的原因。佛家有三宝：佛、法、僧，“无事不登三宝殿”或指此。医家三宝为“精、气、神”，三者关系为“精化气、气生神”，其中“神”起统帅作用，神能御精，神为气立，得神者昌，失神者亡。[27]

【吕景山】

业余时间，吕老喜欢读书，家里的书柜是他家最豪华的家具。“看书可助养神，养神就是养心”。吕老还有一大爱好：听豫剧。从小在河南长大的他，在豫剧中寻得了许多儿时的美好记忆。《穆桂英挂帅》《七品芝麻官》等经典豫剧他看过很多遍，偶尔还会跟着唱上两句。他说：“听戏也是放松身心的好办法。”[28]

【尚德俊】

尚德俊从青少年起就喜欢读书和写作，喜欢文学，上学的时候，文学情结就很浓，国外作品，如苏联高尔基的《我的大学》《海燕》等文学作品他非常喜欢，亦常读鲁迅、冰心、丁玲等国内知名作家的作品，如《风波》《故乡》《孔乙己》《狂人日记》《冰心散文选》《太阳照在桑干河上》等。他认为，阅读能提高一个人的文化情操，还能让人感觉生活很充实、很有滋味。不仅如此，他认为，阅读也是很好的放松方式。如今他仍然每天看《齐鲁晚报》《生活日报》《作家文摘》，时常翻翻巴金、王蒙、老舍等人的回忆录。

尚德俊非常认同“养生贵在养心”。书一读，心先静。读一本书，就像是和书中的人物在交谈，心情格外愉悦，一切忧愁烦恼都抛到了九霄云外。同时，“开卷有益”，一本书就是一个世界，与大师对话，可以滋润灵魂，充实生活，使人生快乐。善读书可以使人聪明，读书还是一帖良药，有解除烦恼和宣泄苦闷的效果，能起到调整人心情的作用。

尚德俊还爱好写作，耄耋之年仍思路清晰、记忆力甚好，写有多篇回忆录散文。此外，他还喜欢在家养花，每天赏赏花也是一项修身养心的活动。有书卷气的人，自然会有合理健康的人生态度、高尚的行为准则和高雅的情趣。心境的安宁，是养生中“养神”的重要内涵。[29]

【石仰山】

石仰山爱好文艺，除京剧、评弹之外，还喜欢老上海20世纪三四十年代的爵士乐。在“文革”时期，这些珍藏都被扫荡殆尽。后来赴美国去探亲，就在唱片店里找了不少原版的老唱片，弥补了心中的那份缺憾。现在家里还有不少京剧、评弹的唱片影碟。他早年最喜欢观看京剧艺术家杨宝森的表演。平时他就在家里听听光盘，有时还跟着光碟哼唱几段熟悉的杨派唱段，自得其乐。平时他爱好学习，取长补短。他订阅报刊，还有剪报的习惯，剪多了就装订成册，闲时翻阅，十分方便。至今他拥有厚厚的剪报多册，视之为万宝全书的珍藏。因为经常用脑能够提高记忆力，有的朋友多年不见，他一见总能叫出对方的名字，不会含糊。[30]

【张大宁】

张大宁写得一手好字，爱读圣贤古籍。他的公文包中永远少不了毛笔，工作之余，他都会练习一会儿书法，“有时候去国外讲学不习惯时差，烦躁时候就得写写字，心情很快就会恢复平静，我得时刻保持好的心情。”他认为，无论是哪一种情志太过，都会影响人体气机升降、血液运行和肾中精气的旺盛，肾精气不足，自然加快衰老。[31]

【柴嵩岩】

以史为鉴，读书怡情。柴嵩岩家的书柜里都是线装中医古籍，写字台、床头桌、床头枕边也布满医书，随手可得。一有时间，柴嵩岩就要批改徒弟的书稿，为了一个观点，她可能要翻阅许多古籍寻找佐证。

闲暇时她喜欢看古书，尤其是历史方面的书。柴嵩岩认为古书既可以帮助我们了解历史，也可以以史为鉴，教育我们为人处事、辨识是非，最重要的是看此类书不会引起感情的大起大落，不属于情志刺激的范围。

柴嵩岩还喜欢看武侠小说。金庸、梁羽生书中的侠光剑影、弃恶扬善，令她惬意、忘返，犹如顽童。她认为武侠书里的人物写得有情有义，而故事的情节和结局多是善有善报，恶有恶报，大快人心。柴嵩岩常说：“武侠故事让我把生活中看不惯的事情忘得一干二净。”柴嵩岩的心境随书中故事跌宕，感慨道：“在书里，虚幻与现实的界限被打破，你看见人生的道理就在现实生活，甚至神鬼仙怪的妄谈中演绎而出。”[32]

【许润三】

读书是许润三的爱好，他爱读书，沉浸在书中的他是快乐的，对于他来说，好书皆宜阅读。“我看书没有局限，面很广，不仅医书经典，散文、小说我也会看。”他也总说，人要常动脑，读书的过程也是更新知识、扩展思维、用心动脑的过程，这对于健康是很有好处的。也正是勤读善思的习惯，让许润三得以在如此高龄仍保持着清晰的思维、创新的理念，常具一颗“七窍玲珑之心”[33]。

【薛伯寿】

读书、著书也是薛伯寿人生一大乐事，亦是工作和使命。薛老是中医大家蒲辅周先生的入室弟子，曾跟随蒲老学习长达十三年之久。蒲老在晚年时依旧勤奋研读，案头医书甚多，《伤寒论》《道德经》更是翻阅过数十遍。如今薛老亦好读书，提倡读书为乐。他认为，适当的脑力劳动可增强思维能力，提高领悟水平，常读书、常用脑，不仅使脑筋灵光，还可增长智慧，即如《淮南子》所云“为善最乐，读书最佳”[34]。

【张磊】

“培养广泛兴趣，养性怡情”，为了克服百无聊赖的感觉，老年人培养各种兴趣是非常必要的。有人把老年人退休以后的时光比喻为人生的第二个青春，张磊认为，老年人可以按照自己的兴趣做一些工作，以此来提高自己的生活情趣。

张磊兴趣广泛，虚怀若谷，情趣高雅，文史哲知识积淀深厚，他认为先通文理，然后才能明医理；只有博学于文，始得精专于医。

他懂得音韵，长写旧体诗抒发情怀，他写的旧体诗自然流畅，尽量不用典，好像在说话，给人以朴实感、清新感和美感。他认为诗要有味道，耐人寻味，百读不厌；诗要有内涵，如看大山，如观沧海；诗要有格调，如清风朗月，苍松翠柏；诗要灵巧，炼字炼句，美感井然。

他小楷功力深厚，经常写毛笔字怡情抒怀，创作并书写的旧体诗《游郑州市熊耳河》被收录并被篆刻于“黄河大观名人碑廊”，尤其《张磊医余诗声》一书收录了190余篇他创作的诗歌，医文并茂，采用毛笔书写形式，更觉别致，耐人寻味。他还时常邀请丹青墨友聚会，大家在一起挥毫泼墨，谈古论今，幸甚至哉！诗以咏志：

闲吟

老年心益静，舞墨又敲诗。

何计工和拙，只求脑不痴。

他熟识五线谱，拉起二胡来气定神闲，常常和学生一起在家演奏娱乐；体魄强健，以诗言志，笔墨传情，业余爱好非常健康和谐，与医学生涯相辅相成，治起病来妙手回春，写起诗来妙笔生花，显示出了当代中医大家风范。[36, 37]

【周岱翰】

熟悉周岱翰的人，都知道他有不少“年轻”的爱好。多年前，医院统一开电脑处方，考虑到他是年过花甲的名老中医，院方想找个人替他操作，但是他不同意，非得自己学电脑。因为经常出国讲学，他还学起了英语。他的生活习惯也年轻化，每天起得不算早，习惯晚上21：00—22：00时把一天的报纸、杂志看完。他说，这样的学习方法让人感到满足。他的锻炼时间通常在下午，有时骑骑自行车，还常举举哑铃。[38]

【邹燕勤】

邹燕勤喜欢养植物，阳台是她的天地。她种的大多是药用植物，每天喝水用的薄荷叶，就是来自家里的阳台。

她的兴趣爱好也十分广泛，如钢琴、舞蹈等，但最喜欢的还是看书。她说，父亲也喜欢看书，即使年纪大了还保持阅读的习惯。她认为，要保持大脑的活跃，就要养成阅读的习惯。因此，她每天都会读书看报，还时常与学生们交流问题。让大脑常处在思考的状态，人也会充满活力。

邹燕勤不用什么保养品，皮肤状态却让人羡慕，而她保持年轻的秘诀就是心态。说起时下最流行的电视剧，她也娓娓道来，年轻人喜欢的事物，她也能跟上潮流。她说要忘记自己的年龄，把自己当成年轻人。因此，无论是微信、互联网还是明星，只要是与年轻人靠近的话题，她都去了解，这对健康都大有裨益。[39]

【编者按语】

雅，即高雅、美善、不落俗套的；趣，即意趣之意。除每天的工作时间、睡眠时间之外，余下的时间我们习惯将其称为自由时间、业余时间、闲暇时间、休逸时间。在闲暇、业余时间里通过各种富有情趣的、动静结合的娱乐活动方式，可以达到舒畅情志、怡养心神、运动关节、舒筋活血、增强体质的目的，既能使生理、精神上获得休息和松弛，又能丰富美化生活，并在轻松愉快的环境中获取精神营养，达到养神健形、益身延年的效果。

我国历代养生学家都非常重视和提倡培养健康有趣的兴趣爱好，并认为恬静舒适的环境、健康愉快的活动有益于生命健康。古人对诗词鼓琴、文房四宝、古铜器、窑玉、字画碑帖、熏香、花卉盆景等器物都会多加鉴赏玩味，不仅丰富了日常生活，增加生活情趣，又使人们更加热爱自然，热爱艺术，热爱生活，提升精神层次，丰富精神生活。人们可以不拘时间与空间的限制，尽情享受自然世界的美妙。

雅趣不仅有益于健康人养生，亦能帮助患者病后康复。兴趣爱好在平稳情绪、转移注意力方面的作用是毋庸置疑的。患病之后患者往往因疾病而情绪低落，虽然众所皆知负面情绪无益于疾病的治疗和康复，但如何保持良好的心态与情绪？合理的休逸活动就可调畅情志，增加生活的乐趣，减轻疾病带来的不良情绪影响，对疾病的恐惧心态也会随之减轻甚或消失。

日常的娱乐活动形式多样，但并非所有娱乐活动都能达到养生的目的。“雅趣养生”强调这些娱乐活动不仅要有乐趣，还应该有“雅”的取向——有节制、有规范、不落俗。若是拘泥于取乐，一旦过了头，便很有可能过犹不及反而“害”生，如在电视前的沙发上久坐久卧，在电脑前通宵达旦地上网、玩游戏，在牌桌上废寝忘食地激战等。这些虽然也是娱乐，但因为没有适当节制，过度耗伤精力、体力，有了一时的欣快满足，却无益于身心长久健康，不仅不能达到养生的目的，还会成为影响健康的不利因素。

一般认为的文雅之娱大多包括音乐、弈棋、书画、读书、花鸟、垂钓、旅游、品茗、收藏等，这些活动的“雅”在于气定神闲的心境，“趣”在于心与物合碰撞出的意趣，在这过程中营造平和的心境，平衡身与心，是切合养生之道的。

1. 常见的雅趣养生方式

（1）音乐养生

《史记·乐书》记载：“音乐者，所以动荡血脉，流通精神而和正心也。”音乐家冼星海也说：“音乐是人生最大的快乐，音乐是生活中的一股清泉，音乐是陶冶性情的熔炉。”他的说法中既包含着音乐的社会功能，也包含着音乐的养生功能。

音韵、旋律、节奏可以导养神气，宣和情志，对人的健康产生潜移默化的影响。《黄帝内经》认为角、徵、宫、商、羽五音分别属肝、心、脾、肺、肾五脏，五脏与五音共振，可调理相应脏腑经络的病症。元代名医朱震亨也指出“乐者，亦为药也”，主张用音乐作为一种精神疗法。清代名医吴尚光说：“看花解闷，听曲消愁，有胜于药者。”可见，古人早已深刻地认识到音乐对人体具有一定治疗作用。[40]根据相关研究数据，音乐对神经系统特别是大脑皮层产生一定的影响，人的感官对不同的音乐具有不同的反应。利用这一点，音乐能在一定程度上对人的基本情绪进行调节，有利于人的内环境稳定与平衡，进而达到祛病延年、养生健体的目标。[41]

音乐是抒情达意、畅达精神、调和心神的有效手段，诗人苏轼就曾言弹琴能“散我不平气，洗我不和心”。春秋时期，孔子听韶乐，三月不知肉味。可见，美好的音乐对人的情绪有较大影响。《旧唐书》载，皇甫“每思涸则奏乐，神逸则著文”。说明音乐的确可益思增慧，激发写作灵感，增强与恢复记忆力。另外，弹奏各种乐器时都要活动指掌，牵动肌肉和关节，使手指灵活，大脑反应灵敏。欧阳修在《琴枕说》中记载过自己手指拘挛经弹琴治好的故事：“昨因患两手中指拘挛，医者言，唯数运动以导其气之滞者，谓唯弹琴为可。”弹琴能活动手指，导其气滞，遂能恢复手指灵活。

在所欣赏的音乐种类选择上，以遵从自己的体验为要。每个人对音乐的感受各有差异，不论是古典音乐、民族乐、地方戏曲或是流行音乐，只要能让欣赏者的身心愉快、调整心情，一般来说就是合适的音乐。另外，应当根据不同时宜、情况选择合适的音乐：进餐时，欣赏轻松活泼的音乐可促进消化吸收，铿锵有力、节奏明快的打击乐会分散进食时对食物的注意力，不利于食物消化；临睡前，听轻缓悠扬的乐曲有助眠的效果，摇滚乐、打击乐使人情绪激动，难以入眠，不宜在睡眠时听；工间休息时，听欢乐、明快的乐曲可解除疲劳。需要注意的是，欣赏音乐时音量不宜太大，音量过大的话反而成为噪音，扰人心神，令人不适。

除了聆听，还可参与到演奏、创作、演唱中，演奏乐器，闻歌起舞，引吭高歌，吹、拉、弹、拨各种不同的乐器，均能调动身体活动，需要一定的体力，而且使人全神贯注，亦可抒发情感。在音乐优美的旋律中，舒展身体，轻歌曼舞，能使人情动形动，畅情志而动筋骨，从而达到动形健身的目的。这几乎相当于做健身运动。因此，唱歌或演奏本身就是一种活动治疗，这对于不宜做剧烈运动的老人来说，显然是一种强度合适的健身活动。

（2）弈棋养生

弈棋，古称“手谈”，不仅是一种智力竞赛，也是一项有利身心的文娱活动，自古就有善弈棋者多长寿之说。《棋品序》曰：“体希微之趣，含奇正之情。”弈棋的深思过程，往往凝神静气、全神贯注，神凝则心平气和，专注则杂念全消，使人松弛身心的同时，又能振奋精神，使人胸襟开阔，正体现了“形神兼养，首重养神”的传统养生思维，有导养神气的作用。棋局变化的过程中，人的精神随之张弛有度，凝神屏息之间可获类似气功练习时的调心、调息效果，所以弈棋是静中有动、外静内动的活动，除可享受艺术美感、增加娱乐情趣外，还可调畅情志，起到养心调神的作用。

弈棋是一种“脑力操”，可以推迟和延缓脑细胞衰老。在区区围棋的棋枰上，能容纳千万种智斗风云，围棋的势式变化可以多到3^{361}之多。棋局的无穷变化，可以使思维活动进入到高度活跃的状态，锻炼人的应变能力，全方位锻炼人的思维，增强记忆，开发智力潜能，培养把握全局的意识。经常弈棋，可以陶冶情操，促进智力，对延年益寿的作用也是现代医学所肯定的。

对弈势必要与他人互动，在切磋技艺的同时与人聊天社交，可派遣孤独一人的寂寞与烦闷。尤其是对退休的老年人来说，骤然脱离了工作环境、与人交往的机会大大减少，弈棋既可开动脑筋又可增加与人互动的机会，从而利于身心健康。

弈棋虽是有益的活动，但是正如《老老恒言》所言：“棋可遣闲，易动心火。”下棋不是为了竞技，不是为了比赛，而是为了自己更加心平气和。缺少了心平气和，人的五脏就容易失衡，就把生命的规律打破了。若是得失心太重，对棋局输赢过分在意，会导致情志郁结，容易过度激动，反而于身体无益，尤其对老年人来说突然的情绪刺激易诱发中风、心绞痛等，所以保持胜固欣然、败亦可喜、心平气和、潇洒从容的心态，以探讨技艺、享受对弈过程为原则，是更为恰当之举。

另外，在对弈间隙也别忘了时常起身站立、伸展四肢、活动关节，使周身气血流通顺畅，避免长时间深蹲或坐矮凳引起下肢血液回流不畅。

（3）书画养生

《老老恒言》云："笔墨挥洒，最是乐事。"专注于书法绘画，使气和、心静、神凝。绘画融学习、健身、艺术于一体，是陶冶性情的传统养生方法之一。书画家通过墨色、线条、结构的变化，以追求一种对立统一、协调一致的艺术境界，这是书法与养生的相通之处。中国书画艺术与传统养生学有着紧密的联系。古往今来，历代书画家长寿者比比皆是。三国时期书法家钟繇享年79岁，唐代书法家虞世南享年80岁、欧阳询84岁、颜真卿76岁、柳公权87岁，南宋书法家张即之77岁，明代画家文徵明89岁、董其昌81岁，现代书画家中，齐白石93岁、舒同93岁。他们之所以健康长寿，与勤于习书作画、终身笔耕不辍有着重要的关系。[42]

书画有养心调神之功。写字作画不静则不能为，北宋书法家黄庭坚认为，"令人神，乃到妙处。惟用心不杂，乃是入神要路"。习练书法需要写字之人气和、心静、神凝，意在笔先，以意领气，意到笔随，气与力合，心无旁骛，力注笔端，一笔三折，气随而变，神气自调，使精神、动作、呼吸达到一种宁静、平衡、和谐的关系。

习练书画亦能直接锻炼身体，有益于气血经脉通畅。书画创作时，腕力、臂力、指力都能得到充分的锻炼。古人道"坐正则气和，笔直则力足"，写字作画时的姿势与静养功、太极拳的起势颇有相似之处——站立中正轻松，脚与肩平，重心在中，达到体松、气固、神凝；呼吸平和深沉，外气收敛蓄于丹田，落笔时丹田之气随意生发，上行循于肘部，回环于笔端，笔画自然气韵生动，行云流水。通过习练书画，关节得到锻炼，全身气血通融而百脉和畅。

另外，绘画需要观察能力，对被画事物进行观察，所以绘画可以增强智力，古人云："丹青一只手，智慧再来身。"书画的美感、娱乐感、幸福感，都能陶冶情操，焕发青春。

（4）读书养生

春秋时期的政治家管仲有云："止怒莫若诗，去忧莫若乐。"不论是诗文、歌赋、戏曲或是散文、小说，都是经人类千年历史沉淀后留下的文化成果，通过品鉴优秀的文化资源，不仅能增长知识，还能对德性、智慧、气质有长远的提升，让生活更丰富，达到养心的养生效果。健康不仅指身体无恙，还涵盖心理与社会关系的和谐。通过读书与古今中外的文人雅士进行心灵的交流，便是培养自身气质、调整良好心态的重要途径。

读书亦是健脑益智的重要方式，因此我国古代不少养生家都认可书卷乃养生第一妙物。现代研究发现，大脑内的神经细胞在成年后就不再增加，若是动脑较少，神经元受到的刺激过少，神经元上的突触会丧失，大脑反应会变慢，而频繁受到刺激的神经元上的突触则能得到加强。读书可以有源源不断的新鲜内容输入大脑，使得脑功能锻炼，让思维活跃，一定程度上可预防老年痴呆。

诗词书文不是文人学者独享的专利，没有阅读品鉴习惯的人刚开始不一定能找到趣味，当建立了读书养生的信心后，坚持自我培养，有计划、有选择地品读，仔细领会其中精彩的故事、辽阔的世界、美妙的文字、深沉的情感，即可达到养生的效果。

（5）旅游养生

明代龚廷贤所著的《寿世保元》中有言“山林逸兴，可以延年”。远足旅游可以观赏自然与人文风景，通过与大自然接触，能起到调整心态、恢复精力、解郁强身的作用。

古人尤其是养生家、文人墨客，都提倡远足郊游，道家、佛家的寺庙、庵、观也多建立在依山傍水、风景幽美的地方，在山水之间情怀舒畅、修身养性、调养身心。良好的自然环境往往意味着有益于人体身心健康。就现代环境而言，江河湖海、山林湿地、田园花草等美好的环境中污染物少、负离子含量较高，身处这样的环境中，呼吸新鲜空气，人会觉得心胸开阔、精力充沛。旅游的过程跋山涉水、踏访名迹，全身关节筋骨都得到活动锻炼，又能陶冶性情、愉悦身心，不论是对年老体弱者或是体胖者来说都是不错的养生方法。

需要注意的是旅游时应当注意安全，做好防范野外风险的预案。合理安排行程，避免过度劳累、强度过大，夏季注意防晒避暑，冬季注意防寒保暖。独自一人旅游不仅容易有孤独感，意外发生的可能性也更高，所以结伴旅行较适宜。

2. 雅趣养生的注意事项

因人而宜：业余文娱体育活动，种类繁多，形式多样，如何合理地选择适合于自己进行的活动方式是一个值得认真思考的问题。每个人的年龄、性别、职业家庭和社会条件等均有不同，业余生活的节律、内容也有所不同，因此，我们认为每个人均应根据自己的兴趣爱好，结合自己生活、工作的环境而加以选择。例如：老年人应悠闲缓慢，青年人应活泼轻快，脑力工作者应辅以运动型活动，体力劳动者则应从事松弛性类的娱乐活动。只有因人而异，合理安排，才能充分发挥各类活动对人们的良好作用，才能使人们尽情尽兴地生活。

保持轻松愉快的心情：只求调养身心，切勿争强好胜，勿做力不从心的活动，以免伤害身体。

掌握和谐适度的原则：娱乐太过，也会影响健康。如《素问·上古天真论》所谓“务快其心，逆于生乐”。背离养生之道的娱乐行为，对身体健康无益。因此不可过度沉迷。

总之，“和”是中国传统文化的核心精神，雅趣养生的根本理念也不外如此。人为万物灵长，自由度大，每每图一时之快做出超越界限、违背自然规律的事，过分放纵自己的情欲，或者过分的压抑自己的情绪，都会对自身产生不利的影响。琴棋书画这类雅事是我们进行调整的途径，对生活节奏进行有效的调节，把情绪平和下来，达到一个中和的状态。因此，“雅趣”不是附庸风雅，也不是为了显示自己的高超的技艺，而是去营造和传达自己平和的心境，去寻觅生命的知音。[43] 在人体自身的和谐中达到最佳生命状态，也就是我们所追求的养生。

【关键词】书画；篆刻；下棋；音乐；舞蹈；盆景；旅游；诗；阅读；水墨丹青；心静气定；陶冶情操；遣兴抒怀；修心养性；一新耳目；忘身于物外，寄情于物中；舒体悦心；心无杂念；赏心乐事；心旷神怡；怡情养性；优哉游哉。

【参考文献】

[1] 燕嫱 . 中国中医科学院名老中医养生研究 [D] . 北京中医药大学，2010.

[2] 杨鸿泽. 国医大师郭子光的“养生在德”[J]. 养生月刊，2013，34（9）：820-821.
[3] 贺普仁. 贺普仁——养生简单，贵在坚持[J]. 家庭医学，2010，（8）：52.
[4] 杜宇. 贺普仁：精诚大医普仁长存[J]. 中国卫生人才，2016，（6）：64-64.
[5] 何任. 养生和民族音乐[J]. 浙江中医学院学报，1995（2）：10-11.
[6] 荆墨. 国医大师李辅仁养生秘诀[J]. 少林与太极，2018，（5）：53.
[7] 李俊德. 国医大师谈养生[M]. 北京：学苑出版社，2010：42-48.
[8] 李俊德. 遵经养生，修德增寿[J]. 中华养生保健，2010，（6）：22-23.
[9] 王庆其，李孝刚. 裘沛然先生谈中华文化与养生之道[J]. 上海中医药杂志，2007，9：1-3.
[10] 裘沛然，李俊德. 百体从安在养心[J]. 中华养生保健，2010，12：54-55.
[11] 裘沛然. 人道，医道与养生之道[J]. 现代养生，2015，11：35-37.
[12] 吴孟庆. 裘沛然：中医养生理论的实践者[J]. 世纪，2012，3：60-62.
[13] 李俊德. 国医大师谈养生[M]. 北京：学苑出版社，2010：27-33.
[14]“国医大师”徐景藩的养生之道[J]. 今日科苑，2014（1）：48-50.
[15] 李俊德. 国医大师谈养生[M]. 北京：学苑出版社，2010：112-114.
[16] 佚名. 九旬国医活到天年的秘方[J]. 现代养生，2014，23：29-31.
[17] 张灿玾. 养生琐谈[J]. 中医健康养生，2016，（9）：44-47.
[18] 楼绍来. 动静结合以静为主——全国著名老中医张镜人教授的养生经验[J]. 科学养生，2004，5：28-29.
[19] 依明. 国医大师张琪：养生就这么简单[J]. 健康天地，2011（9）：24.
[20] 朱婉华. 国医大师谈养生朱良春——休闲亦养生[J]. 家庭医学，2010，05：48.
[21] 周仲瑛：安神定志，无欲无求[J]. 健康大视野，2009（16）：15-17.
[22] 冯瑶. 茧斋书痴童心为伴——国医大师干祖望的养生秘笈[J]. 祝您健康，2015（11）：15.
[23] 李晓强. 动静结合心常开——郭诚杰养生经[J]. 中医健康养生，2016（8）：40-43.
[24] 佚名. 李今庸：读书养心修德：国医大师养生经[N]. 中国中医药报.2014（4193）：6.
[25] 高中梅. 国医大师刘敏如养生之道[J]. 现代养生（上半月版），2019，（1）：38.
[26] 李珍武，杨天明，刘宇，等. 浅谈国医大师刘尚义的养生观[J]. 中西医结合心

血管病电子杂志，2019，7（25）：149–150.
［27］刘祖贻，欧阳斌．书法养生［J］．中医健康养生，2018，4（12）：74.
［28］柴玉．吕景山——顺心顺时随意随缘［J］．中医健康养生，2016（12）：42–45.
［29］陈计智．尚德俊：清淡饮食最养生［N］．中国中医药报，2014–12–22（006）.
［30］楼绍来．平和心态，乐对人生——记伤科名中医石仰山教授［J］．科学养生，2011，（11）：42–43.
［31］丁洋．张大宁：补肾活血能益寿［N］．中国中医药报，2014–12–08（006）.
［32］李学燕，佟庆．柴嵩岩：福从善中来，福从膳中来［N］．中国中医药报，2018–03–09（007）.
［33］秦宇龙．许润三“三心”处世，养生大道［J］．中医健康养生，2019，5（2）：21–23.
［34］肖雄．薛伯寿：养生靠自己［J］．中医健康养生，2017，（12）：40–43.
［35］姜枫，张荣欣．张磊老赋诗养生［J］．中医药文化，2008（2）：38–39.
［36］饶洪．张磊老师成为时代名医的思考［J］．中医学报，2010，25（1）：44–46.
［37］李仲文，李鹏炜．国医大师谈防癌：要做好 4 种减法［J］．恋爱婚姻家庭．养生，2017，11：16–17.
［38］徐婧．邹燕勤：护肾脏切忌贪凉多锻炼莫求安逸［J］．中医健康养生 .2019（6）：33–35.
［39］龚之耳，肖子曾．音乐的养生与治疗作用探讨［J］．中医药导报，2018，24（11）：30–32.
［40］李莉．探究道教音乐养生的机理［J］．黄河之声，2018（12）：77.
［41］胡立之．浅谈书画养生［J］．老年教育（书画艺术），2019（5）：43.
［42］楼宇烈．琴棋书画皆养生［J］．国学，2014（2）：75.

（六）运动养生

运动养生是指通过运用中国传统的运动方式，如太极拳、八段锦、五禽戏、易筋经、形神桩、六字诀、放松功等，来平衡阴阳、协调脏腑、通经活络、调畅情绪，从而达到身心健康、防治疾病、延年益寿的目的。运动养生一直在不断发展，内容逐渐丰富，形式愈显多样，成为养生文化不可或缺的一部分。

我国许多古籍记载有运动养生相关内容，如《庄子》一书记载“吹呴呼吸，吐故纳新，熊经鸟伸，为寿而已矣”，《黄帝内经》中提到“呼吸精气，独立守神，肌肉若一”等。千百年来，古代先人在养生实践中不断创造、创新出了具有中华民族特色的养生功法，如五禽戏、八段锦、太极拳、易筋经等，并且沿用至今。运动养生植根于中国传统文化，既融合了儒家、道家、法家的哲学思想，又与中医学中精气神、阴阳、五行、脏腑学说等概念相结合。中医将“精、气、神”奉为三宝。通过不同形式及强度的健身运动，以养精、练气、调神为基本出发点，以达形神统一、内外相合、阴平阳秘的机体状态。

【大师医话】

【班秀文】

班秀文教授认为运动养生有两点。

一是劳逸结合。劳与逸、动与静，是矛盾对立的统一，协调适度对身体健康有利，反之则不利。久逸不劳，则气血郁滞，五脏不和，抵抗力减弱；久劳不逸，则气血亏耗，正气损伤，卫外不固，病邪易乘虚而入。所以，班教授强调一定要做好劳与逸的结合，以动为纲。生命在于运动，除了工作学习之外，必须根据体质情况，注意体育锻炼。他本人每日早晨6：00起床，在公园里散步，呼吸新鲜空气。喜欢登山，常去欣赏大自然美景。闲时含饴弄孙，尽享天伦。故班老嘱后人适当进行体育锻炼，增强体质，防病治病，其推崇太极拳、八段锦、老人保健操、慢跑、气功等锻炼方法。[1]

二是坚持锻炼。班老认为，气血以流通为贵，只有持之以恒，坚持运动锻炼，才能促进气血的循环运行。锻炼的方法、形式多种多样，班老指出，只要每天能坚持30分钟至1小时的锻炼，气血自然运行畅达，可达到药物不可及的效果。班老不建议妇女在行经期参加重体力劳动和激烈运动，但适度的运动，对于气机的舒展，经血的畅利，缓解小腹坠胀疼痛等不适感还是有帮助的。[2]

【邓铁涛】

邓铁涛教授推广八段锦以强身健体。《后汉书·华佗传》有言：“人体欲得劳动，但不当使极尔。动摇则谷气得消，血脉流通，病不得生”，强调人要运动，但不要过量。邓老亦十分重视以适当的运动来强身健体。运动可分为内功和外功，体操、跑步、外家拳术之类使用外劲的运动，属外功；五禽戏、太极拳、八段锦之类则属内功。邓老的运动养生偏爱内功，因为内功用意不用力，以意为主，以意为引，以气运肢体，不偏不倚，不会伤气耗血。在内功中，邓老尤喜爱八段锦，从50岁开始练习，数十年几乎从未停止。邓老认为八段锦属于柔性运动，尤宜于体弱、年老者及妇女、儿童日常保健练习。邓老在古代八段锦的基础上，编创了一套简便易学的八段锦，并出版了专著、影碟以供后学者借鉴学习。八段锦这一传统的养生健身功法，也因邓老而为世界上更多的人所知晓，在运动养生中发挥着越来越重要的作用。

生命在于运动。邓老认为“动则生阳”，阳气是人体生殖、生长、发育、衰老和死亡的决定因素。人们要精力充沛地去学习和工作，要抵抗疾病，都需要阳气的支持。阳气越充足，人越强壮。阳气不足，机体就会生病，甚至死亡。如果人久坐少动，阳气无以化生，就容易感到疲倦乏力，没有精神。邓老一生酷爱八段锦，每天早上的练习，是他必做的功课。邓老认为，八段锦是优秀的中国传统保健功法，整套动作柔和连绵，滑利流畅，有松有紧，动静相兼，简单易行，适合各年龄段养生保健。邓老强调，练习八段锦要真正达到显著的效果，需要配合科学的呼吸方法。他要求在初学阶段，练习者采取自然呼吸。待动作熟练后，可采用腹式呼吸。在掌握呼吸方法后，开始注意呼吸与动作配合，最后逐渐达到动作、呼吸、意念的有机结合。例如“两手托天理三焦”，每一个完整动作可作为一个呼吸循环，呼吸是以上肢动作为主，吸气时腹肌收缩，将丹田之气提至膻中，呼气时腹肌舒张，将膻中之气沉入丹田。这样往返推动内气的升降鼓荡，可以按摩胸腹两腔脏器。该动作可以通三焦经、心包经，促进全身气血循环，改善各种慢性病症状。[3]

除练习八段锦外，邓老亦提倡午间散步采阳。邓老几乎每天午饭前（11：00—12：00）都会在楼下的空地散步十几圈，以感觉温暖舒适、微微出汗为度，邓老称此为“午间散步采阳养生法”。午间散步采阳可以起到振奋体内阳气，促进气血运行，加快新陈代谢的作用，具有很好的养生保健功效。

正午时分是一天中阳气最旺盛的时候，在阳光下散步，有助于振奋、激发人体的阳气，使人精力充沛，生机旺盛。中老年人脏腑功能减退，身体阳气日趋不足，易出现阳气虚弱之相，以午间散步采阳，可以激发阳气，改善怕冷、腰膝冷痛、小便清长、夜尿多等阳虚症状。有些年轻人虽然阳气旺盛，但由于阴阳不和导致阳气蛰伏于内，而出现困倦、乏力、精神不振等征象，也可以通过此法来振奋体内阳气，促进气血流通而改善症状。[4]

【郭子光】

虽住楼房，郭老认为每天爬上爬下，行行走走即养生。[5]

【贺普仁】

贺老说："人必须得有事做，不能让自己太闲了，充满热情的工作亦是养生之道。同样需要坚持不懈，且必定对身体有益的，便是运动。练武，是我多年的选择。从 17 岁至今，我始终坚持练八卦掌。"[6]

【李辅仁】

李辅仁提到，除了勤动脑，还要勤动手。随时随地坚持运动，是他养生的主要心得。李老经常走路，而且走得很快。别人都说，如果不是他满头的银发，看背影还以为这是一位中年人。李老的运动包括：每天坚持去买菜，上班时舍电梯而选走楼梯；看电视人家坐着看，他则站着活动关节；家里地板自己擦……每个人都可因自己的不同情况而选择不同的运动方式。气血循环好，人就不容易生病。他说："运动贵在坚持，持之以恒。"[7]

李老还告诫老年人，无论从事体力活动还是脑力劳动，均不宜过劳。否则可导致抵抗力下降，易罹患各种疾病，尤其是重度的脑力活动会严重地损耗气血精津，造成头晕、耳鸣、失眠、健忘等症。李老常鼓励老年患者进行适当的体力活动，不可久坐久卧；但要注意量力而行，不宜剧烈运动。他认为，"身体好不是谁的赏赐，全靠自己的努力"。每天忙完工作，不管多累他还要读书看报，他家订阅的报纸多达 11 种。李老说过："40 岁前人找病，40 岁后病找人，所以预防要早着手。"李老还很注意控制体重，体重一直保持在 70 多公斤，这是他晚年健康的一大原因。[8]

李老历来重视体育锻炼。他认为，每天保持适量的运动是延年益寿的灵丹妙药。他每天自己买菜，自己擦地板，多走楼梯。气血循环好，人就不容易生病。他认为，运动可以代替部分药物，而一切药物都不能代替运动，适当的体力活动或体育锻炼，可以调畅气机，疏通血脉，增强体质，从而保证灵活、协调的肢体功能。这些习以为常的自我保健活动，使李老至今没有“老之将至”和“退下来的感觉”。他常说，自我保健就是一种最好、最有效的健身之道。[9]

他注重“流水不腐，户枢不蠹”。这种观点，肇源于《黄帝内经》，后为明代冷谦发挥，录于其所著《修龄要旨》之“养生十六宜”。李老90岁高龄时，仍将日常家务当作锻炼。平时买菜洒扫，整理房间，修剪花草，能胜任者均要亲力亲为，李老视此为适合高龄老年人的一种锻炼方式。老年人在锻炼时要选择适当的时间、天气及地点。老年人多早醒，不宜在早餐前锻炼，有发生高血压及低血糖的风险。餐后马上散步或活动会影响胃肠道功能，故应在胃肠道充分消化食物后，再适量运动。外界气温过高或过低，风雪雷电、雾霾等气候时均有导致心脑血管及呼吸系统疾病发作或加重的风险，因此特殊天气条件下，应进行室内运动为宜。户外活动应多人同行，并选择空气清新，交通方便的地点[10]。

在生活中，李老一直按照自创的“养生十法”进行养生，并从中年时就坚持练习十二段锦。由于养生有法，现在腰背不驼，行路稳健，脸上的皱纹很少，几乎没有老年斑，牙齿也雪白整齐。李老说，十二段锦又叫“文八段锦”“坐式八段锦”，最早被记载于明代朱权的《活人心法》中，是我国古代著名的养生功，曾受到明、清众多医学家及养生家的大力推崇。[11]

【李济仁】

长期以来，为了保持健康的体魄、旺盛的精力，李济仁自己揣摩总结出一套运动养生保健法。这种运动养生没有多少高深的理论，传统功法、自创功法均可，关键在于坚持，切忌“三天打鱼两天晒网”。这种方法叫“十字诀”，即“养心、调肝、理肺、健脾、补肾”。

1. 养心

五脏之中养心最为重要，而养心则一定要做到养神。因“心主神明”，故平时遇事尽可能保持心平气和，不过喜，不过忧，保持心神的虚静状态。每天晚上睡觉前，经常按摩手上的劳宫穴和脚上的涌泉穴。按摩这两个穴位可以起到心肾相交，改善睡眠的作用。在食物补养方面，根据阴阳偏胜，适量用西洋参泡饮以养心阴，吃桂圆、莲子、百合、黑木耳等以益心气。还要重视午时的休息，因心脏活动最活跃的时辰在午时，这也是阴阳相交合的时候，所以午时休息能保心气。养心主要是养神，平时遇事尽量保持心平气和，不过喜也不过忧，与人交往不计较得失。当遇挫折时，李济仁常吟《孟子·告子下》句:“故天将降大任于是人也，必先苦其心志，劳其筋骨，饿其体肤，空乏其身，行拂乱其所为，所以动心忍性，曾益其所不能”以安怀。

2. 调肝

肝主疏泄，为将军之官。养肝主要从情志、睡眠、饮食、劳作四方面入手。养肝的第一要务是保持情绪的稳定，切忌动怒。人卧则血归于肝，所以定时上床休息既能保持良好的睡眠质量，又能养肝。还要做到饮食清淡，尽量不吃或少吃辛辣、刺激性食物以防损伤肝气。过度疲劳则会伤肝，故应尽量做到既不疲劳工作，也不疲劳运动。

3. 理肺

肺主气、司呼吸。以积极乐观的态度对待事物，避免情绪因素伤肺。早晨起床后经常做慢而匀的深呼吸，即一呼一吸尽量达到6.4秒，这种方法可以养肺。还有一种闭气法，有助增强肺功能，即先吸气然后闭住，闭住以后停止，尽量停止到不能忍受的时候再呼出，如此反复18次。平时还要多吃一些有助于养肺的食物，如玉米、黄瓜、西红柿及豆制品等。

4. 健脾

脾胃为后天之本，是气血生化的来源，所以健脾要与养胃结合起来。在饮食方面，每次只吃七八分饱，还要做一些运动和按摩，以帮助“脾气”活动，增强其运化功能。例如：每天起床和睡前都要做36次“摩腹功”，即仰卧于床，以脐为中心，先顺时针用手掌按摩36次，再逆时针用手掌按摩36次。然后用手拍打和按摩脐上的膻中穴120次和脐下的丹田穴100次。平时注意多吃一些利脾胃、助消化的食物，如山楂、山药。夏天常吃一些香菜、海带、冬瓜等养脾开胃之品，以顾护脾胃。

5. 补肾

肾藏精，主纳气，主骨生髓，为先天之本。可经常用一只手在前按摩脐下丹田穴、关元穴，另一只手从腰后按摩命门穴、腰阳穴，因这几个穴位有助于养肾。常吃一些核桃仁、枸杞子、黑豆、芝麻以保肾。经常叩齿，常吞有

“琼浆玉液”美称的口津。排小便时尽量前脚趾用力着地并咬住牙齿，以助保肾气。

此外，还要注意六腑养生。平时多吃一些含有粗纤维的食物以刺激肠蠕动，养成定时排便的习惯。只有五脏六腑功能正常，机体才能处于“阴平阳秘”的健康状态。以上就是李济仁的“十字诀”养生法。[12]

【李振华】

“爱好广泛，动脑动手，形神受益”。生命在于运动，运动锻炼可强筋壮骨，促进气血畅通，增强机体功能，使人健壮。汉末名医华佗说：“人体欲得劳动，但不当使极耳。动摇则谷气得消，血脉流通，病不得生，譬如户枢，终不朽也。”因此，李振华认为，健康需要活动，但必须适当，不可劳倦过度，尤其是老年人和病人，一定要选择适合自己的锻炼方式，动静结合，形神合一，使元气充足，健康长寿。五禽戏、气功、太极拳、八段锦等，这些动作都很柔和，运动过程中还能静心，是比较能够体现这一要求的运动锻炼项目，大家可根据自己的需求进行选择。但要注意，锻炼不能过度，如果锻炼后连气都喘不上来，那就是超过身体负荷了。

李振华多年来的活动方式主要有四种：

1. 散步

每天早晚各慢走一公里，坚持不懈。

2. 工作

在70岁以前，坚持每周星期二、星期四、星期六上午到医院门诊为30个病人看病；75～80岁，每周星期二、星期六两次门诊，限制为20个病人；80岁以来，限制为10个病人左右，“我认为看病不仅是我做医生应尽的天职，也使我的脑力活动得到锻炼。病人见效，我也感到老而有为，精神有所寄托，内心感到欣慰高兴，一举多得。”

3. 传承学术经验

在带徒弟和传承学术经验中，他感受到为发展中医药事业培养人才的责任感，内心充实和满足，同时也启发他经常思考问题，增强了思维分析能力，加上常与青年人相处，增加了活力，振奋了精神。

4. 练习书法

他以练习楷书为主，练书法时凝神静气，排除杂念，一笔一画，一丝不荀，手指、腕、肘、肩带动全身运动，将精、气、神全部倾注于笔端，意力并用，动静结合，使人心静、神安、志定，既是一种艺术享受，也增强了手、脑的协调能力，达到气沉丹田，形神受益的效果。

如今，已至耄耋之年的李振华，仍然坚持每天读报。他说："读报不仅能及时了解国际国内大事，掌握医药卫生政策和中医药信息，还能锻炼脑力，也是养生的一种办法。"

他还为中老年人推荐了以下活动：

1. 养花

养花是一种令人愉快的劳动。浇水、施肥、灭虫等，劳动强度虽不大，但可舒筋活络，解除疲劳，增强体内新陈代谢，"特别是看到自己亲手培育的花草，发芽吐绿、花蕾绽开的时候，那种愉悦的心情是无法形容的。"

2. 下棋

棋类是被众多人喜爱的一种娱乐活动，也是一种斗智的艺术。茶余饭后，两军对垒，杀上几盘，不仅能调节情绪，增长智慧，还能陶冶性情，锻炼意志，其乐无穷。

3. 垂钓

垂钓可谓是一种超然脱俗的活动，静中有动、动中有静。对于净化人的心境、锻炼人的意志有着神奇的作用。钓鱼者要有很强的耐力，这是一种体能的消耗过程，又是心态的调整过程，也是培养毅力的过程。

总之，要经常参加一些动脑、动嘴、动手、动脚而又有益身心健康的文体活动，不仅可以增长知识，提高技巧，而且能愉悦身心，提高身体素质和抗病能力，何乐而不为。

另，李振华提出，人们活动锻炼多在早晨，并认为越早越好，有些人在天明甚至天将明而未明时即起床锻炼，这种做法是不正确的。因为中医学认为，根据一日十二个时辰气候的阴阳变化，早晨天将明时，正是气候阴寒过盛，阴极生阳之时，人在这时接触了极盛的阴寒之气，对人体之阳即机体功能是有害而无利的。年老有病患者，在后半夜天将明时多病情加重，甚则死亡，在这个时候，就是阴气盛，机体阳气衰竭之时。尤其冬季天明时阴寒之气过盛，更不适合锻炼身体。《素问·四气调神大论》载"冬三月，此为闭藏，水冰地坼，无扰乎阳，早卧晚起，必待日光"。这说明了冬季人体功能较弱，早晨锻炼最好是等待日出以后，气温已复，外界阴寒之气对人体已没有损害时。年老或体弱者，更应注意，不宜早晨过早锻炼活动。现代科学对气候研究后也认为，人们最好在上午或下午进行锻炼活动，因为每天早晨正是空气中二氧化碳气体多的时候。[13-16]

【陆广莘】

陆老走路很快，因为健步行走可以把下肢的血液泵到大脑。人的头在人体最上面，最需要克服地心引力。“脑为元神之府”，大脑供血、供氧情况直接标志着人的健康和衰老状况。[17]

陆老常做养生操，他认为“人老腿先老”，腿脚运动很重要。他自己有个简单的“关节活动操”：双手扶住桌子，身体前倾，踮起脚跟，然后回到地面，这样反复踮脚，让身体上下活动，简单易行。脚是离我们大脑最远的地方，下肢血液循环不好，通过踮脚可以让腿部的血液流动更通畅，这个操尤为适合老年人。

用 10 根手指肚敲击整个头部，从前发际到后发际，反复敲击 2 分钟；然后用 10 根手指肚梳头 2 分钟，也是从前发际到后发际（一定不能用指甲）。头部有很多经络穴位，经常用手指肚敲击按摩，可达到养生保健之功效。另外，常用手指肚按摩头部，还可起到提神醒脑、解乏益智、乌发等功效。陆老丝毫未经“加工”，真正的“黑头发，中国货”正有力地说明了这一点。[18]

【路志正】

“要多动”，是路老给多个患者开方时不忘叮嘱的一句话。越是天冷，越不能躲在屋里不运动。路老说：“多运动，就可以保持大便通畅。”老年人常常会有便秘的困扰，多动就在很大程度上避免了这个麻烦。而路老自己也是将运动贯穿到日常之中。“出门诊时动不了，我就在车上运动。做做头部运动，活动一下手。在楼下等的时候，我就把腿脚运动了。多出去活动，以外动四极，内养脏气，才能保持充沛的精力。老人、年轻人都一样，生命在于运动。”[19]

路老非常重视八段锦的作用，每天早晨起床后，先是吐纳以吸收新鲜空气，然后练八段锦半小时，以外动四极，内养脏气，使阳气含蓄体内，以保持充沛的精力投入工作。下午 5：00—6：00，日渐黄昏，迎着残阳散步 1 小时，以在阴气渐升之时，生发阳气以外护肌表，内和脾胃，多年来坚持锻炼，颇多受益。另外，合理的梳头可起到头部按摩的作用，每天坚持梳头 15 ～ 20 分钟，可使气血流通，提神健脑，精神得到调养和放松。[20]

【任继学】

“漫步四季，因时而动”，任继学在不同的季节均以漫步作为锻炼方式来调养身体。

冬天，任老喜欢在大雪天的树林中漫步，这是多年来形成的独特的养生方式。冬天锻炼要待太阳出来时再出门。《素问·四气调神大论》云“冬三月，此谓闭藏”，冬天是闭藏的季节，“水冻地坼，无扰乎阳”，即人体在冬天的时候阳气内敛，阴气在外，所以在冬天闭藏的时候，要“早卧晚起，必待日光”，太阳不出来不要出门。

在寒冷的冬天，只要太阳出来了，任老就要出去走动走动，但每次在室外的活动时间都不超过半个小时。冬天还是要以室内运动为主，室外运动只是起到呼清换浊的作用，把肺中的混浊之气排出去，而且让冬天的严寒沐浴一下脸庞也有益无害。

冬天过分出汗就是伤阳、伤心，因为汗为心之液，因此冬天不宜做跑步等剧烈运动，也不能过分出汗，把阳气伤了，机体抵抗力就会下降，冬季的户外锻炼，讲究在日光出来后慢慢行走。

任老在年轻的时候，非常喜欢登山，几乎年年要上长白山，因为长白山上生长的返魂草非常有研究价值，而且同药农聊天非常有趣，但他登山都是缓步慢行，绝不大跑大累。长白山的夏秋季节风景宜人，他从开满鲜花的山脚走到茂密的森林，又从茂密的树林走到清澈的小溪旁，从繁花似锦的夏季走到硕果累累的金秋，一路走来，走出了美好的心境，也走出了健康的体魄，更走出了清醒的头脑。

8 年时间，任老 10 次登上长白山，春夏秋冬几番寒暑，从漫步运动中体会到了与四季的协调。养生要分季节。例如：春三月，此谓发陈，潜藏的东西、自然界地下的东西都开始生发，青草也发芽了，树也发芽了，人体阳气也开始生发了。养生就要顺应这种生发的自然之气，外出漫步，广步于庭，不能快跑，劳则伤气，排除一切杂念，顺养春气，精神焕发地走几百步，这对振奋人的阳气是非常有益的。任老从最初无意识的登山运动中，总结出一套随季节变化的漫步养生法，并将这种运动从陡峭崎岖的长白山带到了整洁平坦的长春市，之后的40年里，这种漫步养生深深地融入了任老的日常生活中。[21]

【徐景藩】

徐景藩平时经常练习自己创造的松筋操、颈项操、呼吸操和眼保健操等，以达到强壮筋骨、抗老防衰的目的。此外，他还注意劳逸结合，按时休息[22]。

【颜德馨】

颜德馨认为生命在于运动，运动的真正目的就是促进气血的流通。颜老根据自己的身体状况制定了一套行之有效的锻炼方法：每天晨晚平卧于地，两手掌平放于腰臀之下，左右腿交替抬高100次，既锻炼腹肌又可使周身气血和畅。他上下班有车接送，但经常以步代车，以增进气血流通。颜老说："气通血活，何患不除？"[23]

颜老还提到，秋季锻炼可以增强体质，增进机体抗寒能力，提高心血管系统的功能，提高大脑皮层灵活性，保持头脑清醒，精力旺盛。锻炼后胃液分泌增多，肠胃蠕动增快，可以提高消化和吸收功能。秋练的项目很多，如慢跑、早操、太极拳、散步、登山、打乒乓球和打羽毛球等。秋季锻炼和其他季节锻炼一样，运动量应由小到大，循序渐进。锻炼时感到发热、微微出汗，锻炼后感到轻松舒适，这就是效果好的标准。秋季慢跑最适合中青年人。慢跑能增强呼吸功能，使肺活量增加，增强心肌功能，所以慢跑是一个很好的健身方法。此外，太极拳不失为年老者健身的好方式之一。[24]

【颜正华】

颜正华老师有一套自编的健身操，简单易行，能促进全身各部位的血脉流通。①转动头部，顺时针10次，逆时针10次；②转动手臂，向前25次，向后25次，甩手25次；③抓手扩胸100次；④后仰，整个上半身后仰25次；⑤转动腰部，向左25次，向右25次；⑥俯腰25次；⑦拔凳，垫起脚跟25次；⑧踢腿，左腿25次，右腿25次。[25]

【张镜人】

张镜人的养生经验是：动静结合，以静为主。最多的运动只是每天上午和临睡之前在家里室内绕室而行，即散步，但上午的散步往往因接待来访或外出门诊和开会而中断。其实这也符合现代养生规律，动静结合的黄金分割法：动六静四或动四静六。

关于张老的“动”：他说他对于道家学说虽然没有什么研究，但从长寿医家华佗、道家出身的医家孙思邈等人和道家养生术中汲取所长，结合自己的身体状况，自编了一套徒手体操。这套体操运动的特点是自上至下，举手投足，熊经鸱顾，运动全身各部关节。

第一节，按摩洗脸：重点在鼻翼两边的迎香、眉梁、双脸颊；

第二节，叩齿吞津；

第三节，运动眼球：远近上下左右多方位都要到位；

第四节，握拳振臂：双手握拳，左右臂轮换扩胸，挥拳抡出时要产生爆发力；

第五节，双臂弧圈圆抡：起势为双手撮指虚握，在脐前相对，然后将双臂悬肘沿着胸线缓缓上提，直达眉心，然后左右分开，展臂再回到起点。重点在于运臂提肩上移时都要屏气运劲。这套动作有利于改善、松解肩臂关节粘连，即伤科所谓的“五十肩”（意谓五十岁上下的人容易患此症），此动作由伤科名家李国衡教授传授，张老将它融入自己的体操套路；

第六节，插手扭腰：要点是双手叉腰，双脚合并，腰部摆浪抡圆，连同膝关节，幅度要大；

第七节，弯腰俯仰：要点是双脚并拢，前俯时弯腰，双臂下垂，指尖触地；后仰时双臂上举，上身尽量朝后仰，腰部尽量往前挺；

第八节，左右弹踢腿：要点是要有爆发力。

张老说，简单的八节动作，每天7点钟起床后坚持锻炼，使他受益很大。首先，保持他每天精神旺盛；其次，解决了他的“五十肩”问题，一直没有复发。张老的“动”，仅此而已。他特别要强调一点，锻炼一定要结合自己的身体状况，因人而异。自身的锻炼，也应根据每天不同情况而方便处置，既适宜而作，也适可而止。[26]

【张琪】

“生命在于运动”，张琪指出运动包括体力和脑力两方面。对于运动，他认为，人要加强运动锻炼，也可做些力所能及的体力劳动，但要坚持循序渐进的原则。经常坚持慢跑、散步、游泳、迪斯科和球类等各种形式的体育锻炼，会使人精力充沛，体力增强。我国传统运动方式很多，如太极拳、气功、八段锦、五禽戏和三浴功等，不单是练形体，而且锻炼精神，要求形神合一，达到动中有静，静中有动，动静结合，心身共练，可以益寿延年，但必须持之以恒方能生效。

经常运动还能增强消化系统功能，使食欲、胃肠蠕动、消化液的分泌都增强，特别是对老年人的便秘更为有益；另外，对神经系统有明显作用，有的睡眠不好的病人长期用药不能根除，经过一段时间的体育锻炼可以恢复正常。只有加强体育锻炼，坚持不懈，使身体各个器官不断新陈代谢、吐故纳新，才能保持健全的体力、旺盛的精力，还能增长智慧。[27]

张琪教授天天坚持晨练，过去练“三浴功”，现在跳老年迪斯科。每天伴随着节奏明快的音乐，一跳就是1个小时。运动后，他能吃能睡。“三浴功”即光浴、气浴、风浴。每天清晨沐浴着阳光，迎着扑面的微风，呼吸着新鲜的空气，进行有节奏的全身锻炼。“三浴功”能调和气血，聪耳明目，又能锻炼四肢关节和各个内脏器官。[28]他还爱听京剧、音乐、看电影等。他说累的时候，听一段京剧，看一段电视剧，立刻神清气爽，精力倍增。退休10年来，他照常开诊，搞科研、带研究生，还著书立说。他承认自己的记忆力减退，但思维和文笔仍不减当年。[28]

【张学文】

张学文强调适当运动，形神合一。“流水不腐，户枢不蠹”是盛行数千年的运动养生观。《素问·宣明五气》言：“久卧伤气，久坐伤肉。”张学文提出“心宽腿勤多用脑，粗茶淡饭活到老”的养生原则。[30]

“行”有两方面，一个是出行，一个是运动，但归根结底是运动。张老说到“行”，无不感慨地说，现代人太缺乏运动了！出门有车，上楼有电梯，很多人连一步都不想多走，两三站路都要开车，上个二楼都要坐电梯。虽然说现在交通工具很发达，但也要注意适度运动。运动可以调节气机，调和气血。

但张老也强调，运动一定要量力而行，根据自身情况而言，不要别人说长跑好，你就去长跑；别人说爬山好，你就去爬山，那样就违背了中医的“三因制宜”精神。剧烈运动可以，但必须量力而行，遵循因人而异的原则。年轻人身强力壮，可以参加一些剧烈运动，但年纪较大，或是体质较弱的人，就最好选择比较温和的运动方式。张老强调“形神共用”，对于运动也是如此，动以养形，动亦养神，只有做到这样，才是运动养生的最高境界。对老年人而言，太极拳就是一个很好的选择。最后，张老说，养生保健一方面要做到“因时、因地、因人制宜”，另一方面也不要刻意为之。此外，睡眠充足、适当练习保健操、心情舒畅等都是值得重视的，但总归离不开前面说的两点，只要符合“三因制宜”和不刻意的保养方法都是好的养生之法。[31]

【朱良春】

朱老曾经说过，“活动活动，要活就要动”，“动可延年，乐则长寿”。运动可以促进血液流畅，增进体力，加强抗病防御机能，从而达到延年的目的。[32]

朱良春教授每天早晨醒来后，并不急于起床，而是选择先做一些简单的面部运动，如揉脸、搓耳等，使面部的穴位得到充分按摩，气血经络得到充分舒畅。即便年事已高，头发稀疏，起床之后，梳头也是他的必修功课。朱老常说，发为血之余，经常梳头，是调理血液循环的好方法。在长期的医疗工作过程中，朱老一直坚持适量运动。他每天骑自行车上下班一直坚持到80多岁。此外，朱老还发明了一套每天晚上看新闻联播时做的四肢运动操，虽然运动量不大，却能保证从手指到脚踝每个关节都得到充分活动。[33]

谈到养生，朱良春认为，“百练不如一走”“步行是运动之王”。步行运动同时配合如下几个动作，对活动关节、调和气血可起到积极作用。

1. 左顾右盼。在步行中有意识地缓慢左右张望，稍停几秒钟后即复位，对防治颈椎病有良效。

2. 弯腰拾物。步行时好像看到路上有失落的东西，去弯腰拾起来。具体做法是先左脚上前，再随着弯腰，右手手指向左脚尖前着地，再缓慢直起腰来复位。这样可使四肢关节、腰椎、骶椎都得到锻炼。

3. 漫步吟咏。在步行运动中高声或低声吟咏那些歌颂四季、景物、节日等的古代诗词。边步行，边吟诗，达到心身保养，其乐无穷。

4. 仰天长啸。这是配合步行所进行的一项深呼吸运动。有意识地尽力深吸气，直至腹部凸起（所谓气沉丹田），然后张口发出“啊、嘻、哦、嘘、呼、哈”等声音，缓缓地呼气，这叫“吐故纳新”，对慢性呼吸系疾病可起到防治作用。

要想通过步行达到理想的锻炼效果，走路的技巧不可忽视。

1. 走路时要有正确姿势，如头要正，眼要平，躯干自然伸直（沉肩，胸腰微挺，腹微收），有利于经络畅通，气血运行顺畅。

2. 步行时身体重心前移，臂、腿配合协调，步伐有力、自然，步幅适中，两脚落地要有节奏感。

3. 步行过程中应尽量注意腹式呼吸的技巧。呼气时稍用力，吸气时要自然，呼吸节奏与步伐节奏要配合协调。

4. 步行时要注意紧张与放松、用力与借力之间相互转换的技巧，也就是说，可以用力走几步，然后再借力顺势走几步，可大大提高走步的速度，并且感到轻松，节省体力。

5. 步行时，与地面接触的一只脚要有一个“抓地”动作（脚趾内收），有促进微循环的作用。

6. 运动“贵在坚持”，要持之以恒，才能收效。“三天打鱼两天晒网”，容易半途而废。

7. 运动要适量，循序渐进，不要超过身体的承受能力。中老年人应量力而行，散步、慢跑、太极拳、门球、自我按摩等均可。运动中要注意自己的脉搏最好每分钟不要超过 120 次，感到轻微出汗或有点疲劳就应停止。

8. 步行快慢要根据个人具体情况而定。以每分钟走 80 ～ 85 米的速度连续走 30 分钟，防病健身作用最明显。[34]

朱老认为，散步、慢跑都属于“慢运动”，可以让全身的经络、气血、骨骼、肌肉动起来，有助于调节五脏六腑的功能，促进新陈代谢。但是，运动要注意适量，青壮年运动量可大一些，老年人适合散步、慢跑、太极拳、自我按摩等慢运动。[32]

【晁恩祥】

晁恩祥为中日友好医院中医内科首席专家。他提出鼓肚子深呼吸练肺活量来养生，“吸气时，尽量鼓肚子；呼气时，尽量收肚子。”晁老每天早晨起床后都会做一套“腹式呼吸操”，简单地说，就是深呼吸。他非常重视对呼吸系统的日常保健，而深呼吸就是一种非常简便而有效的呼吸运动锻炼方法，可以帮助人体吐故纳新，还可以加强肺脏的活动，增强肺活量。[35]

【陈可冀】

陈可冀院士年轻的时候很喜欢游泳，每天都要游1～2次，现在年纪大了，就每天持之以恒地走路锻炼，每天吃完晚饭，就沿着小区马路走上大半个小时。“动以养生，但莫大疲”，老年人要坚持运动，也要考虑到身体状态，以散步为最佳方式，也可以做做太极拳、八段锦等练习，保持机体代谢平衡，有利于长寿。陈老有一套强身祛病的拍打操：

①站立，双手掐腰，双脚与肩同宽。左、右腿交替，缓慢抬起，膝关节与地面保持90°，各自坚持10秒钟后放下；②双脚与肩同宽，右手掌拍打左肩，腰部稍往左转，另一只手背拍打腰骶部，完成动作之后换手反向重复一遍。(须注意，拍打时全身放松，挺直颈胸，呼吸平稳。拍打时先轻后重、先慢后快、不宜过猛。有病变的关节肌肉处用力可稍大些，拍打胸腹部时动作要轻)。[36]

【郭诚杰】

运动养生可以说是郭老众多养生的方法中最独特、最成体系的方法，也是他最津津乐道的。

采访中，一说到运动养生，郭老的精神头似乎更大了。他自豪地告诉我们，他年轻时代就喜欢运动，长跑、举重是他最喜欢的。尤其是跑步，他几乎一直坚持。在多年前的一次晨跑中，他突然眼前发黑，晕倒在地，由于人本能的自我保护，在着地的一刹那，他用手撑在地上，才得以避免头部着地。醒来后，才得知自己的颈椎病比较严重，于是就自己给自己按摩颈部，逐渐形成了一套锻炼颈椎的方法，慢慢地，自觉症状都消失了。随着年纪越来越大，很多运动逐渐不适合自己了，郭老从对自己颈椎的保养中得到启发，再结合中医理论、陕西关中平原地域特点和个人爱好，逐步总结出很多独特的运动养生方法，最后形成了目前比较系统的运动养生体系。包括手指保健法、头部保健法、五官保健法、颈部保健法、肩部保健法、腰背保健法、腹部保健法、四肢锻炼等，几乎涵盖了全身的保健锻炼。全套活动做完约需30分钟，由上而下，并循经络而行，能疏通经络气血，调节脏腑功能，简单易行。

郭诚杰教授养生保健操：

1. 梳理头部

立正姿势，双脚打开与肩同宽，双膝关节微屈，双上肢自然下垂，放于身体两侧，抬头挺胸，然后双手慢慢上举，在上举的过程中，掌心向面，十指微微分开并屈曲，再低头含胸，用双手十指的指腹紧贴头皮，分别从前发际经过头顶向头后梳理至后发际，再从前发际的两侧经耳上头侧弧形梳理至头的后外侧。一次做 40 ～ 60 次，每日 1 ～ 2 次。

2. 八穴养目与运目

（1）按揉养目八穴：这八个穴位分别是攒竹穴、鱼腰穴、丝竹空穴、睛明穴、承泣穴、阳白穴、太阳穴、风池穴。将这八个穴位分为五组按压、轻揉。首先点压按揉第一组的攒竹穴、丝竹空穴：用左、右手拇指和食指分别按在同侧的攒竹穴、丝竹空穴上，稍用力向下点压、按揉 30 ～ 40 次，按揉时顺时针、逆时针均可；同法向下点压、按揉第二组的鱼腰穴和太阳穴、第三组的睛明穴、第四组的承泣穴和阳白穴；最后点压、按揉第五组的双侧风池穴：用左（右）手拇指按在同侧的风池穴处，其余四指向耳上扇形分开，拇指、食指稍用力按揉 30 ～ 40 次，按揉时顺时针、逆时针均可。

（2）运目：抬头，目视正前方，双眼球自行向左→上→右→下顺时针方向环转运动 30 ～ 40 次，再反向逆时针环转 30 ～ 40 次。

3. 调息通鼻窍

（1）揉按迎香：双手食指指腹下压、揉按同侧迎香穴 1 分钟，其按揉的方向顺时针、逆时针均可，每侧按揉 30 ～ 40 次。

（2）调息屏气：一手拇指和食指分开微屈，放在鼻翼的两侧，向中央挤捏鼻翼，并闭嘴鼓气停留 30 秒，再呼气，然后深呼吸 3 次，如此反复操作 3 遍。

4. 叩齿

口微张开，上下牙齿微微用力自然叩击，此时可听见上下牙齿叩击的声音，一般一次叩击 80 ～ 100 次，每日 1 次。

5. 聪耳三宝

（1）按压耳穴：双手上举，放于头侧，用拇指、食指分别反复按压、放开同侧翳风穴 30 ～ 40 次、听会穴 30 ～ 40 次。

（2）冲压耳道：双手自然张开，用手掌部紧按同侧耳孔，然后突然放开，如此反复操作 30 ～ 40 次。

（3）鸣天鼓：双手掌部紧按同侧耳孔外侧，双手中指伸直贴于耳后头部两侧，食指压在中指指背上，食指稍用力向拇指侧迅速下滑，敲击头后部 30 ～ 40 次。

6. 伸运颈项

用左右手分别按揉来回推搓同侧颈部 10 ～ 20 次；向左向右侧屈颈部各 40 ～ 50 次；向左向右环转颈项部各 30 ～ 40 次；后伸颈项 1 次，前屈颈项 3 次，以上为一组动作，重复做 10 遍。

7. 甩手击掌

（1）站立姿势，双脚打开与肩同宽，抬头挺胸，双上肢自然下垂伸直，然后双上肢分别向前、向后摆动至最大限度，一前一后为 1 次，共摆动 20 ～ 30 次。

（2）姿势同前，双上肢做最大限度的外展、内收动作各 20 ～ 30 次。

（3）姿势同前，双上肢伸直，一手握拳，另一手伸开手掌向上，握拳之手稍用力敲击另一手的手掌 15 ～ 20 次，同法敲击另一手的手掌 15 ～ 20 次。

8. 动腰踢腿

（1）站立姿势，双脚分开，与肩同宽，双手叉腰，固定胯部，腰部自然向一侧旋转至最大限度，再恢复，共进行 40 ～ 50 次，再做另一侧 40 ～ 50 次。

（2）站立姿势，双脚并拢，一脚立地，另一下肢伸直并分别向前、向后踢腿各 15 ～ 20 次，再做另一下肢。

（3）站立姿势，双脚并拢，下肢伸直，弯腰至最大限度，恢复，共做 10～15 次。

9. 一拍三揉

（1）一拍：站立姿势，双脚自然分开与肩同宽，双上肢放松，十指松开微屈，双肘适度弯曲，虚掌适度用力交替拍击胸部 30 ～ 40 次。

（2）三揉：一揉耳郭——双手护于同侧耳郭部，做上下搓揉耳郭动作 15 ～ 20 次。

二揉腹部——站立姿势，双脚自然分开与肩同宽，双手掌叠放于神阙穴上，以神阙穴为中心，顺时针、逆时针推揉腹部各 30 ～ 40 次。双手手指曲成空拳状，叩击上下腹部 100 次。

三揉膝部——取坐位姿势，双脚自然分开与肩同宽，低头含胸，双手敷于膝关节上，分别向内、向外推揉髌骨各 30 ～ 40 次，再双手同时点揉同侧内膝眼穴、外膝眼穴处各 30 ～ 40 次。[37]

【金世元】

虽年过古稀，金世元依然精神矍铄，这既和他自身的保养有关，更是他长期不懈锻炼的结果。说起锻炼，他从每天早晨一睁眼就开始了。

1. 三个半分钟

金世元说："我起床讲求三个半分钟，即醒半分钟、坐半分钟、站半分钟。然后在床上就可以进行简单的锻炼。"

2. 三个三十次

他锻炼第一步是搓脸，也叫干洗脸，每次 30 遍；第二步，搓耳朵，也搓 30 次，耳朵的穴位很多，能够促进全身的血液循环；再往下搓脚，两脚对着，两手搓脚心，涌泉穴位于脚心，劳宫穴位于手，这样，两个穴位都按摩到了，约 30 次。

3. 吐故纳新

床上的锻炼结束之后，他就会来到楼下的公园里，找一个人少的地方，做几次深呼吸。而这坚持了 18 年的深呼吸锻炼，也是他走南闯北的另一项收获。他回忆道："上银川有一个老回民，一起聊天，他说你早晨起来，在空气流通的地方深呼吸，别马上喷出来，深呼吸以后停它几秒钟，再让这口气出来，至少五六次，一夜的浊气排出去了，早晨新鲜的空气吸进去了，对身体有好处。"经过一番吐故纳新之后，他还要再花上 15 分钟，做上一套保健操。吐故纳新再加上做操，每天不到 25 分钟的时间。十几年来，无论多忙，他从没有间断过。

而每次做这些时，他还有一个雷打不动的规矩。很多人认为只有太阳出来了空气才新鲜，浊气吹散了，清气才能来。他跟别人见解不一样："太阳还没出来就锻炼。"搓脚、搓手、深呼吸、做操，这些看上去没有系统招式的搓搓揉揉，梳梳动动，都是他这几十年来，听不同人讲的，跟不同人学的。呼吸新鲜空气也跟人学的，搓脚也听人说的，拢头也是听人说的，但是他自己有创意："他们都是一只手搓脚，我是两只手。"

每天一个小时，一项一项地进行锻炼。他说，从周身的主要穴位，循序渐进到全身的简单运动，就是为了达到一个目的——促进全身的血液循环。他认为老人患高血压、脑血管硬化、心脏病不是虚而是瘀，是由于血液循环不好，受到阻滞。因此，有了良好心态，再加上持之以恒的养生锻炼，健康长寿就不是奢望。[38-39]

【刘尚义】

刘尚义教授强调“治未病”的预防思想，在体育运动上主张“动能增寿，静能延年”，根据体质、年龄可以六分动四分静或七分动三分静，达到身心健康。

在“动”方面，刘老每天坚持走一万步路，锻炼全身肌肉；每天用头写20个“米”字，预防颈椎病的发生；每天在空气清新的地方深呼吸30次，锻炼肺部，预防肺部疾病的发生。每天坚持适量锻炼，才能保持身体机能不衰退。在“静”的方面，刘老喜欢练书法、画国画、下围棋，并且喜欢把它们与中医联系起来[40]。

早晨运动保健以打太极拳为主，有时会做摔鞭锻炼，练习站桩功法，或提肛练习，认为其具有舒展筋骨关节，升提宗气，促进脏腑经络气血运行，调整阴阳的作用。[41]

【刘志明】

国医大师刘志明一贯主张“运动健身，抵抗疾病”，认为适当运动、勤于锻炼，可促使人体气机调畅、血脉流通、关节灵活、形神合一，收到内以养生、外以却恶的效果，此所谓“血气冲和，万病不生”。刘志明依据太极哲理，在传统武术太极拳的基础上，结合老年人的自身特点，剔除跳跃发力动作，弱化技击功能，突出健身效果，自行创编太极养生保健拳。

【刘祖贻】

刘祖贻认为，散步确是很好而又易于坚持的运动，所以有“运动之王”之誉。散步不仅有益于健康，还有多方面的作用，即以减肥而论，身体肥胖的人坚持步行，可减轻体重10%～20%（一年）。可采用传统的快步保健法，每周五次快走，每次30分钟，但最近美国科罗拉齐多大学研究发现，慢走反而更有利于减肥。但刘老还是赞成快慢相间的方法，他的散步方法是：开始慢走，渐而快走微微有汗，再缓步而行，觉得效果很好。[42]

【尚德俊】

《黄帝内经》中提倡“形劳而不倦”，反对“久坐”“久卧”，强调应“和于术数”。《吕氏春秋》中更明确指明了运动养生的意义：“流水不腐，户枢不蠹，动也。形气亦然，形不动则精不流，精不流则气郁”。尚德俊告诉记者，古人是非常重视运动保健的，“动则不衰”是我们中华民族养生、健身的传统观点，这同现代医学的认识是完全一致的。现代医学认为生命在于运动，运动可以提高身体新陈代谢，使各器官充满活力，推迟向衰老变化的过程，尤其是对心血管健康极为有益。

尚德俊从年轻时起，就主要依靠行走、骑自行车上下班，几乎不坐车。即使现在腿脚不灵活了，还是坚持自己购物、买菜。出门办事，只要自己能办到的从不麻烦别人；自己洗衣服，大部分时候还自己做饭。他平时喜欢散步，每天都会去家附近的千佛山散步，来去 40 分钟，大约 5 ～ 6 公里路程。天气不好，他便由室外转到室内行走运动。他认可“一身动则一身强”的养生观点，提倡运动养生，可以选择如慢走、体操、气功、太极拳、按摩等活动，也可以根据自己的体质、所处环境和爱好来选择，慢性病患者可以根据自己的体质、病情，适当进行锻炼。他在自己患病早期就十分注意活动锻炼，这可以预防下肢深静脉血栓的形成，同时也有利于心脏功能的恢复，是防治疾病、及早康复的有效方法。事实上，适当的体育运动，可以使生活和工作充满朝气蓬勃的活力和轻松愉快的乐趣；可以帮助建立生活的规律和秩序，提高睡眠的质量，保证充足的休息，提高工作效率；可以提高人体的适应和代谢能力，提高对疾病的抵抗力。[43-44]

【石学敏】

石学敏教授说，他平时最喜欢的三项运动是晨跑、游泳和打麻将。50 多年来，石学敏每天坚持 5：30 起床，到小区或公园慢跑一个半小时。在石老看来，晨跑能够帮助他保持最佳状态，“备战”一天的工作和科研任务。如果有空，他还会“忙里偷闲”游泳 40 分钟。“这有利于提升肺活量，锻炼肺功能”。石老还有一个爱好是打麻将。节假日，恰逢子女在家，全家人就会一边打麻将，一边拉家常，享天伦之乐。他说，老年人打打麻将有益于保持脑力，适当打麻将是有益身心健康的。腿为肾之表，肾为先天之本。肾健则体强，有一双强壮、有力、灵活的腿才是一个健康的人，故即使外出参加各种会议，活动范围局限，他也会坚持步行，并使用步行测量器规范步行的数量。[45]

【石仰山】

石氏音乐颈项平衡操是在国医大师、石氏伤科代表性传承人石仰山教授指导下创编而成的音乐导引功法。他将传统古代导引术与石氏伤科论治颈椎病的特色进行有机结合，并根据五行学说的五音与五脏、五体的关系设计了悦耳动听的音乐，让人们在轻松愉悦的环境中，锻炼和放松身心、预防疾病、保健康复。石氏音乐颈项平衡操具体动作如下：

准备动作：身体直立，双脚分开，与肩平行，双手垂直，气息平和。

第一节：调衡颈项。

①两臂屈肘平行交叠于胸前，右臂在上，左臂在下，掌心向下。屈肘平肩开弓，尽量扩展胸部，颈项后仰，归位；屈肘平肩开弓，尽量扩展胸部，颈项前倾，归位。②屈肘平肩开弓，尽量扩展胸部，颈项左转，归位；屈肘平肩开弓，尽量扩展胸部，颈项右旋，归位。以上动作重复两遍。

此节动作配合音乐的核心音调取自古曲《梅花三弄》，借助古琴的空灵音色的通感作用，来导引气息。

第二节：展翅飞翔。

①两臂自然下垂，含胸内收肩部并带动双臂运动，脚跟离地，身体缓缓向上引伸，然后挺胸外展肩部并带动双臂向外、向后运动，双手变掌下压，与臀部齐平，身体渐渐向下，脚跟着地，双臂回到身侧。②两臂自然下垂，双手向前伸直渐渐向上伸展，抬举过头，同时脚跟离地，身体缓缓向上引伸，使脊柱呈反弓状，当手抬、脚提至最大限度后，身体渐渐向下，脚跟着地，双臂从上向后划弧形回落至身两侧。

此节配合的音乐的核心音调取自传统民间乐曲《江河水》，以二胡绵延而具有韧性的音色来配合气息的导引。在旋律进行上，以8度大跳和大跳后继续上行的进行来配合肢体的伸张和继续扩展的感觉。

第三节：贯通颈督。

①两手上举，双手四指置于两侧颈肌，进行顺时针、逆时针按揉各四拍，

后用两手拇指置于风池穴，进行顺时针、逆时针按揉各四拍。②两手手指交叉置于颈后，颈项缓缓后仰至极，进行引伸，然后颈项缓缓前倾至极，进行屈曲。

此节配合的音乐的核心音调取自传统笛曲《姑苏行》，以笛子清脆而温润的音色来配合气息的导引。旋律进行以连贯的线条和顿挫的甩腔相结合的方式，来配合前倾和后仰的过程，帮助人体体会“至极”的感觉。[46]

【徐经世】

徐经世养生理论之四要——“安步当车，形式自如，掌握适度，持之以恒”，加强运动。运动是以锻炼身体，增强体质，保持健康为目的。因此在运动方式上要因人而异，同时要与季节相应。春季夜卧早起，广步于庭，披发缓形，以使志生；夏季也应夜卧早起，步于室外，但宜在清晨和傍晚气温较低时进行；秋季应按照“立秋早晚凉”的气候特征，做到“早卧早起，与鸡俱兴”；冬季为万物收藏之际，早睡晚起，待日光充足再开始锻炼较为适宜。中医学认为，肢体的功能活动，包括关节、筋骨等组织的运动，皆由肝肾所支配，故有“肾主骨，骨为肾之余”的说法。善于养生的人，要坚持体育锻炼，以取得养筋健肾、舒筋活络、畅通气脉、增强自身抵抗力之功效，从而达到强肾健体目的。[47]

【禤国维】

老年人不适宜剧烈运动，也不能完全静养，所以禤老认为中医的特色保健疗法在养生中应该得到充分的运用。禤老常传授患者几种在日常生活中养“心”、护“心”的方法，如按摩神门穴。神门穴位于腕部，腕掌侧横纹尺侧端，尺侧腕屈肌腱的桡侧凹陷处，是一个很好的保健穴，对于心悸、失眠等症状具有很好的治疗作用。

禤老教患者在睡前用拇指按摩神门穴，顺时针按摩 30 次，再逆时针按摩 30 次，双手交替进行。也可以用手掌或鱼际按摩心脏部位，禤老还常将王不留行籽贴在手少阴心经循行穴位处，时不时按压，起到刺激穴位、促进得气的作用。此外，禤老认为老年人可以早起去空气清新的地方进行扩胸运动，练习八段锦、太极拳等以强身健体。但在进行保健运动时，一定要注意动作要准确到位，同时要配合呼吸的节律。例如禤老在做扩胸运动时，就讲究放松时吸气，扩胸时呼气，可以增加肺活量，锻炼心肺功能。[48]

【郑新】

郑新一直坚持适量运动，他认为“生命在于运动”，但不能超过自己身体的承受能力，不宜过于激烈。他坚信“百练不如一走”“步行是运动之王”。用郑新的话说，散步可使全身血液、骨骼、肌肉、韧带活动起来，并能调节内脏功能使之平稳，推动正常的新陈代谢，产生良好的生理效应。他还认为，家务劳动其实也是一种运动形式，而且适合老人。直到现在，他依然坚持自己做家务，是“超级好男人”[49]。

【段亚亭】

段亚亭有一套自创的养生操，其中头部按摩的方法至今他仍在坚持。得益于这套按摩法，他不仅皮肤光滑，还黑发重生，精神矍铄。头部按摩具体方法如下：

1. 左右手五指同按鼻翼处，由此按揉至眼角，并轮刮眼眶 25 ～ 30 次，可明目。

2. 大拇指先后抵住太阳穴及风池穴两处，另外四指当梳，分别由头部前后脑发际线，向百会穴梳理，可醒脑。

3. 双手五指相触，置于后脑下方脊椎处，来回揉搓颈部 40 次，可强健脊椎。

4. 双掌揉搓脸部 30 次，再拉扯耳垂 40 次，可护肤，并缓解耳部供血不足问题。

中医学认为，头为诸阳经聚会之处，百脉所通，系一身之主宰，对控制和调节人体的生命活动起着极其重要的主导作用。经常按摩头部，有助于改善脑部的血液循环，提高大脑的摄氧量，可益智健脑、增强记忆、缓解疲劳、消除紧张，还对失眠、耳鸣、耳聋、目眩等有较好的辅助治疗作用。

现代科学研究证明，经常按摩头皮能刺激头皮上的毛细血管，使它们扩张变粗，促进血液循环，供给大脑组织更多的养料和氧气。老年人经常按摩头皮，能够延年益寿。[50]

【李佃贵】

在第三届国医大师中，67 岁的李佃贵是最年轻的，他精神矍铄，常被误认为只有 50 来岁。虽然“年纪轻轻”，但李佃贵却一身光环，是全国劳动模范、全国唯一的“双师”。他提出一套养生保健方法：十全十美养生方。

一把梳子：早晚洗漱各梳头 100 次，刺激大脑，促进血液循环，增强脑细胞的代谢。

二次运动：每天锻炼 2 次。尽量避开空气质量不好的晨起和晚上时间。李老提出运动应该顺“时”而为，选择合适的运动方式，晚上过度运动或运动时间太晚都对养生不利。且运动时要“避风寒”，根据气候的变化对衣着或锻炼场地及时调整，明代医家李梴《医学入门》曰：“避风寒以保其皮肤、六腑。”

三杯开水：晚上临睡前半杯开水，晚间起夜半杯开水，晨起后半杯开水，以稀释血液，预防心脑血管疾病。

四季相应：四时气象的特点为春温、夏热、秋燥、冬寒，衣食住行要符合春生、夏长、秋收、冬藏的自然规律。

五穴按摩：百会穴、涌泉穴、足三里穴、天枢穴、三阴交穴早晚各坚持按摩 100 次，起到养生保健的作用。

六里步行：快速步行是最好的运动。每日坚持步行 3 公里，可强身健体。

七天洗澡：洗澡间隔时间不宜过长或过短，一般秋冬季节 7 天为宜。频繁洗澡会将人体表面的皮脂膜洗去，失去第一层保护，平时要做好擦身清洁工作。

八时睡眠：每天保证 8 小时睡眠，以恢复体力。睡眠时间过短，体力不宜恢复；过长，也会使大脑混沌，精神萎靡。

九成饭饱：每餐九成饱，健康活到老。一日三餐，早晨吃好，中午吃饱，晚上吃少。

十分笑容：每天笑 15 分钟，等于运动 45 分钟。[51]

【刘嘉湘】

刘老坚持饭后走百步的习惯已有多年了，遇到刮风下雨，他就在屋子里练练倒走，这样有助于消化，使脾胃健运，不断充实“后天之本”，增进健康。他说，老年人可以选择散步、太极拳等舒缓运动，但要量力而行，贵在坚持。[52]

【吕仁和】

吕老提倡适量运动，自创健身功法。他时常骑一辆小脚蹬三轮车往返于医院和家中，悠然自得，并言其可锻炼多个关节。吕老还吸取古代八段锦、太极拳及近代一些健身运动方法自创了一套健身防病的功法：十八段锦。虽然运动量不大，但因结合意和气，所以每次练完后，全身轻劲而有力，很适合体质较弱、不能做重体力活动的人和较少做重体力活动的脑力劳动者，对糖尿病人尤为适用。

吕老自创“十八段锦”，坚持练习50余年，现仍精神矍铄，工作于临床一线。对于运动养生，他主张中医辨证运动理念。中医辨证运动理论，涉及天人合一、气血阴阳、五脏六腑、经络腧穴、体质类型等诸多方面。具体来说，中医辨证运动是在中医理论指导下进行辨病、辨证、辨症，并以我国传统导引功法为基础，融入现代运动理念，选择适宜的运动方式、运动频率及强度，进行辅助治疗。因其针对个人设计，能更好地起到综合调理的作用，可起到有病治病、无病强身的作用。在制定现代运动处方时，需要根据代谢水平选择运动方式、运动强度、运动持续时间、运动频率等，遵循因人而异、循序渐进、动态调整，全面、安全、有效、可行的原则。在实施过程中，遵循“测评—制定—监测—随访”的流程，具有普遍性。对于养生保健而言，人们可以选择难度适宜的整套功法进行练习；对于患者而言，选择更有针对性的功法进行“强化”，则有更重要的治疗意义。因此，采纳现代运动的理念，应用“测评—制定—监测—随访”的流程，参考其应用原则，以中国传统导引功法（包括武术、按摩等）为主，辅以抗阻等现代运动方式，将其归纳整理，便构成了中医辨证运动体系中丰富的内容，值得尝试。[53]

十八段锦分为初、中、高三级，每级为六段。初级功有理顺三焦、疏通经络、调和气血、补益肺气、益肾健脾、濡养筋骨的作用；中级功有振奋元气，舒利关节，增强肺、脾、肝胆的功能，改善全身气血循环的作用；高级功能加强并改善胸腹腔血液循环、固护腰肾、锻炼肢体肌肉、协调全身各系统组织器官等作用。[54]练习十八段锦，通过全身各部位轻缓而有力度的活动，起到健身防病的作用，特别适合体质较弱、难以承受重体力活动的人，或较少进行体育锻炼的脑力劳动者练习，对糖尿病患者尤为适用。锻炼时可急可缓，可快可慢，可多可少，可轻可重，按个人合适的频率、节奏进行即可，不受他人影响。练习时不需要专门设备，只要有两平方米的场地，在空气不污浊的情况下即可进行。十八段锦的练习方法如下：

初级·六段

第一段：起势

第二段：双手托天理三焦

第三段：五劳七伤向后瞧

第四段：拳击前方增气力

第五段：掌推左右理肺气

第六段：左右打压利肝脾

中级·十二段（加初级六段）

第七段：拳打丹田益肾气

第八段：左右叩肩利颈椎

第九段：左右叩背益心肺

第十段：金鸡独立养神气

第十一段：调理脾胃需单举

第十二段：摇头摆尾去心火

高级·十八段（加初级六段、中级六段）

第十三段：双手按腹补元气

第十四段：双手攀足固肾腰

第十五段：左右开弓似射雕

第十六段：捶打膻中益宗气

第十七段：全身颤动百病消

第十八段：气收丹田养筋骨[55]

吕老建议糖尿病的运动养生：多运动，但要循序渐进。

“多运动”就是常说的“迈开腿”。中医讲“久坐伤肉”，多坐、活动少是引起超重、肥胖的重要因素。超重和肥胖是我国成年人群患糖尿病的主要危险因素，会提升糖尿病发病风险。有人会问，那运动是要跑步、游泳还是打羽毛球？其实做哪种运动不重要，重要的是要坚持。那是不是汗流的越多越好呢？也不是，能有微微的汗出就行。是不是运动的时间越长越好？不用的，如果每天能够坚持快走或慢跑30分钟就足够了。尤其是岁数较大的患者，可以根据身体情况循序渐进，逐渐增加运动量，要注意适可而止。[56]

【王烈】

王烈有一个养生诀窍：站立诊病。他说，选择站立诊病的原因本是为了方便患者，如今这个方法已坚持27年。他说，站立诊病，并非一动不动，诊疗过程中，腰腿不断活动，这是立诊的益处。多年来，他总结了站立服务的好处：一防颈椎病。现代人用手机多，低头久，颈椎少动，就容易犯颈椎病；二防心血管疾病。心者主血脉、藏神，动静结合利于心，而久坐则气血不畅，易发冠心病；三防前列腺疾病。久坐气血失和，对老年人可谓雪上加霜；四防肠痈。凡久坐之人，肛肠气血不畅，成瘀致病；五防癌症。癌症见于人体各部，病由毒结气血，久坐气血伤，对癌病发生必将起到推波助澜作用。王烈感慨道："选择站立诊病原本是为了更长期、更好地服务患者，也是顺其自然而生出的方式。没想到，立诊的方式促进了自己的身体健康。"[57]

【韦贵康】

韦老坚持每日锻炼。古人曰："流水不腐，户枢不蠹。"流水不会腐臭，常常转动的门轴不会被虫蛀蚀。人体也是如此，要经常锻炼，动一动才能健康，不受疾病的侵扰。韦老总结了一首保健歌："经常抓抓头，脑筋不发愁。经常搓搓手，力气身上走。经常敲敲腿，利胆又利胃。经常揉揉肚，消化有帮助。经常按按脚，健康不显老。"韦老平时喜欢锻炼，自创一套"五分钟五步轻松养生功"，包括双手捶胸、举手下蹲、掐腰踮脚以及颈部的"米字功""犀牛望月"等动作。获评国医大师之后，韦老的一些社会活动增多，但无论多忙，他都坚持每天抽出时间来练习"五分钟五步轻松养生功"。此外，韦老平时还喜欢做"飞燕式"、腰部"拱桥"等锻炼招式。韦老十分喜爱武术，他认为，武术既可以防身，又可以健体。韦老学过散打、气功、劈功。除散打外，他还将武术功法与手法结合，用于治疗患者的疾病。韦老还喜欢唱歌、朗诵，只是平时工作忙，很少有时间能在公众场合"露一手"，但是只要有单位或集体组织的文娱活动，他都积极地试一把。[58]

韦老认为运动要适当且适量，我们民间向来就有"厚骨为贵人"的说法，养骨对于养生和人体健康的意义是毋庸置疑的，然而，在大多数人看来，养骨就只是意味着补钙和运动。其实，补钙和运动不是养骨的全部。这就是，为什么有些老年人总是在补钙，却还是骨质疏松；为什么有些人经常参加运动锻炼，却还是缺钙。养骨有诀窍，为了做一个身子骨强硬的“贵人”，必须要掌握一些恰当的养骨方法。运动对于骨骼健康的重要性不言而喻，但是并非所有的运动都适合去做。例如瑜伽，它是现代都市里最流行的身体锻炼项目，可是有人却因为长期不当的练习造成身体的损伤。运动也会造成身体损伤、过度疲劳等不良反应，最好的方法是根据自己的身体情况，选择适合自己的科学锻炼方法。适量地负重和运动有助于钙和矿物质有效地吸附在骨质里，防止骨质的流失。中医讲究“筋骨不分离”，中老年人在补钙的同时，应适量运动，如散步、打太极拳等，以达到强筋健骨的作用[59]。

【薛伯寿】

薛伯寿教授年轻时曾因劳累患上浸润性肺结核，在服药治疗的同时，他每天都坚持太极运动，结果竟使得一般疗程在半年到一年的疾病在一个月内奇迹般康复。由此，薛老感悟到运动能使人体正气恢复，以促进疾病的好转。时至今日，薛老仍然十分注重日常锻炼，每日早晚坚持，风雨无阻，坚持太极运动（自创“清静无为养生太极功”）。[60] 薛老指出：太极运动，讲究动静、刚柔、开阖、升降结合，能健身益智，可以消除疲劳，振奋精神，鼓舞生生之气。薛老虽已年逾八十，每周依然坚持出 6 ～ 7 次门诊，同时还承担首长保健和会诊工作，此外还有各种会议及讲学，如此紧张的工作，很多年轻人都疲于应对。但薛老却依然精力充沛、思维敏捷、双目有神、语声铮铮，与他持之以恒的太极养生运动有很大的关系。太极运动和健身锻炼的形式有多种，但都要注意调身、调息、调神，全身放松，身动而心静，肢体动静结合，刚柔相济，注意开阖升降协调。现代社会尤其学生、知识分子、白领阶层等，多缺乏运动，而又心力操劳，太极拳、太极剑、八段锦、易筋经等都可以根据自己的情况选择练习。散步是较为简便的运动，有节律地散步还可以安神健脑，消除紧张情绪，促进消化吸收等，散步、爬山等有氧运动有益于身心健康，时间允许应当常为之。[61]

【张磊】

张磊认为老年人应当根据各自的情况进行适当的体育锻炼，不必拘于室内室外，他坚持每天早晨四点钟起床，然后打扫房间，拖地、抹茶几、擦物品，日复一日，从不间断。他认为这是锻炼身体的很好方式，并赋诗曰：

老夫晨起忙三事，拖地清几涮痰盂。

日日年年无懈怠，心安室净体康舒。[62]

【张震】

我们常说“生命在于运动”，张震认为运动应适度，不宜剧烈。每天饭后，张老会和老伴儿出门散散步，慢慢走，几十年来，一直都是这样。除了饭后的散步，张老几十年来还一直坚持打太极拳。他认为太极拳集怡养性情、强身健体、技击对抗等多种功能为一体，刚柔相济，内外兼修。太极拳不仅能调节阴阳、经络，更可以调节心神，使身体达到一种中正平和的状态。[63]

【张志远】

“流水不腐，户枢不蠹”，张志远常说，生命在于运动，人活着就要动，这是自然规律。回顾张志远走过的世纪人生，他一辈子的爱好是读书，晋代皇甫谧是古代好读书者的代表，有“书淫”之称，这也可以用来形容张志远了。除了埋头读书、钻研学问之外，就是尽量抽出时间去做运动。一直到张老癌症晚期，身体已经很虚弱了，除了睡眠时间外都很少躺一躺，张老说，如果躺下来生命就很快完了。

张老特别推崇《备急千金要方》记载的导引术。导引术既属健身术，亦是体育疗法。导引术历史悠久，早在《庄子·刻意》就载有“熊经鸟申，为寿而已”。湖南长沙马王堆出土的帛画曾绘有四十四个男女运动的多形姿态，为现存较古的《导引图》。后汉华佗尚据《吕氏春秋·尽数》“流水不腐，户枢不蠹”的道理，提出“动摇则谷气全消，血脉流通，病不得生”之说，创制了“五禽戏”，收到了理想效果。唐代孙思邈虽然吸取了其中不少经验，修改了“彭祖”的导引术，但在相当程度上受佛、道两家的影响，并结合个人心得，形成自己的一派，涵古茹今，切合实用，其主要特点是，“内养一口气，外练筋骨皮”，行之日久，能获得良效。据孙思邈讲，凡“调气”之法，应在上午进行，因夜半至日中元气上升处于阳旺之际，过了日中到夜半则进入气阴盛阶段。最适宜的操作阶段是黎明起床之前。1963 年张志远开始学习此法，初未见效益，反而觉得烦琐，有厌烦情绪，一个月后感到身体舒适，走路步履格外轻松，比较明显的效果是，高血压症状大为好转，其次是长期慢性腹泻消失。

20世纪80年代以来，张老在此基础上，汲取众家之长，丰富这一健身法，仿照打太极拳的思路，移到室外练习，不仅效果显著提高，而且治疗的范围扩大了。最后固定为“导引体操十五式”，具有促进气血循环，活动四肢百骸的作用，能疏滞、散瘀，利于新陈代谢，且能鼓舞全身阳气，增强生机，正气旺盛，则“邪不可干”，从而达到防治衰老，益寿延年的目的。本导引体操对防治高血压、神经衰弱、冠心病、胃肠功能紊乱、消化不良、习惯性便秘具有较理想的效果，其他如肥胖病、坐骨神经痛、关节炎、更年期综合征、手足麻木、原因不明的运动疾患也有作用。[64]

【周岱翰】

周岱翰提出“恒动”“养身莫善于习动”，即是主张生命在于运动。日月星辰运行恒动为法天之道，人亦循此而自强不息。《吕氏春秋》强调“流水不腐”，人体恒动，以动养形。先秦、战国时期应用气功及导引术，《后汉书》载有华佗发明的“五禽戏”，凡此皆利于强身养形。[65]

【周信有】

周信有认为，运动可以促进人体气血流通和新陈代谢，如果气血流通无阻，新陈代谢就旺盛，可起到增强体质和防老抗衰的作用。因此，每个人在生活中一定要养成运动的习惯，特别是到了晚年，更应该养成运动的好习惯。周老之所以身体还如此硬郎，主要原因之一就是坚持运动的结果。

周老认为，传统的武术是体育运动的最好形式。如少林、武当两大派，少林武功的风格，以刚为主，刚柔相济，突出勇猛轻捷的特点；武当武功更讲究“气”，以柔为主，外柔内刚，运动较为舒缓柔韧。他认为，中国的武术不论练习哪一派，都必须意志坚定勇敢，要学会“用气”“发劲”，要以意统气，气发丹田，意到气到，气到劲到，由内达外，气运全身，这就是所谓的“内练一口气，外练筋骨皮”。中国武术经过千百年来的发展，形成了鲜明的民族特色，既有舞蹈的审美价值，又有体操的健美功效；同时又有锤炼意志、健全体魄、防病健身、防身御辱等作用。不论年轻人还是老年人，可根据自身条件选择一种武术套路，老年人可选择太极拳，长期练下去，对强身健体、防老抗衰是大有好处的。

老年人每天坚持步行、慢跑或骑自行车等，也是很好的运动形式，每次运动应达到一定量和质的要求，其标准就是脉搏的跳动每分钟要达到 90 次以上，不超过 100 次，时间长短可根据自身的承受力和习惯而定，不能少于半小时，这样才能起到运动气血和促进新陈代谢的作用。需要注意的是运动时要讲究整体观念，全身皆动，一动而无不动，四肢百骸动，胸腹肌肉动，其动是上下相随、左右相应。这样的运动，才能牵动脏腑经络、营卫气血以及全身各个系统，皆随之而动，从而达到神气合一、形神共养、强身健体、益寿延年的目的。另外，老年人在整体运动的基础上，最好采取温和运动的形式，不宜用爆发力，不采取对抗、顶撞的用劲特点，故以太极拳的运动形式最好。

周老根据运动讲究整体的特点，融入温和运动的形式，他综合少林、武当武功的风格，并采纳气功培养真气之要诀，创立了“螺旋运动健身法”。螺旋运动动作要领：立正，左右旋转，胸腰肩臂、四肢关节，一动全动，旋转灵活，左右相随，起伏自如，外实内虚，刚柔相济，环转圆润，一气呵成。这是一个由慢到快、由快到慢、快慢相间的运动形式。同时，意念下沉，精神内守，神不外驰，气不内耗，做到肢体与意志结合、动与静结合，从而培养体内元真之气，增强体质。一般要求，居中旋转、右旋转、左旋转和左右旋转各 100 次。螺旋运动动作关键在于在一动全动的前提下，上肢则旋腕转膀、下肢则旋踝转腿、身躯则旋腰转脊，同时需三者结合，形成一条根在脚、主宰于腰，而形于手臂的空间旋转曲线。本功易学而难练，欲达到一动全动、旋转灵活、身法自然、动姿准确，须狠下功夫，方能做到。[66]

【邹燕勤】

80 多岁的邹燕勤坚持每天散步半小时，认为运动是很重要的事。她喜欢做较为缓和的运动。譬如，散步作为一种安全、适量的运动，每天晚饭后，她都会慢走半个小时左右。俗话说，人老腿先老，这是由于肝肾虚亏导致的。腰腿和肾之间有非常密切的关系，腰者肾之府，转摇不能，肾将惫矣。因此，散步时活动腰腿，可以补肝肾、强筋骨、延缓衰老。

邹燕勤认为，根据每个人的身体情况，饭后走动的时间可以在 15 ～ 60 分钟之间选择。体弱、年迈的人可以少走一些，平时缺乏运动、体重超重、消化不良的人可以多走一些。过于安逸、身体不活动，会导致经络气血瘀滞不畅，久而久之生命力随之逐渐减弱，如《素问·宣明五气篇》云："久卧伤气，久坐伤肉。"

她还自创了一套健身操，以头做笔尖，摇动头部写"米"字。然后，令头部围绕这个字划圆，先顺时针方向，再反方向。长期坚持，能够保护颈椎；拍打手脚，能够促进血液循环。[67]

【编者按语】

运动是人生命活动过程中不可或缺的一个环节，是身心健康发展的重要保证。随着社会的不断发展和生活水平的提高，越来越多的人开始注重生活质量，健康长寿成为人们更高的追求，养生成为人们津津乐道的话题。因此，强身健体、修身养性、平衡阴阳、调理脏腑等中医养生观念逐渐深入人心。运动养生是其中相当重要的内容之一。在中国传统体育养生理论的指导下，运动能使人在日常生活中改善心态，促进心理健康，提高人体健康状态，拥有更好的抵抗力。国医大师的养生智慧是我们可借鉴的宝贵经验，给我们日常运动养生提供了指导。现笔者将对运动养生的发展、方式及作用等方面进行总结。

1. 运动养生的历史溯源

（1）理论萌芽

运动养生起源甚早，可往前追溯至夏商时期。在禹夏时代，就已经出现了一些具体的以运动为基础的保健养生形式，如大禹发明了"禹步"改善偏枯症状。《诗经》中记载了"寿考不忘""乐只君子，万寿无期""报以介福，万寿无疆"等，反映了当时人们希望健康长寿的思想。这一时期的体育养生理论与实践还处于草创时期，但所出现的一些思想和方法的发端，为医家的体育养生发展奠定了实践基础。[68]

（2）思想奠基

《吕氏春秋·古乐》云："昔陶唐氏之始，阴多滞状而湛积，水道壅塞，不行其原，民气郁阏而滞著，筋骨瑟缩不达，故作为舞以宣导之。"明确提出了通过舞蹈等运动活动机体，可促使经脉流通，气血顺畅，筋骨灵活。这是第一次在理论上阐述运动健身养生观点，是先秦时期“动以养生”观念的最高理论水准。[69]《路史》则记：“阴康氏之时，水溃不疏，江不行其源，阴凝而易闷，人既郁于内，腠理滞著而多重腿。得所以利其关节者，乃制为之舞，教人引舞以利道之，是谓大舞。”这两段文言文说明了在原始社会后期，人们逐渐利用“舞”的活动形式进行身体锻炼。随着时代的推进，人们越来越认识到身体健康的重要性。“故导引按跷者，亦从中央出也”，这是最初导引思想的形成理论萌芽，先秦早期的导引养生术思想自此开始成形。[70]庄子在继承老子“返璞归真”的养生思想基础上又将养生具体分为“养神”和“养形”，主张养神以静主，但当静中有动；养形以动主，但当动中求静；要动静得当，动静结合。《庄子·养生主》体现了我国古代体育养生科学化的萌芽，而《吕氏春秋》的养生见解把我国古代体育养生在科学发展的道路上向前推进了一大步。[68]

（3）理论构建

秦汉之时，导引行气盛行于世，很多医家将导引用于防病治病。在汉代体育养生思想中，提倡要通过适度的运动来养生。当时所提倡的运动是以运动强度较小的拳术、功法、导引等套路为主的，主要是强调养生功能，正如孙思邈所云：“养性之道，常欲小劳，但莫大疲及强所不堪耳。且流水不腐，户枢不蠹，以其运动故也。”所以，在当时的汉代，民间太极拳、易筋经、八段锦、五禽戏、导引术等广为流传，而在长沙马王堆所出土的西汉导引图中，就有不同年龄、不同性别的人在做深呼吸、转体、弯腰、踢腿、收腹、下蹲、直臂等多种动作。[71]

魏晋之后，是医疗经验总结和积累的时期，出现了一大批医学家和医学著作。张仲景的未病先防、有病早治的保健养生观，巢元方的导引法和六字气诀的运用，孙思邈的按摩、行气养生之道等，从中医学的角度阐述了运动养生的作用与重要性。

宋元时期中医流派纷呈，涌现出金元四大医家，刘完素的专气抱一、正则和平的养生思想；张从正的导引按跷、移心转意的养生思想；李杲的脾胃论；朱震亨的制火护阴论等，对于运动养生思想的贡献非常大。

在明清时期，医家著作更多体现出了理论与实践相结合的特点。如龚廷贤的《寿世保元》、万全的《养生四要》、张介宾的《类经》、汪昂的《勿药元诠》，从不同的角度对养生思想和方法提出了自己的主张，这些主张是建立在医学理论基础上，博采儒、道、佛等各家的养生思想与方法，简单易行，自成体系，防病治病，强身健体，延长寿命。[68]佛家思想对运动养生也有一定启发，佛教修行以禅定为核心，养生以静养见长，但对于运动也是十分重视的。佛教《大毗婆沙论》提到“长寿”的条件时就有“若有于寿，恒作、恒转，受作、受转”，也就是说要想身体好，就需要经常主动的做些运动和劳动。禅定、瑜伽是佛教的修行方法，它追求适度运动强度。佛教修行方法遵循自然合万事万物的运动变化规律，其练习主要通过调息、动静平衡、身心和谐等方法来刺激人体进行自我修复，促进健康状态。[72]

2. 运动养生中的中医理论思想

《黄帝内经》秉承着“天人合一，形神结合”的基本思想，以整体恒动观作为体育养生的指导思想、以运动适度作为体育养生的基本要领、以动静结合作为体育养生的基本原则、以四时有别作为体育养生的灵活运用构建了体育养生的理论体系。在具体的养生方法运用上强调散步以逸情、导引以通经、按跷以宣络、吐纳以祛疾、存想以避疫，这些都成为后世体育养生方法的基础。因此，《黄帝内经》的问世是医家体育养生形成的标志。运动养生与中医理论密不可分。

（1）运动养生与形神统一论

中医的整体观念是指人体脏腑间生理功能和谐统一及人与自然天人相应。中医认为，形为神之宅，神为形之主。《养生论》指出，“形恃神以立，神须形以存”。动以养形，静以养神，张弛有度，相辅相成，形神共养才能达到健康长寿。运动养生强调“精、气、神”通过调心、调息、调身达到三者统一。

（2）运动养生与气血、经络、脏腑学说

气血津液是脏腑功能活动的物质基础，经络是气血运行的通道，遍布周身，将人连成一个统一的整体。运动养生可以行气活血，通经活络，柔筋健骨。运动可促进脾胃运化、调畅情志、疏解肝气、助心行血、助肺司气等，五脏各司其职、各守其位、则气血充盈，机体和谐，阴平阳秘。

（3）运动养生与三因制宜学说

中医学认为，疾病的发生、发展与转归受多方面因素的影响，如时令气候、地理环境、体质强弱、年龄大小等。因而在治疗上须依据疾病与气候、地理、病人三者之间的关系，制定相适宜的治疗方法，才能取得预期的治疗

效果。运动养生也遵循“三因制宜”的原则。运动保健有一个合理的运动量。一般认为，正常成人的运动量，以每分钟心率（或脉率）增加 20 ～ 40 次最为合适。特别是老年人，要根据自身情况选择合适的运动强度。一般来讲，运动的时间早晨最好，如在饭前锻炼。运动后至少要休息半小时后方可进食；饭后至少要 90 分钟以上才能锻炼。为了避免锻炼后过度兴奋影响睡眠，应在临睡前 2 小时左右结束运动，运动方式的选择也要根据所处地理环境决定。

3. 运动养生方式

古人的运动养生保健有：勤动肢体、视听忌过久、适当劳作、散步养生、常动常劳、勿妄为常、按摩摄生、咽津驻容颜、洗梳首足、揉腹可延年、勤叩牙齿促健康、静坐养身、修炼气功、避风祛邪、干浴洗身等。现代运动的方法多种多样，常见的有散步、气功、太极拳、划船、舞剑、打门球、老年迪斯科及健身操等，条件允许者可在健身房锻炼。下面简单介绍几种常见的、简便易操作的运动方式。

（1）日常调养

①咽津驻容颜。操作要领是以舌尖顶上腭，紧闭牙关，稍作休息，待唾液满口时，低头缓慢咽下。主要可分为起卧咽津法、深呼吸咽津法、入静咽津法、无规则咽津法。该操作要求在津液满口时，忌下意识下咽，要用意念引领，入丹田而缓咽之。

②梳头缓衰老。梳头可促进头部血液循环，是延缓衰老的有效方法。尤其以指代梳为最佳，日常操作简便。每日早、中、晚三次，每次梳百次。需要注意的是以指代梳需剪短指甲，以防指甲刮破头皮。以十指轻梳头皮并对头部按摩，至头皮发热微红。

③足浴促循环。睡前用热水洗足，可促进血液循环，使韧带松弛，肌肉放松，还可助眠，对偏头痛、失眠、心悸、头晕等均有一定改善作用。中医认为，若阳气虚衰不能温养四末而导致手足不温时，热水足浴能温阳祛寒，对体寒者较佳。

④揉腹可延年。“行往坐卧处，手摩胸与腹。踞之彻膀腰，痛拳摩肾部，行之不厌烦，昼夜无穷处，祛病又延年，渐通神仙路”。操作要领：两手重叠，左手在上，右手在下（女则反之）先以心窝处之膻中穴，自左向右顺时针方向按摩胸部 36 次；再以肚脐为中心顺时针方向按摩腹部 36 次。在按摩

过程中先用左手再用右手，两手不能同时应用，继而将两手停放在腹下小腹部位，上下按摩，到腰部发热为止。

⑤勤叩牙齿促健康。叩齿的时间在早晨起床和临睡之前为宜。叩齿的步骤是首先叩臼齿，其次叩切牙，最后叩左右犬齿。叩后，牙关紧闭，用舌尖在口内上下左右搅动，刺激唾液快速分泌，这样运作 10 分钟左右，待唾液充斥整个口腔，然后分三次缓缓咽下。像这样反复叩齿百余次，则牙坚齿牢，必有效验。

⑥静坐养身。静坐要排除杂念，意守丹田，内宁精神，聚气固本，控制一呼一吸，两目垂帘，目视鼻准；两手相扣，精神放松；舌抵上腭，自然盘坐；以阳抱阴，以阴和阳；心息相依，引入静域。

⑦干浴洗身。干浴洗身就是不用水，用手对全身分部位进行按摩。操作时可由下而上，从足趾到头部。梳头：用手指梳发按摩头部，运力宜轻柔。从前额沿头顶至后脑循环往复按搓头部，每次梳头十至百次；浴面：按摩面部，能升发阳气。用手掌擦面部 10 次，每次 1 ～ 2 分钟。每天清晨，两手搓热，以中指沿鼻部两侧自下而上，像洗脸一样。擦面可疏通经络，并有面部美容作用。揉穴：两手食指分别压在双侧太阳穴，按顺时针、逆时针方向各十次左右。揉胸：两手掌按在两乳上，按顺时针、逆时针方向各按 10 次左右。抓肌：用手掌和手指抓、捏、提左右肩肌 10 次左右。豁胸：两手指微张，置于胸壁，从内向外滑动，各重复 10 次左右。揉腹：五指张开向下，从胃脘部起经脐右揉到下腹部，然后向右、向上、向左、向下，沿大肠走向擦揉。擦腿：两手抱紧大腿部，从下擦至膝盖，然后擦回大腿跟，往来 10 次左右，后以两手掌挟紧一侧小腿部，旋转扭动 10 次左右。按摩脚心：两手相对搓动至发热后搓涌泉穴，用手搓至脚心发热，先左后右。[73]

（2）散步

①散步分类

在《黄帝内经》中有明确的记载，《素问 · 四气调神大论》中说：“春三月，夜卧早起，广步于庭，养生之道也。”陶弘景曾言：“饱食不可坐与卧，欲得行步务作以散之。”散步是最简便易行的运动方式，不受场地、时间、年龄的限制，人人均可参与。散步大致可分为 7 种[74]：

普通散步法：锻炼者不拘锻炼时间、时长、速度，根据自己条件合理安排。一般慢速散步每分钟 60 步左右，中速散步每分钟 80 步左右。练习时间每次 15 分钟，每天 1～2 次就可获得较好锻炼效果，适合不同的年龄、体质，既简便又轻松。

快速步行法：在普通散步的基础上加快步行速度，配合手臂摆动，每小时步行 5 公里左右。这种步行方法，加大了运动强度，身体健康者可多练习。一般每次 20～30 分钟，每周 2～3 次就可获得满意效果。

定量步行法：每次步行固定的时间或者距离。有助于评估自身的锻炼能力或使锻炼更加规律，容易坚持，适合中老年人或者锻炼初期者。

摇臂散步法：散步时两臂前后大幅度摆动。此法可增进锻炼者肩部和胸部的活动，配合呼吸动作，有利于治疗呼吸系统疾病，散步时间和速度因人而异。

摩腹散步法：散步时将两手掌重叠放于肚脐部位，做顺时针、逆时针旋转按摩各 36 次。这种方法有利于防治肠胃病，加速血液循环，促进消化。

拍打散步法：散步时手掌拍打肩、胸、腹、腰、背等各部位。这是一种传统保健方法，可按摩穴位，有舒筋活络、缓解紧张、消除疲劳的作用。

倒走散步法：这种方法改变了人体步行方向和习惯，有利于锻炼人体感觉器官的平衡。倒走时从脚尖先着地过渡到脚跟，对按摩脚尖穴位、经络有良好作用。练习的时间和量因人而异，一般在 5 分钟左右。

②散步要点及注意事项

端正姿势：头正平视，收腹缩臀，脚尖朝前；步幅均匀，步态稳健，或两手前后摆动，以增进肩和胸廓的活动，这对有呼吸系统慢性病者尤为适用；患有消化不良者可一边走一边按摩腹部，以促进胃液的分泌和胃的排空。

掌握呼吸：呼吸时应采用吸气鼓腹，呼气收腹的方法；呼气应均匀缓慢，比吸气时间长。老年人和心血管病患者开始时不宜走得过快，若心跳过快、呼吸困难，可过一段时间再逐步加快步伐。应根据自身情况选择合适的散步速率、时间及方式。

散步时间：一般宜选择在清晨或晚饭后，即太阳升与落的前后 1 小时左右。尽量避开每天空气污染高峰。

穿着舒适：散步时应穿得轻便一些，衣裤不宜绷得过紧，不要穿高跟鞋，应穿软底、有弹性的鞋。[75]

③散步的益处

总体来说，散步养生有六大好处：一是，可使全身肌肉周期性收缩，帮助血液和淋巴液循环，加速代谢过程，提高机体免疫力。二是，有益于心血管系统。散步可以加速血液的循环，提高血管的张力，能有效地预防动脉硬化等各种心血管病。三是，可以保持关节的灵活性，同时增强腰部肌肉和韧带的张力与弹性，是防止肢体过早僵硬的好办法。四是，能提高脑力与智力，并有助于缓解焦虑情绪，改变急躁性格，增强对各种环境与事物的适应能力。五是，安全、省钱。无论年轻人还是老年人，散步都是养生的简单实用的方法之一。经计算，如果时速为 5.3 公里，则每分钟可消耗 4.8 卡路里热量，既可以达到锻炼的目的，还可以适当减肥。六是，倒走散步法，有舒经活络的好处。[76]

(3) 跑步

运动养生所采用的跑步方法主要是慢跑，这是一种长时间、慢速度、远距离的运动方法，目的在于提高身体素质，改变较弱的身体状况，保持身心健康[77]。

①跑步要领

跑步时头部与躯干保持正直，身体放松，抬头，眼睛正视前方，手臂自然下垂，手指轻握微向身体中线。脚跨步向前踩时刚好是在身体重心的正下方。呼吸的搭配对跑者的速度控制相当重要，用步数搭配呼吸是不错的做法。维持均速时，以 4 步吐气、2 步吸气；加速时，以 3 步吐气、3 步吸气；耗氧量大时，以 2 步吐气、2 步吸气为原则。

②跑步注意事项

以慢跑为主，跑步前首先要以仅比走路快一点的速度慢跑 6 ～ 8 分钟，让心率慢慢增加到每分钟 100 次左右，加快血液在骨骼肌的循环，促进关节分泌润滑液，身体微微出汗即可。

入门者以走跑结合的方式为宜，例如：锻炼总时长 15 分钟，跑 1 分钟、走 2 分钟、再跑 1 分钟，逐渐增加跑步所占的比重。一般建议一周跑 3 ～ 5 次即可，零基础的跑友训练 4 周后能一次连续跑 10 ～ 15 分钟就算基本达标。

根据自己的作息规律，选择下午 16：00—18：00 时或上午 9：00—11：00 这两个时间段进行锻炼。

老年人在户外空旷场所、非人群聚集处进行跑步运动时，尽量不要佩戴口罩。

跑完步不要立刻停下来，继续慢跑 6 ～ 8 分钟，让心率缓缓回落。心率平复后进行静态拉伸，拉长肌肉、肌腱和韧带，以帮助身体放松，排出跑步产生的代谢废物，消除疲劳感。[78]

③跑步的益处

研究表明慢跑能够降低老年人的心率、收缩压、舒张压；能够增加老年人的肺活量、最大通气量，有助于改善老年人的心肺功能，能够提高老年人的身体素质，是适合老年人的运动方式。[79]

（4）五禽戏

五禽戏是汉代名医华佗所发明的，是模仿虎、鹤、猿、熊、鹿等5种动物的动作所创编的一套具有防病、治病、延年益寿医疗气功，是一种“内外兼练、动静兼备、刚柔并济、练内练外、动中求静、外动内静”的仿生功法。华佗言：“人体欲得劳动，但不当使极尔。动摇则谷气可消，病不得生，血脉相通。”也就是说，人们在参加各种活动的过程中，要避免过度劳动。经常性的劳动活动可以加快食物消化，使人的血液畅通无阻，去除病害；同时，他认为，运动可以舒其筋骨，活其血脉，缓其急躁。通过一系列的动作，可以强壮腰肾，增加心肺功能，促进身体素质的提高。现代医学专家认为，五禽戏中猿功可以固纳肾气，强化记忆，使人头脑灵活；熊功可以舒肝脾之气，有利睡眠，促进消化；虎功可以强筋壮骨，扩张肺气，使人精力更加旺盛；鹤功可以使人疏通经络，调和呼吸，增强人的心脑功能；鹿功可以固脑益肾，增强人的胃气，增强体力。综上所述，练习五禽戏可以使人的五脏都得到锻炼[71]。

（5）八段锦

八段锦作为我国古代导引术，其健身效果显著，是中华传统养生文化中的瑰宝。“我每天都坚持做八段锦，不但运动了筋骨，而且起到了调理脏腑功能的作用。”邓铁涛说。八段锦通过调节呼吸，让身体的各个部位得到充分的锻炼和濡养，日积月累，使经络通畅，阴阳平衡，达到养生、养心、怡情的目的[81]。相关研究发现，八段锦对多系统功能均有改善。对于呼吸系统，可改善慢性阻塞性肺疾病、慢性支气管炎，改善肺功能，增强运动耐力，提高生活质量；对于循环系统，可降低血压，改善心功能、改善冠心病的预后，在提高运动耐力方面与心绞痛指南推荐的经典治疗方案有同等功效，在改善患者神经心理调节方面较经典治疗方案更具优势，治疗依从性高，患者获益更高；对于神经系统，多项研究表明八段锦有助于改善老年轻度认知功能障碍患者的认知功能；对于老年骨质疏松患者，在常规治疗的基础上进行八段锦锻炼，可提高老年患者的平衡功能并有效降低跌倒风险；对于内分泌系统，规律的八段锦运动可促进机体气血运行畅通，改善患者血糖、血脂代谢情况。另外，经八段锦锻炼干预后，糖尿病老年患者焦虑、抑郁情绪得到有效缓解。其他研究提示健身气功八段锦能够显著改善老年人的血脂代谢水平和抗氧化应激水平，对于预防和延缓动脉粥样硬化具有积极意义；其对于骨质疏松也起着一定预防作用，等等。[82]

（6）太极拳

太极拳是一种轻柔徐缓、以柔为主、柔中带刚的健身运动，要求练习和呼吸密切结合，对促进中老年练习者的身心健康起着积极作用。在心理健康方面，太极拳有助于保持良好的心理情境与和谐的人际关系；在个人与社会协调及从事社会活动等方面，太极拳有较明显的促进作用；在生理方面，其对神经系统、运动系统、心血管系统、呼吸系统、消化系统及免疫系统具有良好的保健和医疗作用，长期练习能达到祛病健身、修身养性、延年益寿的作用[83]。研究发现，太极拳除对高血压有缓解作用之外，也对改善高脂血症有一定的作用，还可有效缓解膝关节炎、腰椎间盘突出症等临床症状，改善骨质疏松患者的症状并提高骨密度。研究表明，长期规律的太极拳锻炼可以纠正和延缓中老年人因增龄引起的血清 NO（一氧化氮）含量下降，从而预防心血管疾病的发生。另外，太极拳可调节血糖及血脂水平，有助于提高Ⅱ型糖尿病患者机体的免疫机能。通过对神经系统方面进行研究分析，发现太极拳在一定程度上可加强对帕金森患者的运动控制，改善平衡功能，而且对缓解失眠、焦虑、抑郁有积极作用。综上，太极拳在疾病治疗和预防中的功效得以被大量的实验数据所证实，在医学中有较好的治疗或辅助治疗效果，对身心健康有较大的积极作用，值得在临床推广。[84]太极拳中医内科研究集中于养心治神功法、情感性精神症、睡眠障碍、冠心病预防等。从中医角度而言，太极拳可使人阴阳平衡、经络通畅。

（7）瑜伽

瑜伽通过各种不同的呼吸方式和独特姿势对肌肉、内脏、神经系统、激素腺体进行适度的刺激，强化内脏器官功能，除去身体的不稳定因素，保存肌体内生命能量实现身心健康。当修习者专注于瑜伽练习时，肢体的进、退、往、来就会如同行云流水一般自由，同时人也会进入到一种宁静而空灵的最佳状态，并与自然环境产生一种和谐的融合，最终让身心得到充分的放松[85]。

（8）现代运动处方

运动处方的概念是由20世纪50年代美国生理学家卡波维奇提出来的。20世纪50年代将冠心病的运动疗法发展成为运动处方的形式，并可用作二级预防及对稳定型心绞痛的治疗。如今，它已发展成为指导群众体育锻炼和对运动员进行科学训练的方法。现代运动处方仅有短短40年的历史，我国对于运动处方的推广和应用也只有十余年的历史，已在应用运动处方治疗冠心病、肥胖症、糖尿病等方面有不少临床报道。现代运动处方的研究和应用主要有三类：竞技训练运动处方、预防保健运动处方、临床治疗运动处方。一个完整的运动处方一般包括运动目的、运动种类、运动强度、持续时间、运动频度和注意事项等内容[86]。

4. 运动养生的作用与意义

（1）促进心理健康

通过体育锻炼，可以增强老年人对健康和生活的信心，使老年人变得乐观、开朗和豁达，注意力容易集中，记忆力增强，情绪更加的稳定，变得更为自信而坚强，从而热爱自己的生活；从心理上带来愉悦和满足，良好的心理状态对促进身体的健康、延年益寿是很有益处的，能增强机体免疫系统的功能和增强机体的抵抗力，从而使人体远离疾病，处于健康状态。此外，运动健身对消除老年人的孤独感和人际障碍具有显著的作用。[87]同时，研究还发现长期从事有氧运动或棋牌运动的老年人其智力水平高于缺乏系统运动的老年人，而二者结合可以更好地延缓老年人智力水平的下降，预防老年痴呆症的发生。[88]

（2）对呼吸系统的作用

英国剑桥大学运动生理学家凯利·思尔特发现，经常锻炼的人，胸围呼吸差能达到9～16厘米，而很少锻炼的人，胸围呼吸差只有5～8厘米；一般人的肺活量是3500毫升左右，常锻炼的人，由于肺脏弹性大大增加，呼吸肌力量也增大，故肺活量比常人高1000毫升左右。思尔特指出，运动又可使呼吸加深，提高呼吸效率，常锻炼的人每分钟呼吸可减为8～12次，而一般人为12～16次，其好处在于能使呼吸肌有较多的休息时间。一般人由于呼吸较浅，每次呼吸量只有300毫升左右。经常运动锻炼，还可增强“卫外”功能，有助于适应气候变化，从而预防呼吸道疾病。[89]

（3）对循环系统的作用

经常坚持锻炼身体可以增强心脏功能，使血管壁的弹性增加。研究表明，经常参加体育锻炼，可使因年龄增加而引起的血管弹性减低（硬化）的现象减弱或推迟出现。运动时，由于肌肉不断的收缩和放松，促使静脉血液回流加快，有利于心脏工作。[87]经常进行传统体育养生锻炼，可使心肌纤维增粗，心壁增厚，心脏体积运动性增大、重量增加、收缩力增强，每搏输出量增大，心率减缓（练静功入静后，心率更明显减慢），这都有利于减轻心脏负担，减少心肌耗氧，心脏收缩后有更长的休息期，不易疲劳。进行同样强度的运动时，有锻炼者比无锻炼者心率变化幅度小，而且活动后易于恢复。[90]

（4）对免疫系统的作用

运动对免疫功能具有双重作用，适宜的刺激免疫功能，有助于保持机体抵抗疾病的状态；剧烈、过度的运动抑制免疫功能，使机体较易感染疾病。研究者发现，运动后适当的补充维生素C、谷氨酸和碳水化合物等一些微量元素，可以提高老年人的免疫系统的功能。[87]

（5）对消化系统的作用

健身运动可以促进血液循环，使胃的供血得到充分的保证。另外，运动健身能增加胃肠道的直接刺激，促进改善消化道的血液循环，预防和治疗一些因神经系统功能紊乱而产生的消化系统的疾病，健身运动还可促进疾病痊愈，防止便秘。[91]

5. 运动养生的注意事项

（1）选择适宜的运动项目

每个人适宜的运动各不相同，受到年龄、性别、身体素质等多种因素的影响。因此在运动方式的选择上，老年人一定要选择适合自身条件的，如步行、散步、慢跑、长跑、骑自行车、游泳、太极拳等。需要注意的是老年人不宜参加速度项目和力量性练习，避免用力憋气和引起血压突然升高的动作。对可能会引起血液重新分配和影响脑部血液循环的一些动作应少做或不做，如身体突然的前倾、后倒、低头、弯腰等。此外，在锻炼时，呼吸要自然，气氛要轻松愉快活跃。[92]做好锻炼前后的身体检查，掌握运动中身体健康和机能变化的规律，以此了解自己的身体状况，检验锻炼方法是否正确，运动量是否适宜，从而科学选择运动项目和安排运动。

（2）合理安排锻炼时间

每周的锻炼时间一般3～5次为宜，每次的持续锻炼时间为20～60分钟。在锻炼时段上要安排合理，例如：早晨锻炼时运动量不宜过大，以免影响工作；另外，空腹、饭后不要参加剧烈运动；晚上睡觉前不宜剧烈运动，以免影响睡眠。

（3）确定适宜的运动强度

运动中要遵循量力而行、循序渐进的原则，锻炼时要根据自身的体质状况、运动习惯合理安排、选择运动项目，以达到锻炼效果。强度过大会影响身体健康，强度过小达不到运动的效果。根据科学锻炼要求，运动强度应达到最大心率的70%～85%或最大摄氧量的50%～70%。在锻炼时，切忌突然剧烈运动，避免激动、紧张和突然起动等不利因素结合在一起，给人体带来潜在危险。

（4）做好准备活动

在锻炼时，应该选择锻炼人数少、安静、空气新鲜的环境，如公园、广场等。准备活动是运动锻炼必不可少的一个重要环节，对老年人来说尤为重要，能有效避免不必要的关节及韧带损伤。在锻炼结束后，要注意放松，合理休息。锻炼要循序渐进，持之以恒。没有锻炼习惯的老年人锻炼时运动量的安排要循序渐进，逐渐增加，每次的运动量要在适应以后再做调整，不可调整过大，造成不必要的伤害。此外，锻炼要有规律性，锻炼效果是在长期的锻炼过程中形成的，这就要求锻炼者要持之以恒、坚持不懈。

运动养生是养生文化中重要的一部分，也是中华民族传承千年的文化特色。运动养生简便易操作、成本低、限制少、形式多样，可舒缓情绪、强身健体、延年益寿。每个人选择合适自己的运动并持之以恒，必当获益无穷。

【关键词】太极拳；八段锦；保健操；五禽戏；气功；慢跑；午间散步；按摩；揉脸；搓耳；运目；叩齿；梳头；劳逸结合；坚持锻炼；动则生阳；吐故纳新；动以养生，但莫大疲；漫步四季，因时而动；调畅气机；疏通血脉；增强体质。

【参考文献】

[1] 马丽，戴铭，张璐砾.国医大师班秀文的养生观［J］.中华中医药杂志，2014，29（11）：3519–3521.

[2] 蓝丽霞，黄政德.国医大师班秀文妇科治未病思想和经验浅析［J］.广西中医药，2012，35（3）：37–38.

[3] 陈瑞芳，邓铁涛.国医大师邓铁涛养生理念析要［J］.广州中医药大学学报，2014，31（6）：999–1001.

[4] 刘焕兰，曲卫玲.邓铁涛教授养生学术思想探讨［J］.新中医，2010，42（5）：5–6.

[5] 杨鸿泽.国医大师郭子光的“养生在德”［J］.养生月刊，2013，34（9）：820–821.

[6] 贺普仁.贺普仁：养生简单，贵在坚持［J］.家庭医学，2010，（8）：52.

[7] 赵德铭.国医大师李辅仁的养生四法［J］.养生月刊，2014，35（2）：170–171.

[8] 王宇.食有度人知足［J］.人人健康，2016（19）：38.

[9] 荆墨.国医大师李辅仁养生秘诀［J］.少林与太极，2018，（5）：53.

[10] 王小岗，陈雪楠，李怡.国医大师李辅仁教授养生防衰观点撷英［C］.第十三届世界华人地区长期照护研讨会暨上海市老年学学会老年学和老年医学青年学者分论坛论文集.2016：135–137.

[11] 李玉初.中医泰斗李辅仁的养生功——十二段锦［J］.求医问药，2013，（2）：53–54.

[12] 李俊德.国医大师谈养生［M］.北京：学苑出版社，2010：42–48.

[13] 李俊德.国医大师谈养生［M］.北京：学苑出版社，2010：50–53.

[14] 海霞.李振华：养生重在保元气［J］.中医健康养生，2015（10）：40–41.

[15] 李振华.但愿世人寿而康——漫谈中医学养生之道［J］.河南中医，2004（3）：6–8.

[16] 科苑.国医大师们的养生经［J］.今日科苑，2009（15）：80–81.

[17] 李俊德.国医大师的养生经（二）［J］.今日科苑，2012（14）：85–88.

[18] 黄学阳，林洪国.陆广莘：生活养生，顺应自然［J］.中国对外贸易，2014（4）：90.

[19] 佚名.国医名师路志正：养生切忌三大“过”［J］.人人健康，2013，（18）：74.

[20] 李俊德.遵经养生，修德增寿［J］.中华养生保健，2010，（6）：22–23.

[21] 李俊德 . 国医大师谈养生 [M] . 北京：学苑出版社，2010：27-33.
[22] “国医大师” 徐景藩的养生之道 [J] . 今日科苑，2014（1）：48-50.
[23] 岳撼波 . 生命在于流动——中医泰斗颜德馨先生的养生观 [J] . 健身科学，2005，9：18-19.
[24] 佚名 . 颜德馨秋季养生七问 [J] . 健身科学，2005，9：20-22.
[25] 佚名 . 颜正华：精满血旺，不老有方 [J] . 健康大视野 .2009（16）：25-27.
[26] 楼绍来 . 动静结合以静为主——全国著名老中医张镜人教授的养生经验 [J] . 科学养生，2004，5：28-29.
[27] 佚名 . 国医大师张琪教授话养生 [J] . 中国初级卫生保健，2011，25（11）：123.
[28] 李俊德 . 老中医养生经 [J] . 特别健康，2012，（14）：39.
[29] 佚名 . 国医大师张琪养生三要诀 [J] . 现代养生，2014（21）：28.
[30] 科苑 . 国医大师们的养生经 [J] . 今日科苑，2009（15）：80-81.
[31] 李晓强 . 张学文：衣食住行皆养生 [J] . 中医健康养生，2017，（6）：43-44.
[32] 毛嘉陵 . 朱良春健康长寿 5 秘诀 [J] . 家庭医药，2008，8：66.
[33] 瞿曙琨 . 朱良春：生活规律，情绪乐观，运动适量，饮食合理 [J] . 祝您健康，2016（9）：13.
[34] 佚名 . 国医大师朱良春的步行养生 [J] . 现代养生，2014（11）：42-43.
[35] 佚名 . 健康奥运 · 健康北京 · 弘扬国医 · 服务民生——记首届北京中医药文化宣传周暨中医养生日 [J] . 北京中医药，2008（6）：489-491.
[36] 李仲文，松甯桓 . 拍打操强身又延寿 [J] . 家庭医药 . 就医选药 2016（1）：74.
[37] 李晓强 . 动静结合心常开——郭诚杰养生经 [J] . 中医健康养生，2016（8）：40-43.
[38] 尹紫晋 . 国药大师的无药养生 [J] . 医疗保健器具，2005（9）：36-37.
[39] 吉军 . 国药泰斗养生不用药 [J] . 今日国土，2010（10）：45.
[40] 刘朝圣，彭丽丽 . 刘尚义：胃喜为补适口者珍 [N] . 大众卫生报，2017-11-2.
[41] 李珍武，杨天明，刘宇，等 . 浅谈国医大师刘尚义的养生观 [J] . 中西医结合心血管病电子杂志，2019，7（25）：149-150.
[42] 刘祖贻，欧阳斌 . 恬淡应世去私欲 [J] . 中医健康养生，2018，4（9）：74.
[43] 秦红松 . 尚德俊：淡泊明志以养生 [J] . 中医健康养生，2019，5（8）：22-24.
[44] 陈计智 . 尚德俊：清淡饮食最养生 [N] . 中国中医药报，2014-12-22（006）.

[45] 王洪东，于秋然．国医大师石学敏院士的保健秘诀［J］. 开卷有益——求医问药，2017，(6)：45.
[46] 邱德华．石氏音乐颈项平衡操［J］. 中医健康养生，2016，(8)：44-46.
[47] 徐经世．"一先五要"话益寿［J］. 中医健康养生，2017，1：48-51.
[48] 章泽钊，钟程，张子圣，等．国医大师禤国维从"心"论养生［J］. 广州中医药大学学报，2018，35(5)：904-906.
[49] 何君林．国医大师郑新的养生经［J］. 家庭医学，2014，(9)：49.
[50] 杨璞．89 岁国医大师：养生靠补气血［J］. 家庭医药·快乐养生，2018(1)：32-33.
[51] 周丽．脾胃病专家的"十全十美"养生方［J］. 家庭医药·快乐养生，2018(10)：14-15.
[52] 刘苓霜．刘嘉湘养生养正气，越活越年轻［J］. 中医健康养生，2019，5(9)：26-27.
[53] 贾冕，李靖．辨证运动妙在何处［J］. 中医健康养生，2015(6)：32-34.
[54] 李靖，郑时静．心悟躬行养德养身——吕仁和教授养生经验［J］. 中医健康养生，2017(3)：46-47.
[55] 赵进喜，肖永华．吕仁和临床经验集［M］. 北京：人民军医出版社，2009：64-65.
[56] 肖永华，何彦澄．谈"糖"色变，不如化敌为友——国医大师吕仁和教授谈糖尿病防治系列一［J］. 中医健康养生，2017(12)：48-49.
[57] 葛伟韬．王烈：养花怡情修身心．中医健康养生［J］.2019，5(3)：32-33.
[58] 王志翔．韦贵康：人正身直，内外兼修［N］. 中国中医药报，2018-01-12(007).
[59] 韦贵康．从姚明的左脚看养骨的奥秘［J］. 家庭医药·快乐养生，2013，(10)：74-75.
[60] 李玉霖．国医大师薛伯寿的养生之道［J］. 养生月刊，2019，(2)：40-43.
[61] 肖雄．薛伯寿：养生靠自己［J］. 中医健康养生，2017，(12)：40-43.
[62] 姜枫，张荣欣．张磊老赋诗养生［J］. 中医药文化，2008(2)：38-39.
[63] 艾里香．国医大师张震：运动不剧烈，吃饭要细嚼［J］. 长寿，2018，5：58.
[64] 刘桂荣．善养生者，当先除六害［N］. 中国中医药报，2017-11-20(007).
[65] 周岱翰．源于中医寿命学的中华养生特色［J］. 新中医，2010，7：141-143.
[66] 郑访江，李永勤．运动强体抗衰［N］. 中国中医药报，2010-05-27(007).

[67] 徐婧.邹燕勤：护肾脏切忌贪凉，多锻炼莫求安逸［J］.中医健康养生.2019（6）：33-35.

[68] 吴俊琦，吴俊涛，韩涛.中国古代医家体育养生思想研究［J］.辽宁中医药大学学报，2013，12：179-181.

[69] 王京龙.战国百家争鸣的高亢谢幕余音——《吕氏春秋》的体育养生思想［J］.图书与情报，2010，4：145-148+157.

[70] 孟云鹏.先秦时期体育养生思想与养生术考略［J］.黑河学院学报，2013（2）：99-101.

[71] 陈惠花.我国汉代体育养生思想分析［J］.兰台世界，2012，36：121-122.

[72] 邓奎，宋海燕，黄诚.佛家养生思想对现代体育养生观的启示［J］.吉林体育学院学报，2014，6：90-93.

[73] 唐祖宣.中国式养生［C］.世界中医药学会联合会山庄温泉疗养研究专业委员会成立大会暨第一届学术年会论文集，2016：3-32.

[74] 佚名.7种散步方法养生消疲劳［J］.中国老区建设，2011（7）：63.

[75] 吴葆祥.散步健身，养生捷径［J］.养生月刊，2003，9：418-420.

[76] 和风.散步：锻炼中见意境［J］.上海质量，2013（9）：68-69.

[77] 孙建军，樊晓东，郭美娟.运动与中医养生［J］.世界最新医学信息文摘.2017（6）：158，60.

[78] 胡燕，杨玲.老年人科学跑步越跑越健康［J］.中国老年，2020，17：45.

[79] 王国军，林峰.慢跑对老年人心肺功能的影响［J］.中国老年学杂志，2015，05：1297.

[80] 周金钟，肖雄.简易华佗五禽戏［J］.中医健康养生，2017，4：46-48.

[81] 郭静.养心养德，练八段锦［J］.家庭医药·快乐养生，2017，（1）：26.

[82] 曹冰，张静怡，曾源梦，等.立式八段锦在老年患者中的应用现状［J］.中国疗养医学，2021，30（3）：246-249.

[83] 任丽娟.太极拳运动对老年人养生保健的作用［J］.中国临床康复，2006，47：25-28.

[84] 关浩.医学视角下太极拳文献研究述评［J］.武术研究，2019，4（10）：49-51.

[85] 卢元镇.中国体育社会学［M］.北京：北京体育大学出版社，2005：198-208.

[86] 赫忠慧.古代体育养生方法与现代运动处方［J］.首都体育学院学报，2004，1：100-102.

[87] 黄何平 . 浅析健身运动促进老年人的身心健康 [J] . 福建体育科技，2004（1）: 21-2，5.

[88] 钟兴明，周颖杰，姚鸿恩 . 长期体育健身运动对老年人智力水平的影响 [J] . 中国康复医学杂志，2007，2：151-152.

[89] 王志成，查德 · 威尔逊 . 个人运动养生 20 则奥秘新发现 [J] . 少林与太极 .2017（3）：49-51.

[90] 邓跃飞，李炜 . 传统体育养生的现代价值研究 [J]. 博击（武术科学），2006(12)：73-74.

[91] 罗其 . 传统养生体育对促进老年人健康的价值探讨 [J] . 搏击（武术科学），2010（6）：77-78.

[92] 王青涛，王峰 . 浅论老年人的保健策略 [J] . 科学大众（科学教育），2011（2）：171.

（七）中药养生

中药养生是养生保健的重要方法之一，通过服用或外用天然中药并借助其补养或通泻作用，调和气血、平衡阴阳、和调脏腑、畅通经络，以达到益寿延年、祛病强身之目的。我国现存最早的本草专著《神农本草经》所载上品药物中，就有 80 余种标注了久服可“耐老”“增年”“长年”“不老”“不夭”等，其中包括人参、地黄、枸杞子等群众耳熟能详的药物。药物调养在强调全面、协调、适度的同时，也重视“三因制宜”，即因人、因时、因地制宜，充分体现了中医养生的整体观念和辨证施治在实际应用中的原则性和灵活性。人体由壮盛到衰老是必然的逐渐演变过程，《灵枢 · 天年》曰：“四十岁，五脏六腑十二经脉，皆大盛以平定，腠理始疏，荣华颓落，发颇斑白。”说明四十岁左右的壮年，脏腑功能与形体均达到成熟的鼎盛状态。此后，随着年龄的增长，将逐渐出现形体、脏器、功能的退行性、老化性改变。中药养生在一定程度上可起到益寿延年的作用。正如唐代药王孙思邈所说：“四十岁以上须服补药，五十岁以上四时勿缺补药，如此乃延年得养生之术耳。”

【大师医话】

【班秀文】

班秀文是广西中医药大学的教授，他说，他从不服用保健品，不迷信广告上的宣传。补品用的得当，对身体有益；补益不当，人参、燕窝亦能杀人。年老体弱者，可以通过食物营养来调理，避免药物刺激。[1]

【邓铁涛】

邓铁涛教授认为：“脾胃的健旺，使五脏六腑四肢百骸都强健，身体没有弱点给疾病以可乘之机，则不易成病；既成病之后，调理其脾胃则病易愈。”[2]

邓老根据现代广东人群的体质、生活特征及岭南气候的特点，凝集自己近70年的行医心得，研制出具有保健养生功效的“邓老凉茶”。现代人由于工作压力大，经常熬夜，又缺乏运动锻炼，体质多偏于阴虚，而传统的凉茶多以寒凉药物为主，不适合现代人的体质。在此基础上，邓老对传统配方进行改革，研创出药性平和，更适合现代人体质的凉茶配方。邓老凉茶不同于一般的凉茶，由金银花、菊花、蒲公英、白茅根、桑叶、甘草六味中药组成，比较轻清甘淡，尤其适合亚健康人士调养身体。

他还善用五指毛桃健脾益气，从20世纪50年代开始，邓老就以脾胃学说为指导对重症肌无力进行研究，拟定强肌健力饮为主方进行治疗。此方除了重用黄芪外，尤妙在五爪龙一味药，既可增强黄芪大补脾气之力，又不至于过分温燥，补而不燥，为邓老常用之品。五爪龙又名五指毛桃，被称为“南芪”，是一药食同源之植物，在岭南地区常被用来煲汤，如煲鸡、猪骨、猪脚等，不仅味道鲜美、气味芳香，而且可以健脾祛湿，具有很好的保健效用。现代研究表明，五指毛桃具有免疫调节功能，可提高人体免疫力。[3]

【方和谦】

方和谦认为，现在市面上的保健产品分类太乱，如蜂王浆、蜂王精不分。保健产品管理不清晰，说明上各说各有理。例如，排毒概念被滥用，但并不能明确说明排出的是何种毒素，毒素是从何而来，这对消费者有很大的迷惑性，造成人云亦云。[4]他说：“从中医学的理论上讲，养生之道首要的问题是顺应自然。先师张仲景提示我们‘百病起于过用’。人与自然界其他生物一样，其生命都要经历生、老、病、死这一自然规律。作为个体的人，不可能青春永驻，都会过渡到衰老、生病与死亡的阶段。问题是如何预防生病，如何延缓衰老，从而达到延年益寿的目的。”他主张多吃些大众食品，要荤素搭配，合理饮食。不主张过分追求时尚，经常地或大量的服用保健品或药膳。在中医药理论中，“药”与“食”本是同源的，许多食物本身也是药物。所谓“大毒治病，十去其六；常毒治病，十去其七；小毒治病，十去其八；无毒治病，十去其九”。食物无毒，用以疗疾可以达到最理想的疗效。然而，每个人的身体情况不同，各种保健品或药膳未必适合自己的身体需要，不当地服用保健品或药膳也会对身体造生损害，甚至威胁生命。他说：“我曾经见到一例因超量服用胡椒粉而致中毒死亡的患者，所以任何保健品或药膳的选用，都要问一问它适合哪些病症，是否适合自己的体质与病症，最终还要在专业人士的指导下服用，适可而止，切忌盲目服用。”[5]

【何任】

一般人们提到养生、保健，就认为是进补，并吃一些高档的补药，这并不错。从报纸、文章、电视等媒体的积极介绍来看，“引人入胜”的补药、补品真不算少。注意养生，当然不排除适当的进补。但人的体质不完全相同，所宜进的补品也不尽同。年龄、性别的不同，进补选择也异。所以从古到今，就有了各种补品，还有针对个体特点的膏滋方。补品有中医药的，有西医药补充营养的，应该在医生指导下因人而异的采用为好。这里要注意的是，一个人不可既吃这个补品，又吃那个补品，不能过多地服用。因为这样做，其中补药和补药相互作用，就很难说对健康没有损害。再是，进补多少、档次高低不能与别人攀比，应该实事求是地考虑。

古代有很多有名的延年益寿的方子，流传千百年，价廉物美，完全可以参考应用。养生是个值得永远探究的课题，以“三因学说”指导中医养生，这是一个比较完整的思路。[6]

【李辅仁】

李老勤于临床几十年，每天要讲很多话，为了改善由此造成的身体问题，他习惯用口含西洋参片的方法进行补养，“薄薄的一片放在口中，慢慢地嚼碎，最后将它咽下去”[7]。

【李济仁】

李济仁提出“一杯药茶调气血”。中医认为人体健康有一个重要的标准，那就是气血充盈而调和。气与血是构成和维持人体生命活动的基本物质之一。其中气属阳，无形主动，主温煦；血属阴，有形主静，主濡养。气与血之间具有阴阳相随、相互依存、相互为用的关系。两者一旦失和，即造成临床上气滞血瘀、气不摄血、气血两虚、气血失和等几方面的症状。

在调和气血方面，李老有自己独配的养生茶：

组成：西洋参 3 ～ 5 克，生黄芪 10 ～ 15 克，枸杞子 6 ～ 10 克，黄精 10 克。

服法：用沸水冲泡，闷 5 ～ 10 分钟即饮，可续热水，全天可饮用，待无味后，将西洋参、枸杞子、黄精都吃下。

功效：气血双补、调理气血。其中西洋参与党参、人参的功用基本相似，皆为补气的要药。但西洋参性偏凉，枸杞子偏温，能滋补肝肾，两者寒温并用，气血双补。黄芪有“小人参”的美誉，被李时珍称之为“补药之长”，可以补养五脏六腑之气。黄精功能补血，《本草纲目》认为黄精有“补诸虚，填精髓”的功效，两味同用气血并调。同时，因黄芪性温，多用容易上火，西洋参性凉，二者配伍使用可达中和的作用。四味中药，量少而专，兼顾气血。

不适宜人群：正患感冒的人和经常手足不温，易腹泻的人[8]。

【李玉奇】

年岁大了以后，李老经常运用丰富的临床经验来调养自己的身体。他给自己配了很多药方，在偶有不适时便自我调养。李老对呼吸道疾病十分警惕，认为老年人患呼吸道疾病更加危险。因此，他非常注重随气温变化增减衣服，并常将中药放在鼻烟壶内，在外出开会或出诊前嗅一下来保护自己。李老也很重视食疗，他常将山药、大枣、桂圆、枸杞子、五味子等滋补药物与粳米一起熬成米粥服用，或将此类药物和绿茶一起用开水泡后服用。[9]

【李振华】

李老强调脾胃为“仓廪之官”，气血生化之源，后天之本。大体在饮食上宜吃些即是药品又是食品的食物，如大枣、山药、白果、薏苡仁、莲子、桂圆、核桃仁、黑木耳、百合等，既可补气血、护脾胃，又有营养价值，可适当选择几种加入日常饮食中。[10]

【颜德馨】

颜德馨认为，进补有时容易损伤脾胃功能，引起胃部不适，影响脾胃的消化吸收，从而导致食欲下降。颜老主张进补时要补运结合，在补药中加一些理气和胃之品（如砂仁、陈皮、木香等）是有益的。[11]人体的长寿与衰老均与气血息息相关。气血流畅、循环周身，则脏腑和调、健康长寿。颜老说他的长寿秘方：“我吃的膏方主要就是一些健脾、补气、活血的药物，不外乎红花、桃仁等。提倡每天早上空腹用开水冲服，不主张一天服两次。”[12]

颜老强调，气血贵流不贵滞，生命在于流动，可以通过中药调理，促使气血流动。他开发出由黄芪、当归、川芎等药组成的“衡法二号”延缓衰老方，取得了不错的临床疗效。老年人用药应以温良和平为主，剂量适当，药味不要过多，尽量少用药。重复给药，于事无补，反而有害。中老年人日服一些活血调气之剂，可使气通血活，保持阴阳平衡，延缓衰老。[13]下面就介绍一张颜老经常服用的防衰老膏方：取丹参 12 克，红花、桃仁、赤芍、柴胡各 9 克，蜂蜜适量，将上述药物一起倒入砂锅中加适量的清水煎煮 30 分钟，滤出药汁。在砂锅中添入适量的开水，再煎煮 20 分钟，去渣取汁。将两次所得的药汁倒入砂锅中，用大火煎煮至药汁变得浓稠，再调入两三勺蜂蜜继续熬煮至药汁呈膏状，装入密封的容器中备用，可每次服 1 ～ 2 勺，在早晨用温水化开后服用。

【张镜人】

张镜人认为，人参具有大补元气、补肺益脾、养心宁神、生津止渴、益智明目、扶正祛邪之功效。现代医药学研究证实，人参有强壮、强心、镇静以及激活消化系统功能的作用，是既能补虚，又能治病的理想的进补、防病、养生首选中药。人参是百补之王，但不是多多益善、可以随便大量服用的。

虚弱的身体，也不是一朝一夕就可以转而为强的。服用人参应当犹如涓涓细流，量少而长期，以逐渐加量的方式，循序渐进，方可见功效，切忌贪功多服。[14]

【张琪】

在一次采访中，当被问及对当前“保健品热”的看法时，张老觉得应理性看待，不要盲目听信宣传。“养生必须靠自己，中医讲‘药物之偏济人身之全’，有病才补。没病而补，容易矫枉过正。因为没有一药可治百病，药物有利也有弊，所以才有‘人参杀人’‘毒药救人’论，我们必须择利用之。长寿不是用药补出来的。”[15]近年来，流传一个关于中年人的笑谈，“如果一个人端着一杯水，里面泡着枸杞子，那么就说明他已经到中年了”，这句话从侧面也说明了中医药理论正改变着每一个人的生活，人们都已经或多或少的了解了一些相关知识，例如，枸杞子泡水喝对身体有益；现下流行的花茶，玫瑰花茶可以解除郁闷；橘皮茶可以清咽利嗓，等等。还有到了夏天，满大街的凉茶，浓浓的中药味，喝一杯清热解暑，褪热祛湿，这些都是中医药理论在无形的引导人们在日常饮食中进行的养生保健行为。

除此之外，专业药膳也是药物养生的一个主要途径。挑选适当的中药与食材相搭配，采用砂锅、陶罐、瓦煲等煲汤器具，在熬煮中将中药的口味改善，避免了传统汤药的艰涩和难以下咽的问题，还保留了食材鲜美浓郁的口味，以达到调节机体状态，滋补身体的效用。专业药膳根据通过具体的身体症状来辨证施用，例如：黄芪炖鸡，可以补气，调节气血亏虚。也可以通过季节转换来进行药膳的配制，例如广东地区广为流传的“老火汤”，将清热药、祛湿或补气生阴药物加进汤中，纠正当地人的热性、湿性或气阴两虚性的体质，消除症状及防止疾病的复发。[16]

【周仲瑛】

在医疗战线上奋战60余年的国医大师周仲瑛，外表看起来非常年轻，鹤发童颜，脸色红润，目光炯炯有神，谈吐机智敏锐。提起他的养生之道，他认为，简单自然、生活规律、饮食平常，就是最有效的养生之道。

周老对脾胃病多有研究，尤其是对阴虚胃痛的治疗，临床疗效极为显著。他认为阴虚胃痛多见于慢性萎缩性胃炎，或溃疡病并发慢性胃炎久延不愈、胃酸缺乏，表现为胃部胀满隐痛或灼热而痛，食少乏味或饥而不欲食，甚至厌食不饥、干呕泛恶、口干渴、大便干燥、舌干质红等。周老配制的滋胃饮应用于临床，屡建奇功。

组成：乌梅肉 6 克，炒白芍 10 克，炙甘草 3 克，北沙参 10 克，大麦冬 10 克，石斛 10 克，丹参 10 克，炙鸡内金 5 克，生麦芽 10 克，玫瑰花 3 克。

用法：诸药浸水 15 分钟后即行煎煮，沸后改用微火再煎 20 分钟，滤取药液约 300 毫升服之。

功效：滋养胃阴，舒肝柔肝。

加减：口渴明显，阴虚较甚者，加生地黄 10 克；伴有郁火，胃中烧灼热辣疼痛、痛势急迫，口苦而燥，渴而多饮，加黑山栀 6 克，黄连 3 克；舌苔厚腻而黄，呕恶频作，湿热留滞在胃者，加黄连 3 克，厚朴花 3 克，佛手 3 克；气津两虚，兼见神疲、气短、头昏、肢软、大便不畅或便溏者，加太子参 10 克，山药 10 克。[17]

【金世元】

金世元被尊称为“活药典”，但他本人并不推崇过度用药。现如今的金老已经到了注重保养的年龄，但是人参、鹿茸等补药依然在他的家里找不到影子。金世元的“无药养生”理论即是粗茶淡饭，注意运动，顾护脾胃、保护肾精。中医认为，肾为先天之本，脾为后天之本。因现在社会的进步，人民生活水平的提高，越来越多的人崇尚滋补，例如大量购买人参、鹿茸等补品进行日常服用。金老不推崇盲目运用补药，他说：“在我们的日常生活当中，每一个入口的东西基本都是药，比如说我吃点大枣能够补气补血，一天吃三枣，一辈子不显老。”他也曾在授课中提到人参正确的服用方法：“人参不能随便吃，如果真的需要服用的话，一般按照季节来说，秋冬季节、早春季节可以吃，热天不宜多吃。按照服用剂量来说，入药以每天服用 3 ～ 9 克为宜，而作为保健则以每天服用 1 ～ 2 克为宜。按照品种来说，红参较容易上火；生晒参多用于日常保健；糖参药性较小，但含糖量高，糖尿病患者少用；西洋参不太容易引起上火，夏天可用来泡茶喝。”

对于金世元来说，有两句话对他的健康起到了非常关键的作用。一句是“药食同源”；另一句是“药补不如食补，食补不如动补”。因为在他看来，再好的滋补药也只是辅助，尽量保持简单而规律的生活，这才是健康的根本。[18～19]

【李士懋】

李士懋提出：谨慎服药，养生无共性。随着生活水平提高，人们更加关注自己的身体健康，有的人同时服用数种保健品，以补益药为多。对此，李老强调，保健品和补益药不能划等号。他认为，既然精、气是神之基础，是健康的保证，在气虚精亏的时候，理所当然应补益精气，但不是所有人都需要补，即使补也一定因人而异，辨证而施，这和中医诊病是一样的。他特别强调个体差异，据脉定证，不受一般规律和套路的影响。他认为，虽然《黄帝内经》讲了男子八八，天癸竭，但也不是六十岁以上的老人就都需要补肾。在实践中，有人虽然年事已高，但从中医四诊辨证分析，若是肝火旺的体质，就应清肝平肝，此时再服人参、鹿茸等温补药就火上浇油了。

李老还认为，不同体质各有其特点，药物保健当察其阴阳气血之有余不足，损有余补不足，以平为期，所以不能误解为保健就是吃补药。有学者对长寿之乡的老人饮食、生活进行研究，发现有的爱吃野菜，有的常年吃麻仁油，还有的天天喝点酒，在饮食方面并没找到共性的东西，而清心寡欲、精神内守、寝食自安是他们共同的长寿“秘诀”。古代皇帝服用无数仙丹妙药，长寿者无几，而那些名医仁心济世，专注医学，多是寿星，所以养生无共性，不可随便服药。[20]

【尚德俊】

尚德俊患有糖尿病、冠心病等，除常规应用西药外，他还坚持辨证服用中药治疗。秋冬季主要服用汤剂，如用自己所创的丹参通脉汤、补肾活血汤；平常则口服丹参粉、三七粉、西洋参粉。[21]

【王琦】

王琦体质学说认为气虚质者可选用生黄芪、白术、大枣等代茶饮来调理身体，气虚质患者体表薄弱，邪易入里，选用益气药黄芪入脾肺经，补气升阳、益卫固表；白术补气健脾、补益中焦；大枣性甘温，补中益气。阳虚质患者选用桂枝、干姜、炙甘草等，因其多有畏寒症状，桂枝走表，温通四肢；干姜入里，温中散寒；炙甘草益气补中，辛甘化阳。阴虚质宜选用麦冬、五味子、生甘草等，因其大多两颧潮红、夜眠不安，取生脉饮中的麦冬、五味子加以甘草之甘味酸甘化阴，滋阴生津。血瘀质宜选择红花、川芎、山楂等，因红花为活血常用药；川芎为血中气药，血为气之母，气为血之帅，活血行气缺一不可；山楂酸甘，消除瘀滞。痰湿质可选用陈皮、茯苓、薏苡仁等，陈皮燥湿化痰，茯苓、薏苡仁淡渗利湿，且均有健脾功效。湿热质可选用菊花、赤小豆、决明子等，此类患者体内热毒滞留，应取菊花、赤小豆清热解毒、利水渗湿的功用，合决明子等给邪以出路。气郁质宜选用玫瑰花、分心木、合欢花等，因患者常表现为多愁善感、郁郁寡欢，玫瑰花、合欢花行气安神解郁；分心木在现代药理研究中，对抑郁症患者疗效颇佳。特禀质宜选用防风、乌梅、薄荷，过敏体患者易感外邪，应注重固表补虚，固护肺气，故用防风、乌梅；薄荷口感清凉，中和药味。平和质者可选用炙甘草、生姜、大枣，此三药在伤寒论中使用频率最高，为诸药调和之药，以固护平和质和谐的生理状态[22]。

王琦认为气阴两虚夹瘀体质较明显或已患有相关病证者，应推荐进行药物调养，所选药物应具有益气、滋阴、活血等功效。常用益气类药物有黄芪、人参、党参、太子参、白术、山药、大枣、饴糖、红景天、绞股蓝等，滋阴类药物有南沙参、百合、麦冬、天冬、石斛、黄精、枸杞子、墨旱莲、女贞子、龟甲、鳖甲等，活血化瘀类药物有丹参、红花、桃仁、川芎、姜黄、益母草、月季花、苏木、三棱、莪术、水蛭等。这些药物的效力都较食物强，应用时应根据个体体质特点和药物的性能功效进行合理搭配。也可选用某些成方，如益气滋阴为主的生脉饮，行气活血为主的血府逐瘀汤，益气活血滋阴的参黄冲剂等。[23]

【徐经世】

徐经世提及，随着社会经济水平的提高，现代社会人们饮食结构发生很大变化，蛋白质、脂肪类的食物摄入偏多，平常可以用干荷叶、炒山楂，配伍石斛、佛手之类的中草药代茶饮。另外，灵芝、三七、绞股蓝等也可以在医生的指导下酌情选用，在一定程度上也能起到养生保健作用。徐老推荐了几种药物及服用方法，具体如下：

石斛：味甘，性微寒，归胃、肾经，能滋阴清热、润肺养胃、强筋健骨。服法：每日取10粒，泡服。

灵芝：味甘，性平，归心、肺、肝、肾经，益脾胃、止咳益肺、安神、利水道、益肾气、坚筋骨、利关节、疗虚劳，增强记忆力，使人神志清明。服法：每日取10克，煎水代茶饮。

三七：味甘、微苦，性温，归肝、胃、大肠经。具有止血、散瘀、定痛功用，长期小剂量服用可活血通络、软化血管、降血压、降血脂、治疗肝纤维化等。服法：每日取3～5克，开水送服。

绞股蓝：味苦、微甘，性凉，归肺、脾、肾经。有保肝解毒、防止血栓形成、防治心血管疾患、调节血糖、促睡眠、缓衰老、防癌抗癌、提高免疫力、调节人体生理机能的作用。服法：每日取10～15克，泡水代茶饮。[24]

【张大宁】

在中国古代医家对于养生研究的论述基础上，张大宁独树一帜，开创了“心肾轴系统养生思想”以及“补肾活血养生法”。他自创养生食疗方“洋参三七虫草汤”：西洋参30g，三七块（打碎）10g，冬虫夏草5g，生黄芪10g，当归10g，枸杞子15g。上药置砂锅内文火慢炖1～2小时，去渣，待其温度适宜服下，每日1碗。[25]

【郑新】

郑新提出：老年人应注重补益药物的应用，要学会与病共存。他谙熟《黄帝内经》“治未病”的思想，提倡未病先防、既病防变、愈后防复三原则。在他看来，老年人因为年龄的增长，气血亏虚是自然规律，这就需要结合自己的体质，选用适当的药物进行补益。郑新会在夏季和冬季用一些西洋参，一般每日服用3～5克，有时也会服用一些冬虫夏草。他认为，老年人都会有一些慢性病，这是生命呈现的自然规律。不能讳疾忌医，也不能谈病色变；应该学会面对现实，学会与病共存，积极配合医生，合理用药。他患糖尿病，但从不担心害怕，也不掉以轻心，除了坚持低脂、低糖饮食，还坚持降糖药物治疗。[26]

【段亚亭】

重庆地处两江交汇处，夏季气温高，人们易湿热重。段亚亭介绍，在接诊的老年男性中，患病多因脾胃功能差，湿气重而来。中医称为湿阻证，主要表现为全身酸软乏力，头昏脑重，胸闷腹胀，大便偏稀，口黏腻苔厚，口干、口苦、口臭等症状。针对湿阻证，段老推荐了一个经验方——除湿汤[27]。

组成：藿香、佩兰、菖蒲、苍术、厚朴、甘草各10克，茯苓、猪苓、党参各15克，薏苡仁30克。

功效：健脾除湿。

主治：湿阻证。临床主要表现为全身酸软乏力，头昏重，胸闷腹胀，纳差，大便偏稀，口黏腻苔厚，口干、口苦、口臭等。

用法：每日1剂，水煎服，分3次服。

养生解读：湿阻证是指湿邪阻滞脾胃，多因脾胃功能失调，气机失常，而出现胸闷、腹胀、纳差、大便稀等症状；湿邪郁阻卫表、清阳被阻，故出现头昏重痛。《黄帝内经》曰："因于湿，首如裹。"湿邪侵入肢体肌肉、关节经络之间，气机阻滞，故出现全身酸软乏力；湿邪郁久化热，津液受伤，出现口干、口渴等；脉濡、苔厚腻为湿邪盛之象征。治疗上宜健脾除湿，方用除湿汤。方中藿香、佩兰、菖蒲芳香化湿、解表和中；苍术、厚朴健脾燥湿、理气化湿；薏苡仁、茯苓、猪苓淡渗利湿，湿从小便出；党参、甘草益气和中。

【刘嘉湘】

在选用保健品时不能千篇一律，也不是多多益善，而是要因人而异，要有针对性，数量不在多，贵在持之以恒，日久必见其效。刘老常选择人参、西洋参、枸杞子等交替服用，年复一年，很少间断，长期坚持下来有明显效果，耄耋之年，还能胜任紧张繁忙的工作，且能每天保持充沛的精力和体力。他喜欢吃枸杞子，不用炖，不用煮，不用水泡，一般取枸杞子20～30粒左右，洗净后直接嚼服。[28]

【沈宝藩】

"膏方调理，四季皆宜"。在沈宝藩看来，人体阴阳气血协调平衡是健康的标志。"一阴一阳之谓道"，膏方之制重在调节人体气血阴阳之偏颇。补虚是纠偏的一种手段，也可泄实而达到目的。膏方并非完全为补法，也可作为调畅阴阳气血、纠正偏盛偏衰之态的治疗方法。膏方治病，历史悠久。沈老认为，膏方适用于四类人群：一是慢性病或久病虚弱之人。一些慢性疾病，如类风湿性关节炎、肺心病、冠心病、高血压、肾病综合征等疾病，非一朝一夕能治愈，又如肿瘤、结核病、糖尿病等久病消耗致虚弱之体。二是亚健康状态人群，常感倦怠乏力、精神欠佳、睡眠差，易感冒者也是膏方调理的对象。三是康复期患者，如偏瘫、手术、产后需要调养之人。四是不同体质偏盛偏衰者。如有些平素体质属于阴虚或者阳虚，或属于脾虚、肾虚或有痰湿、血瘀体质者，均可使用膏方调治以纠偏。

“膏方不仅限于冬令季节，虚损者只要能受补，一年四季均可服之。因为夏天有因暑邪伤及阳气而致阳虚者，或因暑邪伤及阴液致阴虚者。”沈老表示：“只要辨证精确，用药配伍严谨，一年四季均可服用膏方。”[29]

【许润三】

许老从40多岁时就开始服用三七粉加西洋参粉，就是为了保持气血的流动性，增强自己的免疫力。老伴儿生病之际，许老也经常用这两味药配合中药处方给夫人服用。时至今日，许老仍坚持每日在小区散步进行锻炼，并每日辅以小量活血化瘀的三七粉、养阴生津的西洋参粉口服。[30]

【薛伯寿】

朱丹溪云：“气血冲和，百病不生。一有怫郁，诸病生焉！”薛伯寿遵循蒲老“气以通为补，血以和为补”之说，倡导调畅气血，可治疗许多无证可辨的亚健康患者。薛老临床灵活善用黄芪赤风汤，认为此方药味虽少，但配伍奇特，有益气助阳、活血行滞、祛风通络之功效，能使周身之气通而不滞，血活而不瘀。薛老曾主张用越鞠保和丸合黄芪赤风汤作为保健处方之一。[31]

【周信有】

周信有认为，衰老是随着年龄的增长，脏腑气血功能逐渐衰退，机体抗病能力逐渐下降而呈现的自然生理现象。虚者补之，损者益之，利用进食补药来延缓脏腑功能的衰退，提高机体的抗病能力，以达到养生保健、延年益寿的目的，是防老抗衰方法中经常采用而又重要的有效措施之一。

先生指出，肾与脾都与人之生长发育、体质强弱及其寿夭密切相关，所以在扶正补虚、防老抗衰的用药方面，应以培补脾肾的药物为首选。同时，培补脾肾主要应以培补脾肾之阳，即温阳益气为主，通过温补脾肾阳气，促进气化功能，自能生精化血，无形生有形，从而达到防老抗衰、益寿延年的养生作用。周老在具体应用补药养生时，还强调应掌握以下三个原则：辨证进补，据证施方；三因制宜，进食补药；补中有通，开合并济。[32]

【编者按语】

健康养生是人类永恒的追求，中华远古人类伴随着医事活动的产生同时发展了养生理论与实践。繁体字“壽”中蕴含着丰富的长寿养生文化，象征着生于世间之人，有房住、有工做、有饭吃、不贪心便可长寿。中华传统养生理论与实践汇集了中国历代劳动人民御病治病、强身健体、调养身心等众多理论和实践方法，融合了儒、释、道、医各家的思想精华，内容博大精深。

中药养生，即按照中医理论应用强身健体、延缓衰老的中药，通过煎熬药材、制作中药丸剂、制作中药茶、制作中药酒、中药材足浴等外敷内服的方法，起到养生保健、防病治病功效的养生方法。中药养生作为中医养生的重要组成部分，经历了漫长的理论探讨和临床实践过程，在不同时代均受到当时社会文化的影响，形成了具有一定时代特色的养生文化。根植于中国传统文化的中药养生，以古代哲学思想与传统中医理论为基础，内涵丰富，有深厚的文化底蕴，形成了以“天人相应、以人为本、形神一体、阴阳平衡、动静结合、性味归经、升降浮沉、辨证论治、未病先防”等为特点的养生文化与保健治疗方法，为人类的中医药养生事业做出了重大贡献。中药的养生益寿作用是通过多途径、多系统发挥作用，而不是单一的作用。

1. 中药养生的历史渊源

中药养生文化源远流长，萌芽于先秦，形成于秦汉，丰富于晋唐，至宋金元时期逐渐完善，明清则为鼎盛阶段，到近现代进入改革和创新时期。

中药养生起于先秦战国时期。战国时期的《吕氏春秋·孝行览》中就记载了商朝伊尹利用合理搭配食物以养生治病之理论。此时中药理论体系尚处萌芽阶段，但人们已将中药五味理论，即酸、苦、甘、辛、咸等不同味道对应不同脏腑的思想应用到食物养生实践中。《周礼·天官冢宰》记载：“食医掌和王之六食、六饮、六膳、百羞、百酱、八珍之齐……以五味、五谷、五药养其病。”[33]至西周已建立起较为完善的礼乐制度，并设置有专门的营养医生指导多方面的饮食问题，同时还结合时令指导安排四季的饮食，管理配膳，提出饮食之宜忌与养生等。《诗经》中亦有记录："八月剥枣，十月获稻，为此春酒，以介眉寿。"[34]提示西周人民已认识到服用"春酒"能养生长寿。《山海经》是记载先秦时期我国各地名山大川及物产的一部志怪古籍，其中包括具有养生防病治病之动植物。这些历史古籍反映了当时人们的预防养生观念已萌芽。

秦汉时期系统的养生学说开始逐步形成。"百家争鸣"的局面中以道家和儒家对养生文化的影响最为深入。道家以"老、庄"为代表，提出"清静无为""少私寡欲"的养生观点；儒家以孔子为代表，认为"仁者寿"，提倡修身养性，以获长寿，即"大德必得其寿"。这些古代学者的养生理念，为后世的中医药养生理论的发展提供了丰富的思想渊源和理论依据。《黄帝内经》的问世，奠定了我国传统医学的理论基础。《黄帝内经》吸收了道、儒等诸子的养生观念，对先秦时期的养生思想进行了较为全面的总结和拓展，形成了顺应四时变化，规避邪气，以求"天人合一"，以及"美其食，任其服，乐其俗"的知足常乐养生观念，这些理论均对中药养生产生了一定的影响，其中《素问·汤液醪醴论》更是专篇论述了用中药防病祛疾的理论和方法。《神农本草经》是我国现存最早的本草专著，将中药分上、中、下三品，其中，上品、中品的药物中多以扶正补益、养生保健为主要功效，如人参、黄芪、茯苓、地黄、杜仲、枸杞子等均是广为百姓流传熟知的强身益寿之品。《五十二病方》同样记载了多种补益、强身、延年的药物和方剂。此外，东汉末年的著名医家张仲景创制肾气丸、小建中汤、黄芪建中汤等名方，均为后世补脾肾等中药养生方剂的进一步创新提供了指导思想，为养生中药的应用和发展奠定了基础。

魏晋南北朝时期战乱动荡，道家"服丹"之风较为盛行，促进了金石类中药及化学炼制药物的发展。唐代孙思邈著《备急千金要方》和《千金翼方》，在《食治》《养性》《退居》等篇论述了老年养生及老年病防治的理论和经验，谓："五十以上，四时勿阙补药，如此乃可延年，得养生之术尔。"[35]在《养性》篇列有许多养生保健方药，并提出了服药应依从季节特点，这些服中药以养生的经验对后世养生中药的应用产生了极大影响。

宋金元时期，中药养生研究在传承前代基础上得到很大发展。其中，雕版印刷术的盛行，为养生学的发展提供了有利的条件，出现了大量的本草、方剂著作。政府官方组织编纂的《证类本草》，著名方书《太平圣惠方》《圣济总录》《太平惠民和剂局方》等接连问世，在中医诊断、中药、方剂理论等方面取得重大成就的同时，也大大推动了中医养生学的发展。其中，既出现了许多养生的验方、偏方，还记载了摄生保健的内容，又将养生中药的剂型从汤、散、丸，拓展到方便民众使用的茶、膏、酒、粥等，这些剂型的使用非常符合医疗保健的需要，对后世产生一定影响。在宋朝崇文抑武的文化背景下诞生了一批儒医，促进了老年医学的发展，如张子和著的《儒门事亲》、陈直著的《养老奉亲书》等。《养老奉亲书》为我国现存较早的一部老年养生专著，全书方剂中食疗之方占全书方剂的三分之二，并提出老年人用药原则宜顺治缓调。

金元时期涌现出许多著名的养生家和医家，他们在总结前人的基础上，百家争鸣，分别提出了自己的观点，充实和完善了中医养生学的内容。例如刘完素认为，养生重在气、神、精、形的调养，强调“主性命者在乎人”“修短寿夭，皆人自为”[36]的思想，其创立的天王补心丹、地黄饮子等名方被后世作为养生延年方所推崇。张子和提倡用攻法防病治病，认为祛邪即扶正，邪去则正气自安，反对唯人参、黄芪“为补”的观点，创立了木香槟榔丸、禹功散等名方。李东垣注重调理脾胃，认为促成人之早夭的根本原因在于元气耗损，而“元气之充足，皆由脾胃之气无所伤，而后能滋养元气”[37]，为此创立了补中益气汤、当归补血汤等名方。李东垣注重顾护脾胃而益寿延年的精辟理论独树一帜，为后世养生防病之实践所肯定。朱丹溪强调阴气保养，倡导“相火论”基础上的“阳常有余，阴常不足”之学说，并认为阴气“难成易亏”，由此创立了大补阴丸、虎潜丸等名方。综上，金元四大家的学术观点虽异，然其养生调摄之目的相同，其所形成的养生思想对后世产生了深远影响。

明清时期是养生中药发展的鼎盛时期，也是内容创新最多、发展速度最快的时期，此期的研究特点鲜明。李时珍所著的《本草纲目》中“轻身”“益寿”“延年”的医方约六百首之多，并强调了服用中药养生时的禁忌及注意事项。该书的出版为中药养生文化的发展提供了丰富资料，对后世也产生了很大影响。《普济方》是明以前最大的方剂典籍，书中大量收录了明以前各家养生调摄的方剂，极大地丰富了中医养生文化及中药养生的内涵。明代龚廷贤所著《寿世保元》本着药食延年的思想，创制了多种益寿延年的处方，如山药粥、阳春白雪糕、延寿丹、八仙长寿丸等，对老年保健用药主张温而不热，清而不寒。

近现代以来，中药新著数量日益剧增且种类繁多，将本草学提高到全新的水平，如各版《中华人民共和国药典》《中药大辞典》《中药志》《全国中草药汇编》《中华本草》等，既反映了当代本草学术成就，也反映了养生中药的研究状况。近年来，随着现代实验研究的深入，从形态鉴别、化学成分提取、药理实验验证等方面进一步深层次探索挖掘养生中药，已将养生中药的研究从传统的理论研究和临床应用扩展到现代科学实验研究，为养生中药的现代应用提供了更多的科学依据，注入了更多创新的灵魂，大力促进中药养生迈向新的阶段，为提高人均寿命做出巨大贡献。

2. 中药养生的特点

（1）整体观念

中药养生学说的中心思想，是根据中医学“天人相应”“神形相合”两种整体观念，即“人与自然界是息息相关的”和“人体是有机的统一整体”发展而来。“天人相应”是说人与自然界是息息相关的。人类生活在大自然中，自然条件是人类赖以生存的重要条件，因此，对自然条件的变化，人体必然会有所反应，如一年四季中的春暖、夏热、秋凉、冬寒能影响人的生理活动。人体固然能因自然环境的影响而发病，但也应认识到通过养生保健可以提高抵抗力，在遇到自然界的灾害时，可以不发病、少发病或病变的程度较轻。“神”指人的精神活动，包括意识、思维、情绪、感觉等。“形”，即指人的形体，包括五脏六腑、经络气血、五官九窍等。“神形相合”是指形体和精神结合，人体是有机的统一整体。《黄帝内经》云：“恬淡虚无，真气从之，精神内守，病安从来。”即要心理保持安定清静，不贪欲妄想，体内的真气就会和顺，精神也能内守而不耗散，如此，疾病也无从侵袭体内。

（2）辨证论治

辨证论治是中医学的特点和精华，是中医学对疾病的一种思维方式和处理方法。任何疾病的发生、发展总是要透过症状、体征等疾病现象而表现出来，而人们也是透过疾病的现象去认识疾病的本质。中医运用望、闻、问、切四种诊断方法，收集病人反应而得来的客观情况，按照中医辨证理论，进行综合分析以确定病证，进而给予适当的治疗方法和药物，即是辨证论治的过程。选用中药时，一定要根据个体体质进行辨证。分清寒热虚实，脏腑阴阳，因证施药，根据药物温、热、寒、凉之性和益气、补血、补阳之用，选用调养脏腑的方药，方可取得养身益寿之效。

（3）养生求本

中药养生求本，即采用中药来调理保健人体，必须抓住每一个人的病理本质，针对本质进行中药调理。中医认为，同一证型也可能因人而异，产生若干不同的临床表现，同一现象也可能由不同的病理本质造成。因此，要注意避免“头痛医头，脚痛医脚”的肤浅做法，针对重点进行保健，达到延缓老化的目的。

3. 中药养生的常见方式

（1）代茶饮

中药代茶饮即药茶，又称茶剂，指用中草药与茶叶配用，或以中草药（单味或复方）代茶冲泡、煎煮，然后像喝茶一样饮用。这种方式起源于汉代，也是清宫皇室防治疾病的主要剂型之一。代茶饮用药方式具有饮服方便、便于加减、药性平和、可长期服用等特点，在保证药效的前提下还可以节省药材。中药代茶饮使用方便，无呆滞中焦脾胃之弊端，适于长期饮用，故可作为轻症或慢性病的调治方法，若非轻症或慢性病，亦可用作辅助治疗手段。例如血脂高的中老年患者，可选用菊花、山楂、何首乌、决明子等，不仅能降血脂，还有降血压和抗动脉粥样硬化的作用。代茶饮还可作为病后调理的手段，例如中老年人感冒后余热未净，胃气欠和者，可选用竹茹、麦冬、生地黄、茯苓、焦三仙等，既清余热，又和胃气。

（2）药酒

药酒是中医用于防治疾病历史最为悠久的传统剂型之一，它曾在我国医药史上处于重要的地位，至今仍在医疗保健中发挥重要作用。药酒是选配适当中药，用度数适宜的白酒或黄酒为溶媒，经过必要的加工制作，浸出其有效成分而制成的澄明液体。在传统中，也有在酿酒过程里加入适宜的中药酿制出具有独特功效的酒，也将其称作药酒。养生药酒可促进血液循环，改善虚弱体质，补充体力，延缓衰老，并可提高新陈代谢速度，所以最适合亚健康状态，且想增强免疫力的人群。不同的养生酒其功能不径相同，但大致有改善骨质疏松、延缓衰老、补肾壮阳、舒筋活血、祛除风湿等功能。其特点主要有：第一，适应范围广，既可治病防病，又可治疗常见多发病和部分疑难病症，还可作病后调养和日常饮酒使用而延年益寿；第二，因药物中有效成分均溶于酒中，可以减小剂量，便于服用；第三，吸收迅速，可及早发挥药效；第四，药酒是均匀的溶液，单位体积中的有效成分固定不变，按量服用，能有效掌握治疗剂量。第五，容易保存，不易变质。但应注意，药酒是用酒精浸泡而成的，所以有些人群不适合饮用，如高烧或机能亢奋状态都应避免，其中包括患有出血性疾病、支气管炎、肝炎、溃疡、肺结核、口腔炎、高血压等人群都不宜饮用，或经专业医生指导后才可服用。

（3）足浴

中药足浴是用中药煎煮取汁泡脚的一种保健治疗方法，其操作简便、疗效显著、经济安全，避免了药物的不良反应。中医有言“人之有脚，犹似树之有根，树枯根先竭，人老脚先衰”，早在几千年前中医就很重视对双足的锻炼和保养，并运用足部泡脚的按摩来防病治病。《老老恒言》中记载：“阴脉集于足下，而聚于足心，谓经脉之行，三经皆起于足”，人体的脏腑在脚上都有相应的投影。在浸泡双脚过程中，药力通过皮肤毛孔的吸收，经络传递，可使机体气血运行通畅，血脉通畅后，药物随热而行，直达病所。通过对足部的浸洗和按摩可起到治疗相应脏器疾病的目的，从而恢复人体阴阳平衡状态，起到防御疾病的作用。需要注意的是：浸泡液面一定要没过踝关节；足浴的温度应以能耐受为限，老人和儿童不宜过高，尤其糖尿病患者浸泡水温不宜太高；时间不宜过久，出汗不宜过多，同时注意保暖，避免受风。

4. 中药养生的注意事项及常见误区

中药养生，主要是用补泻的方法来调理身体的阴阳平衡。用之得当，同时配合运动锻炼和饮食起居的调养，在一定程度上可以起到益寿延年的作用。但中药只是一种辅助的养生措施，在服用的过程中，应特别注意掌握好分寸，应注意以下几点。

（1）不盲目进补

一般老年人和体弱多病之人体质多虚，宜选用补益的中药进行调养。但服用补药应有针对性，体健无病的人一般不需要服用中药进补。倘若一见补药即以为有益无害，不论是否需要、不分气血虚实贸然进补，可能引起机体的阴阳平衡失调。药物应用的原则是适合的才是最好的，有些药材虽然价格很高，但用在不适合的人身上，反而会对身体带来伤害。凡要进补的人，尤其身体虚弱的老人，应请医生辨明体质虚实之后，有针对性地选择中药进补，不应一味追求价格高的补益类药物。虚弱之人当补不补，会亏欠自己；而健康之人不当补却进补，反而会伤害自己。同时也应注意到，并非所有年老之人都是虚证。现代老年人晚年生活有保障，若平素多食膏粱厚味，也可形成气血壅滞之实证，或本虚标实之证，若属此种情况，则更需慎用补药，当咨询专业医生后辨证养护。现在养生类的节目、书籍非常多，各类名方验方层出不穷，在使用这些推荐的药方时，应当先辨明自己的病证、体质是否与这些药方的适应证相适应。同样一个症状，如胃痛，用药时适合胃热者的药方不适合胃寒者，适合老人的不一定适合年轻人。所以用药不能盲从，要符合中医的核心理念“辨证论治”才正确。

（2）不急于求成

衰老是个复杂而缓慢的过程，任何益寿延年的方法都不是一朝一夕即能见效。中药养生也不例外，不能要求在短时期内服用中药就可见到养生益寿的效果。中医主张服用中药缓图其功，要耐心等待一个渐变过程，不宜急于求成。若不明此理，则欲速不达。这是选择中药进行养生过程中应确立的观念和保持的心态。

（3）客观看待中药的疗效

“是药三分毒，药毒猛于虎”，这里的毒是指中药的偏性。中医认为，人体气血阴阳偏盛偏衰，均可导致疾病的产生。人们用药物治疗疾病就是用药物的偏性来纠正疾病的偏性，使人体气血阴阳恢复平衡，如“寒者热之，热者寒之”。既然中药都有一定的偏性，在用的时候就应了解药物的寒、热、温、凉等性质及功能主治，再辨明自身的寒热虚实，判断是否适合自己的体质、症状，避免服用不当带来伤害。若不清楚自己的体质，应咨询专业人士再用。同时，中医历来讲究“中病即止”，《黄帝内经》云：“大毒治病，十去其六；常毒治病，十去其七；小毒治病，十去其八；无毒治病，十去其九；谷肉果菜，食养尽之，无使过之，伤其正也。”不少中药，尤其是矿石类中药更易产生蓄积中毒等不良反应。因此，每使用一段时间就应当找医生评估当前体质状况，不可一成不变。

总之，根植于中国传统文化的中药养生，有古代哲学思想与传统中医理论为基础，内涵丰富，有深厚的文化底蕴。形成了以天人相应、以人为本、形神一体、阴阳平衡、动静结合、性味归经、升降浮沉、辨证论治、未病先防等为特点的养生文化与保健治疗方法，为人类的中医药养生事业做出了重大贡献。

【关键词】调理脾胃；培补脾肾；补肾活血；调畅气血；辨证进补；西洋参；三七；石斛；五指毛桃；无毒治病，十去其九；因人而异；一杯药茶调气血；膏方；药食同源；药补不如食补，食补不如动补。

【参考文献】

[1] 李俊德 . 老中医养生经 [J]. 特别健康，2012，(14)：39.

[2] 靳士英 . 邓铁涛教授学术成就管窥 [J]. 现代医院，2004，4 (9)：1-6.

[3] 刘焕兰，曲卫玲 . 邓铁涛教授养生学术思想探讨 [J]. 新中医，2010，42 (5)：5-6.

[4] 保健：国医大师们的养生经 [J]. 今日国土，2009：46-47.

[5] 方和谦，李俊德 . 生病起于过用 [J]. 中华养生保健，2011 (2)：59.

[6] 何任 . 漫说养生 [J]. 浙江中医药大学学报，2011，35 (1)：1-2.

[7] 荆墨 . 国医大师李辅仁养生秘诀 [J]. 少林与太极，2018，(5)：53.

[8] 李艳，李济仁 . 按摩穴位养五脏 [J]. 中医健康养生，2015 (9)：44-46.

[9] 李友芳 . 国医大师李玉奇的养生妙法 [J]. 求医问药，2011 (5)：51-52.

[10] 李富成，李卓，李秋雨，等 . 国医大师李振华教授脾胃学术思想在治未病与养生当中的应用 [C]. 中华中医药学会 . 第五次 “治未病” 及亚健康防治论坛暨 2014 年中华中医药学会亚健康分会年会论文集，2014：225-229.

[11] 颜德馨 . “潜藏时节” 话进补 [J]. 养生大世界，2005：26-28.

[12] 开利 . 国医大师的长寿秘方 [J]. 人生与伴侣 (月末版)，2014，9：25.

[13] 佚名 . 九旬国医活到天年的秘方 [J]. 现代养生，2014，23：29-31.

[13] 魏长学 .5 位国医大师的长寿秘诀 [J]. 求医问药，2013，3：48-49.

[14] 张镜人 . 人参对人体的保健功效及其服用方法 [J]. 上海预防医学杂志，1995，7：289.

[15] 佚名 . 长寿不是用药补出来的——著名中医学家张琪教授谈养生 [J]. 医学文选，1994，(1)：74.

[16] 焦昕宇，张琪 . 中医药在养生保健中的作用 [J]. 养生保健指南，2018，(15)：241.

[17] 杏林．国医大师独家养胃秘方：滋胃饮[J]．现代养生B，2010，(6)：62.
[18] 尹紫晋．国药大师的无药养生[J]．医疗保健器具，2005(9)：36–37.
[19] 石珺，李京生，鞠海．论金世元教授医药圆融学术思想的重要性[J]．中医临床研究，2018，10(33)：3–6.
[20] 江海涛．李士懋：养生重在调神[J]．晚晴，2015(5)：110–112.
[21] 秦红松．尚德俊——淡泊明志以养生[J]．中医健康养生，2019，5(8)：22–24.
[22] 吴梦玮，袁尚华，富斌．调理中医体质的几种药茶[A]．中华中医药学会中医体质分会，2013：3.
[23] 董建栋．气阴两虚夹瘀体质养生方案探讨[J]．中国临床研究，2015，28(9)：1237–1239.
[24] 徐经世．“一先五要”话益寿[J]．中医健康养生，2017，1：48–51.
[25] 李树茂，陈轶劼，张勉之．张大宁教授养生思想[J]．中华中医杂志 2013，28(1)：175–176.
[26] 何君林．国医大师郑新的养生经[J]．家庭医学，2014，(9)：49.
[27] 杨璞.89岁国医大师养生靠补气血[J]．家庭医药．快乐养生，2018(1)：32–33.
[28] 刘苓霜．刘嘉湘养生养正气，越活越年轻[J]．中医健康养生，2019，5(9)：26–27.
[29] 王华，汤少梁．“中医药+”新思维[M]．南京大学出版社，2018：260.
[30] 王清．国医大师许润三的“三宝养生法”[J]．中老年保健，2020(2)：54–55.
[31] 肖雄．薛伯寿：养生靠自己[J]．中医健康养生，2017，(12)：40–43.
[32] 邓沂．《内经》学家周信有教授养生思想探析[J]．甘肃中医学院学报，2002(2)：9–11.
[33] 杨天宇．周礼译注[M]．上海：上海古籍出版社，2004：69–72.
[34] 程俊英．诗经译注[M]．上海：上海古籍出版社，1985：268.
[35] 孙思邈．千金方[M]．北京：中国中医药出版社，1998.
[36] 刘完素．素问病机气宜保命集[M]．北京：中医古籍出版，1998：3.
[37] 李菲．李东垣的元气论[J]．江西中医学院学报，2009，21(4)：6–8.

（八）体质养生

体质养生法是在中医理论指导下，根据不同的体质，采用相应的养生方法和措施，纠正其体质上之偏倚，达到防病延年的目的。所谓体质，即机体素质，是指人体秉承先天（指父母）遗传，受后天多种因素影响，所形成的与自然、社会环境相适应的功能和形态上相对稳定的固有特性。体质反映机体内阴阳运动形式的特殊性，这种特殊性由脏腑胜衰所决定，并以气血为基础。中医体质学说与医疗实践、养生长寿密切结合，形成了自己独特的理论体系与实践方法。

【大师医话】

【班秀文】

班老对食疗颇有研究，他指出人的体质是有差异性的，由于先天禀赋的不同以及后天调养的条件各异，人之体质有阴阳寒热相偏的差异。而食物有四性（寒、热、温、凉）和五味（苦、辛、甘、酸、咸）的不同，食物与人体脏腑阴阳有着特殊的关联和影响。因此，食养必须根据个人的体质属性、食物的性味功能、气候的温热寒凉等因素综合分析，而决定饮食的宜忌。根据《灵枢·师传》“食饮者，热无灼灼，寒无沧沧”的要求，保持人体阴阳平衡。例如妇女行经期间，班老主张宜进食清淡而富有营养、寒温适中的食物，因辛热香燥之物能助阳动血，迫血妄行，有使经期延长或经血量增多之虞；而生冷之品则易损伤阳气，凝滞气血，从而引起痛经，甚或闭经。班老常推荐玉米粥、牛肉、鲮鱼、鲤鱼等清淡而又能益气养血之品。[2]

【邓铁涛】

邓老将体质养生与脾胃理论结合起来，他认同“四季脾旺不受邪”的理论，指出人体元气充足，则身体健康，疾病无从产生，而元气充足与否，与脾胃是否健旺密切相关。他认为饮食因素、精神因素和体质因素是消化系统疾病发生的主要因素，而其中又以体质因素为关键，体质虚偏虚则脾胃弱。[3]

脾胃为后天之本，饮食首先入胃，经胃之受纳、脾之运化而营养全身。正如李中梓在《医宗必读》中所言："一有此身，必资谷气……人资之以为生。"脾胃为中土之脏，脾胃之气强，则各脏腑自强；而脾胃之气败，则生众疾，药石难治。食养正是为了补益胃气，顾护中土，是扶助正气、维护健康的一种养生法。

【何任】

何老认为养生方法不必追求"高大上"，根据人们的体质选择合适的养生方法才是比较恰当的方式。一般人们提到养生、保健，就认为是进补，并吃一些高档的补药，这并不错。从报纸、文章、电视等媒体的积极介绍来看，"引人入胜"的补药、补品真不算少。我们注意养生，当然不排除适当的进补。但人的体质不完全相同，所宜进的补品也不尽同。[4]

【陆广莘】

陆老认为养生需要因人制宜，并没有放之四海皆准的养生方法，根据每个人的体质制定合理的养生方法才是合适的。例如足浴是比较常用的养生方法，取 50 克花椒放在布包里煮开，泡脚，这个花椒包可以反复使用一周。花椒足浴对老寒腿、风湿引起的关节痛、腹痛等可起到一定的预防和缓解作用。但陆老认为花椒足浴也要区分体质。一般情况下，花椒水泡脚适合于身形瘦弱、体质偏寒的人。[5]足部有人体各脏腑器官相应的反射区，手足三阴、三阳经脉在足趾交接，所以，平时要多注意足部的保暖，除了穿保暖鞋袜以外，花椒水泡脚是一个简单易行的养生方法。

【裘沛然】

国医大师裘沛然认为体质养生贵在适度。人体本身存在着一个调控系统，具有自我调整、自我控制、自我修复、自我防御的能力。而这些功能的发挥，必须以心境泰然、神志安定、充满乐观和信心为前提，否则反而导致病情的加速恶化。乐观、开朗、心情舒畅、意志坚强等良好心理因素，可以促进机体的新陈代谢，增加机体的抗病能力；焦虑、忧郁、恐惧等不良心理因素，将会干扰机体的正常功能，削弱体质和抗病能力，这就是《黄帝内经》中所称"神不使"而致预后不良。[6]

裘沛然认为养生需要根据个人体质，按照适度原则进行。他强调，“度”可以根据体质、生活习惯、地区和时代条件不同而作适当调整。当今社会生活中有过度检查、过度治疗现象，但亦不乏过度养生者，当戒之。[7]

【颜德馨】

颜德馨认为，进补需要根据体质，即使是虚象十分明显的老年人也不宜滥施蛮补。药补不如食补，是因为药物终究属补偏却病之品，不宜乱吃、久服，而平时常吃的食物同样有着养生和治病的功效。《素问·生气通天论》谓“谨和五味，骨正筋柔，气血以流，腠理以密，如是则骨气以精，谨道如法，长有天命”，指出通过含有多种营养成分的食物适宜调摄，可以使皮肤光滑，筋骨壮盛，气血流通，健康长寿。当然，食补也应辨证而施，阳热体质的人不宜多服生姜、大蒜、辣椒、羊肉和狗肉等温性食物；属阴寒体质的人，不宜多进水果、冷饮、鸭子、蛏子、蛤蜊等凉性食品，否则达不到进补目的，反而易致疾病丛生。[8]

【李士懋】

李老认为保健品的选择也应该注重体质。

不同体质各有其特点，药物保健当察其阴阳气血之有余不足，损有余补不足，以平为期，所以不能误解为保健就是吃补药，养生无共性，不可随便服药。[9]

【刘尚义】

刘尚义教授认为运动养生的选择也可以根据体质分配“动与静”的比例，在体育运动上主张“动能增寿，静能延年”，根据体质、年龄可以六分动四分静或七分动三分静，[10]达到身心健康。

【尚德俊】

尚德俊认为运动可以根据自已的体质、所处环境和爱好来选择，包括慢性病患者也可以根据自己的体质、病情，适当进行锻炼。适当的体育运动，可以使生活和工作充满超期蓬勃的活力和轻松愉快的乐趣；可以帮助建立生活的规律和秩序，提高睡眠的质量，保证充足的休息，提高工作效率。可以

提高人体的适应和代谢能力，增加对疾病的抵抗力。[11-12]

【王琦】

在“王琦中医体质九分法”中，中医体质共分为平和质、气虚质、阳虚质、阴虚质、痰湿质、湿热质、瘀血质、气郁质和特禀质这9种基本类型。如果能够了解自身体质类型，就可以更好的防治疾病，实现个体化诊疗。[13]

王琦教授的体质养生学说指导养生，他认为食物与药物类似，也有四气、五味、归经等基本特性和功效特点，如针对气阴两虚夹瘀体质也应选择合适的食物类型进行饮食调理，所选饮食应具有益气、滋阴、活血等功效。[14]

王琦教授认为不同体质的人，生活作息也应区别对待。例如：气阴两虚夹瘀者应昼兴夜寐，按时作息，顺应自然界阴阳二气的消长变化规律进行起居调养，能使夜间阴气得养，昼间气血升腾，血脉流通，如此则气阴充足，瘀血不生。另外，睡午觉（子午觉）可潜阳育阴，使人体精力充沛。适度运动可以益气活血，而适度休息则能滋阴养身，应劳逸适度。衣着过紧可能导致血循不畅，瘀血内生，故穿衣应宽松舒适，忌过小、过紧。纵欲房劳易导致精血亏虚，阴血暗耗，气血不足，久之则气虚、阴虚和瘀血备至，因此应节欲以保精。故要改善体质需要做到起居有常、规律作息、劳逸适度、衣着舒适、节欲保精。

不同的体质，方剂也多不同。王琦教授体质学说认为，气虚质选用生黄芪10克、白术10克、大枣10克。气虚质患者体表薄弱，邪易入里，选用益气药黄芪入脾肺经，补气升阳、益卫固表；白术补气健脾、补益中焦；大枣性甘温，补中益气。阳虚质选用桂枝10克，干姜10克，炙甘草10克。阳虚质患者多有畏寒症状，桂枝走表，温通四肢；干姜入里，温中散寒；炙甘草益气补中，辛甘化阳。阴虚质选用麦冬10克，五味子10克，生甘草10克。阴虚质患者大多两颧潮红、夜眠不安，取生脉饮中的麦冬、五味子加以甘草之甘味酸甘化阴，滋阴生津。血瘀质选择红花10克，川芎、山楂10克。红花为活血常用药，川芎为血中气药，血为气之母，气为血之帅，活血行气缺一不可；山楂酸甘，消除瘀滞。痰湿质选用陈皮10克，茯苓10克，薏苡仁10克。陈皮燥湿化痰；茯苓、薏苡仁淡渗利湿，且均有健脾功效。湿热质选用菊花10克，赤小豆10克，决明子10克。此类患者体内热毒滞留，应取菊花、赤小豆清热解毒、利水渗湿的功用，合决明子给邪以出路。气郁质选用玫瑰花10克，分心木10克，合欢花10克。患者多多愁善感、郁郁寡欢，玫瑰花、合欢花行气安神解郁；分心木在现代药理研究中，对抑郁症患者疗效颇佳。特禀质选用防风10克，乌梅10克，薄荷10克。过敏体患者易感外邪，应注重固表补虚，固护肺气，故用防风、乌梅；薄荷口感清凉，中和药味。平和质选用炙甘草10克，生姜10克，大枣10克，此三药在伤寒论中使用频率最高，为诸药调和之药，以固护平和质和谐的生理状态。[15]

【夏桂成】

夏老认为体质养生应注重顺应规律。人过半百之后，身体素质下降，应从后天脾胃着手调护。他认为，在八八之年，肾之衰退已经在所难免，唯有保护好后天，才能保养体质，以养天年。所以在他一概谢绝应酬之余，擅长以清谈、温润、平补的调养方法，时刻不忘顾护脾胃。平素夏桂成食谱是以“粗茶淡饭”、五谷杂粮为多，尽量少食禽肉类、海鲜等。他认为禽肉类、海鲜等对胃肠道影响比较大。平素喜饮淡茶，忌饮咖啡。水果中夏教授比较偏爱苹果，至于葡萄、猕猴桃，由于容易导致腹泻，并不多吃，旨在不去触犯脾胃为要。[16]

顺应节令是大自然的要求，二十四节气有着大自然特殊的规律，春发、夏浮、秋肃、冬藏，这些都是人们应该注意到的节令现象。夏桂成每每于盛夏入三伏天时要休息1日，停诊1～2周，即使再忙，大暑这天也是要注意休息的。他会选择在春分、谷雨等节令外出游玩，呼吸大自然的新鲜的空气。他在名医堂的诊室里挂有一张日中服药图和不同体质顺应自然规律的生活时辰图。

【徐经世】

徐经世认为，不同体质之人进食应有所选择，偏阳盛的体质者适合吃一些性味偏寒凉的食物；如果是偏阴盛、偏虚寒体质者，适合吃一些温热的食物。大部分的蔬菜是平性的，无论是偏阳体质还是偏阴体质的人都可以吃。中医认为“药食同源”，药补必须在中医理论指导下，辨证论治给予，切忌滥用。[17]

【李佃贵】

李佃贵[18]老师提出：不同体质适宜饮食各有不同，他根据《中医体质分类与判定》分为9种基本体质类型，分别提出了不同的饮食建议：

平和质：平和质是正常的体质。宜饮食节制，不要常吃过冷、过热或不干净的食物，粗细粮要合理搭配。

气虚质：肌肉松软，声音低，易出汗，易累，易感冒。宜多食用具有益气健脾作用的食物，如黄豆、白扁豆、鸡肉等；少食空心菜、生萝卜等。

阳虚质：肌肉不健壮，常常感到手脚发凉，夏天不喜欢吹空调，喜欢安静，性格多沉静、内向。平时可多食牛肉、羊肉等温阳之品，少食梨西瓜、荸荠等生冷寒凉食物，少饮绿茶。

阴虚质：体形多瘦长，常感到眼睛干涩，口干咽燥，皮肤干燥，经常大便干结，容易失眠。宜多食瘦猪肉、鸭肉、绿豆、冬瓜等甘凉滋润之品，少食羊肉、韭菜、辣椒、葵花籽等性温燥烈之品。

血瘀质：皮肤较粗糙，眼睛里的红丝很多，牙龈易出血。宜多食山楂、醋、玫瑰花等，少食肥肉等滋腻之品，可参加各种舞蹈、步行健身、徒手健身操等。

痰湿质：体形肥胖，腹部肥满而松软，易出汗且多黏腻，经常感觉脸上有一层油。饮食应以清淡为主，可多食冬瓜等。因体形肥胖，故应根据自身具情况循序渐进，长期坚持锻炼。

湿热质：面部和鼻尖油光发亮，易生粉刺，皮肤瘙痒；口苦、口臭、脾气急躁。宜饮食以清淡为主，可多食赤小豆、绿豆、芹菜、黄瓜、藕等甘寒的食物。适合中长跑、游泳、爬山、各种球类、武术等。

气郁质：常感到闷闷不乐、情绪低沉，常有胸闷、善太息、易失眠，宜多食黄花菜、海带、山楂等具有行气、解郁消食、醒神作用的食物，不要总待在家里，要多参加群体运动。

特禀质：这是一类体质特殊的人群，易因药物、食物、气味、花粉、季节变换过敏。宜多食益气固表的食物，少食荞麦（含致敏物质荞麦荧光素）等刺激性食物。居室宜通风，保持室内清洁，被褥、床单要经常洗晒。

【编者按语】

早在两千多年前成书的《黄帝内经》中，就对体质学说进行了深入的探讨。可以说，《黄帝内经》是中医体质学说理论的渊薮，不仅注意到个体的差异性，而且从不同的角度对人的体质作了若干分类。如的《灵枢·阴阳二十五人》和《灵枢·通天》，就提出了两种体质分类方法。前一篇运用阴阳五行学说，结合人的肤色、体形、禀性、态度以及对自然界变化的适应能力等方面的特征，归纳出金、木、水、火、土五种不同的体质类型，再根据五音太少、阴阳属性，以及手足三阴经的左右上下、气血多少的差异，将上述每一类再分为五类，即五五二十五种体质类型。后一篇则根据人体体质的阴阳胜衰，把人分为太阴之人、少阴之人、太阳之人、少阳之人、阴阳和平之人五种类型。

《黄帝内经》除上述两篇专门论述体质外，其他篇章散在论述也不少，如《灵枢·论勇》则对勇与怯两种体质类型的精神面貌、各部特征和内在脏腑功能的关系等进行了论述。又如《灵枢·寿夭刚柔》云“人之生也，有刚有柔，有弱有强，有短有长，有阴有阳”，指出人体的形气有阴阳刚柔的区别。在《素问·异法方宜论》里还指出东、南、西、北、中五方由于地域环境气候不同，居民生活习惯不同，所以形成不同的体质，易患不同的病证，因此治法如用毒药、砭石、导引、按跷、灸焫、微针等也要随之而异。

东汉著名医学家张仲景继承《黄帝内经》有关体质学说的理论，并以人体正气盛衰、脏腑属性为前提，结合实践创造了辨证论治的理论，寓体质学说于辨证论治中。王叔和的脉学专著《脉经》也十分强调诊脉要注意体质特征，曰：“凡诊脉当视其人大小长短及性气缓急。”药王孙思邈曰：“凡人秉形气有中适，有躁静，各各不同，气脉潮动，亦各随其性韵。”这说明分析脉形要参考体质特征，不能唯以脉辨病；另一方面，脉诊也是辨别体质类型的重要方面。清代名医叶天士临证非常注意患者的体质类型，并认为根据体质类型确立治疗大法是提高临床疗效的重要途径。他在《外感温热篇》中说：“湿邪害人最广，如面色白者，须要顾其阳气……面色苍者，须要顾其津液……在阳旺之躯，胃湿恒多，在阴盛之体，脾湿亦不少，然其化热则一。”从而强调了治法须顾及体质。

不仅如此，人们的养生保健亦与体质有密切关系，同样的致病条件，有的人感而生病，有的人却安然无恙，而既病之后，病的症候又很不相同。这正像吴德汉在《医理辑要・锦囊觉后篇》中说的："要知易风为病者，表气素虚；易寒为病者，阳气素弱；易热为病者，阴气素衰；易伤食者，脾胃必亏；易劳伤者，中气必损。"从而说明体质决定着对某些致病因素的易感性，这就为因人摄生提供了重要理论根据。

体质形成的机理是极其复杂的，它是机体内外环境多种复杂因素综合作用的结果。徐徊溪《医学源流论》说："人禀天地之气以生，故其气体随地不同。西北之人气深而厚……东南之人，气浮而薄。"这说明生活在不同地理环境条件下，由于受不同水土性质、气候类型、生活条件的影响，从而形成了不同地区的人的体质。现代环境地质学研究也表明，在地质历史的发展过程中，逐渐形成了地壳表面元素分布的不均一性，这种不均一性在一定程度上影响和控制着世界各地区人类的发育，形成了人类明显的地区性差异。

当前我们已进入健康中国实施的新时代，研究健康管理实践方式为时代所需。《灵枢・逆顺》云"上工治未病"，国医大师是当代中医最具代表性人物，他们年至耄耋，精神不老；诊治疾病，思路清晰；带教学生，不遗余力。他们根据体质指定的养生理念和方式值得我们借鉴。笔者通过对期刊、报纸公开发表的86位国医大师的养生理念进行梳理、总结，得到一些治未病健康管理启示，共飨同道。

体质养生为单独一类养生方式，可以再根据体质制定相应的调神、四时、饮食、药物、运动、起居、雅趣等养生方式，也可以与调神、四时、饮食、药物、运动、起居、雅趣等养生方式相结合，共同改善人的体质，提高健康水平。

中医学所说的体质主要指人体身心综合的个性特征。这一特征既受承于父母，形成于先天；又取决于后天，在人体生长发育过程中受到自身饮食营养、生活起居、精神情志以及自然、社会环境等多种因素的影响。每个人都有自己独特的体质特征，这种特征是相对稳定的，表现为不同个体的生理和心理对外界刺激反应的差异性，对某些病因或疾病的易感性，以及得病后疾病发展的某种倾向性等。

体质既具有个体差异性，又具有同类趋向性。目前较为普遍的分类将人的体质划分为九种，分别是：平和质、气虚质、阳虚质、阴虚质、痰湿质、湿热质、瘀血质、气郁质、特禀质。平和质即中医文献中所说的“平人”，《素问·调经论》曰：“阴阳匀平，以充其形，九候若一，命曰平人。”“平人”可理解为身体处在健康状态的人，阴阳平和、气血调畅。特禀质为个人生长发育状况受先天禀赋的影响，而呈现出的一些特殊情况，主要指有遗传性疾病、胎传性疾病等人群，包括身体畸形、先天生理缺陷、患某些变态反应性疾病等。其余七种体质，在阴阳、气血津液各有偏颇失衡，并在形体特征、日常表现、心理特征、发病倾向、环境适应能力等方面有所体现。人的体质可能是单纯的某一型，也可能是多种类型的复合体质。平和体质的人，也可能伴有某种偏颇体质的倾向。

体质类型受到先后天因素双重影响，决定它既相对稳定，又动态可调。运用针对性方法进行体质养生，对调整和改善体质，预防疾病，提高机体适应能力，延年益寿都能起到积极作用。

每个人的体质都具有相对稳定性，但也具有一定范围内的动态可变性、可调性。正因为体质的相对可变性、可调性，才使体质养生具有很好的实用价值，通过调养，使体质向好的方面转化。

体质养生就是顺应体质的稳定性，优化体质的特点，改善明显的偏颇。体质反映了我们的健康程度，关系着人体对于某些疾病的易感性，也意味患病之后的反应形式以及治疗效果和预后转归，所以体质对我们每个人的健康管理来说都非常重要。

祖国医学认为，根据临床上的症候表现、脉象、舌苔，主要有以下八种体质：阴虚体质、阳虚体质、气虚体质、血虚体质、阳盛体质、血瘀体质、痰湿体质、气郁体质，据此理论，以下养生法可供读者参考：

1. 阴虚体质养生法

（1）体质特点

主要表现为形体消瘦，面色潮红，口燥咽干，心中时烦，手足心热，少眠，便干，尿黄，不耐春夏、多喜冷饮，脉细数，舌红少苔。

（2）养生原则

以补阴清热，滋养肝肾为主要治法。阴虚体质者关键在补阴。五脏之中，肝藏血，肾藏精，同居下焦，所以，以滋养肝肾二脏为要。

（3）养生方法

精神调养：此体质之人性情较急躁，常常心烦易怒，这是阴虚火旺，火扰神明之故，故应遵循《黄帝内经》中“恬淡虚无”“精神内守”之养神大法。平素在工作中，对非原则性问题，少与人争，以减少激怒，要少参加争胜负的文娱活动。

环境调摄：此种人形多瘦小，而瘦人多火，常手足心热、口咽干燥、畏热喜凉，冬寒易过，夏热难受，故在炎热的夏季应注意避暑。

饮食调养：应保阴潜阳，宜清淡，远肥腻厚味、燥烈之品。可多吃些芝麻、糯米、蜂蜜、乳品、甘蔗、鱼类等清淡食物，对于葱、姜、蒜、韭、薤、椒等辛味之品则应少吃。

节制性欲：因为精属阴，阴虚者当护阴，而性生活太过可伤精，故应节制性生活。

中药治疗：肺阴虚者，宜服百合固金汤；心阴虚者，宜服天王补心丹；肾阴虚者，宜服六味地黄丸；肝阴虚者，宜服一贯煎；其他滋阴生津中药女贞子、山茱萸、旱莲子亦可选用。

2. 阳虚体质养生法

（1）体质特点

主要表现为形体白胖或面色淡白无华，平素怕寒喜暖，四肢倦怠，小便清长，大便时稀，口唇色淡、常自汗出，脉沉乏力，舌淡胖。其人患病则易从寒化，可见畏寒蜷卧、四肢厥冷；或腹中绵绵作痛，喜温喜按；或身面浮肿，小便不利；或腰脊冷痛，下利清谷；或阳痿滑精，宫寒不孕；或胸背彻痛，咳喘心悸；或夜尿频多，小便失禁。

（2）养生原则

以温阳祛寒，温补脾肾为主要治法。因为阳虚者关键在补阳。五脏之中，肾为一身的阳气之根，脾为阳气生化之源，故当着重补之。

（3）养生方法

精神调养：《黄帝内经》云“肝气虚则恐”“心气虚则悲”，意思是心肝气虚者容易产生恐惧、悲哀的情绪。中医认为，阳虚是气虚的进一步发展，阳气不足者常表现出情绪不佳，易于悲哀，故必须加强精神调养，要善于调节自己的情感，去忧悲、防惊恐、和喜怒，消除不良情绪的影响。

环境调摄：此种体质多形寒肢冷，喜暖怕凉，耐春夏不耐秋冬，故阳虚体质者尤应注重环境调摄，提高人体抵抗力。对于年老及体弱之人，夏季不要在外露宿，不要让电扇直吹，亦不要在树荫下停留过久。

体育锻炼：因为“动则生阳”，故此类人群应加强体育锻炼，每天进行1～2次体育活动，具体项目因体力而定。

饮食调养：多食有壮阳作用的食品，如羊肉、狗肉、鹿肉、鸡肉。根据“春夏养阳”的法则，夏日三伏，每伏可食羊肉附子汤一次，配合天地阳旺之时，以壮人体之阳。

中药治疗：偏心阳虚者，宜用桂枝加附子汤；偏脾阳虚者，宜选理中汤；偏肾阳虚者，宜服金匮肾气丸。

3. 气虚体质养生法

（1）体质特点

主要表现为形体消瘦或偏胖，体倦乏力，面色㿠白，语声低怯，常自汗出，且动则尤甚，心悸食少，舌淡苔白，脉虚弱。若患病则诸症加重，或伴有气短懒言，咳喘无力；或食少腹胀，大便溏泄；或脱肛，子宫脱垂；或心悸怔忡，精神疲惫；或腰膝酸软，小便频多；男子滑精早泄，女子白带清稀。

（2）养生原则

以补气养气为主要治法。因肺主一身之气，肾藏元气，脾胃为“气血生化之源”，故脾、胃、肺、肾皆当温补。

（3）养生方法

气功锻炼：肾为元气之根，故气虚宜作养肾功，其功法如下。

屈肘上举：端坐，两腿自然分开，双手屈肘侧举，手指伸直向上，与两耳平；然后双手上举，以两胁部感觉有所牵动为度，随即复原，可连做10次。本动作对气短、吸气困难者，有缓解作用。

抛空：端坐，左臂自然屈肘，置于腿上，右臂屈肘，手掌向上，做抛物动作3～5次；然后右臂放于腿上，左手做抛空动作，与右手动作相同，每日可做5次。

荡腿：端坐，两脚自然下垂，先慢慢左右转动身体3次；然后两脚悬空，前后摆动十余次。本动作可以活动腰、膝，具有益肾强腰的功效。

摩腰：端坐，宽衣，将腰带松开，双手相搓，以略觉发热为度；再将双手置于腰间，上下搓摩腰部，直到腰部感觉发热为止。搓摩腰部实际上是对腰部命门穴、肾俞、气海俞、大肠俞等穴的自我按摩，而这些穴位大多与肾脏有关。待搓至发热之时，可起到疏通经络、行气活血、温肾壮腰之作用。

“吹”字功：直立，双脚并拢，两手交叉上举过头；然后弯腰，双手触地，继而下蹲，双手抱膝，心中默念“吹”字音，可连续做十余次，属于“六字诀”中的“吹”字功，常练可固肾气。

饮食调养：可常食粳米、糯米、小米、黄米、大麦、山药、籼米、莜麦、马铃薯、大枣、胡萝卜、香菇、豆腐、鸡肉、鹅肉、兔肉、鹌鹑、牛肉、狗肉、青鱼、鲢鱼。若气虚甚，当选用“人参莲肉汤”补养。

中药养生：平素气虚之人，宜服薯蓣丸；脾气虚，宜选四君子汤，或参苓白术散；肺气虚，宜选补肺汤；肾气虚，宜选肾气丸。

4. 血虚体质养生法

（1）体质特点

主要表现为面色苍白无华或萎黄，唇色淡白，头晕眼花，心悸失眠，手足发麻，舌质淡，脉细无力。

（2）养生方法

起居调摄：避免“久视伤血”，不可劳心过度。

饮食调养：可常食桑葚、荔枝、松子、黑木耳、菠菜、胡萝卜、猪肉、羊肉、牛肝、羊肝、甲鱼、海参、平鱼等食物，因为这些食物均有补血养血的作用。

中药养生：宜服当归补血汤、四物汤，或归脾汤。若气血两虚，则须气血双补，选八珍汤，十全大补汤或人参养荣汤亦可改汤为丸长久服用。

精神修养：血虚之人时常精神不振、失眠、健忘、注意力不集中，故应振奋精神。当烦闷不安、情绪不佳时，可以听一听音乐，欣赏一下戏剧，观赏一场幽默的相声或哑剧，能使精神振奋。

5. 阳盛体质养生法

（1）体质特点

主要表现为形体壮实，面赤时烦，声高气粗，喜凉怕热，口渴喜冷饮，小便热赤，大便熏臭。若病则易从阳化热，而见高热、脉洪大、大渴、饮冷等症。

（2）养生方法

精神修养：阳盛之人好动，易发怒，故平日要加强道德修养和意志锻炼，培养良好的性格，用意识控制自己，遇到可怒之事，用理性克服情感上的冲动。

体育锻炼：积极参加体育活动，让多余阳气散发出去。游泳锻炼是首选项目，此外，跑步、武术、球类等，也可根据爱好选择进行。

饮食调理：忌辛辣燥烈食物，如辣椒、姜、葱等。对于牛肉、狗肉、鸡肉、鹿肉等温阳食物宜少食用。可多食水果、蔬菜，像香蕉、西瓜、柿子、苦瓜、番茄、莲藕，可常食之。酒性辛热上行，阳盛之人切戒酗酒。

中药调养：可以常用菊花、苦丁茶沸水泡服。大便干燥者，用麻子仁丸，或润肠丸；口干舌燥者，用麦门冬汤；心烦易怒者，宜服丹栀逍遥散。

6. 血瘀体质养生法

（1）体质特点

主要表现为面色晦滞，口唇色暗，眼眶暗黑，肌肤甲错，易出血，舌紫暗或有瘀点，脉细涩或结代。若病则上述特征加重，可有头、胸、胁、少腹或四肢等处刺痛；口唇青紫或有出血倾向，如吐血、便黑等；或腹内有癥瘕积块；妇女痛经、经闭、崩漏等。

（2）养生方法

体育锻炼：多做有益于心脏血脉的活动，如各种舞蹈、太极拳、八段锦、动桩功、长寿功、内养操、保健按摩术，均可实施。以活动全身各部，助气血运行为原则。

饮食调理：可常食桃仁、油菜、黑大豆等具有活血祛瘀作用的食物。酒可少量常饮，醋可多吃，山楂粥、花生粥亦颇相宜。

中药养生：可选用活血养血之品，如地黄、丹参、川芎、当归、五加皮、地榆、续断、茺蔚子等。

精神调养：苦闷、忧郁则可加重血瘀，因此血瘀体质在精神调养上要培养乐观的情绪。精神愉快则气血和畅，营卫流通，有利血瘀体质的改善。

7. 痰湿体质养生法

（1）体质特点

主要表现为形体肥胖，嗜食肥甘，神倦，懒动，嗜睡，身重如裹，口中粘腻或便溏，脉濡而滑，舌体胖，苔滑腻。若病则胸脘痞闷，咳喘痰多；或食少，恶心呕吐，大便溏泄；或四肢浮肿，按之凹陷，小便不利或浑浊；或头身重困，关节疼痛重着，肌肤麻木不仁，或妇女白带过多。

（2）养生方法

环境调摄：不宜居住在潮湿的环境里。在阴雨季节，要注意湿邪的侵袭。

饮食调理：少食肥甘厚味，酒类也不宜多饮，且勿过饱。多吃些蔬菜、水果，尤其是一些具有健脾利湿、化痰祛痰的食物，更应多食之，如白萝卜、荸荠、紫菜、海蜇、洋葱、枇杷、白果、大枣、扁豆、薏苡仁、红小豆、蚕豆、包菜等。

体育锻炼：痰湿之体质，多形体肥胖、身重易倦，故应长期坚持体育锻炼，散步、慢跑、球类、游泳、武术、八段锦、五禽戏，以及各种舞蹈，均可选择。活动量应逐渐增强，可使腠理致密，肌肉紧实，减少湿邪的侵袭。气功方面，以动桩功、保健功、长寿功为宜，加强运气功法。

药物养生：痰湿之生，与肺、脾、肾三脏关系最为密切，故重点在于调补肺、脾、肾三脏。若因肺失宣降，津失输布，液聚生痰者，当宣肺化痰，方选二陈汤；若因脾不健运，湿聚成痰者，当健脾化痰，方选六君子汤，或香砂六君子汤；若肾虚不能制水，水泛为痰者，当温阳化痰，方选金匮肾气丸。

8. 气郁体质养生法

（1）体质特点

主要表现为形体消瘦或偏胖，面色苍暗或萎黄，平素性情急躁易怒，易于激动，或忧郁寡欢，胸闷不舒，时欲太息，舌淡红，苔白，脉弦。若病则胸胁胀痛或窜痛；或乳房小腹胀痛，月经不调，痛经；或咽中梗阻，如有异物；或颈项瘿瘤；或胃脘胀痛，泛吐酸水，呃逆嗳气；或腹痛肠鸣，大便泄利不爽；或气上冲逆，头痛眩晕，昏仆吐衄。

（2）养生方法

调摄情志：此种人性格内向，神情常处于抑郁状态，根据《黄帝内经》“喜胜忧”的原则，应主动寻求快乐，多参加社会活动、集体文娱活动，常看喜剧、滑稽剧、听相声，以及富有激励意义的电影、电视，勿看悲剧、苦剧。多听轻快、开朗、激动的音乐，以调节情志。多读积极的、富有乐趣的、展现美好生活前景的书籍，以培养开朗、豁达的意识，在名利上不计较得失，知足常乐。

体育锻炼：多参加体育锻炼及旅游活动。因体育锻炼和旅游活动均能运动身体，流通气血，既可欣赏自然美景，调剂精神，呼吸新鲜空气，又能沐浴阳光，增强体质。气功方面，以强壮功、保健功、动桩功为宜，着重锻炼呼吸吐纳功法，以开导郁滞。

饮食调养：可少量饮酒，以通畅血脉，提高情绪。多食一些能行气的食物，如佛手、橙、柑皮、荞麦、韭菜、香菜、大蒜、火腿、高粱皮、刀豆、香橼等。

中药养生：常用以香附、乌药、川楝子、小茴香、青皮、郁金等疏肝理气解郁的药为主组成的方剂，如越鞠丸等。若气郁引起血瘀，当配伍活血化瘀药。

不同体质的人对不同的疾病具有易感性。例如痰湿体质的人，容易出现肥胖或高脂血症、高血压、脂肪肝等代谢性疾病；气虚的人，容易出现低血压、低血糖、内脏下垂、慢性炎症、贫血等，对于环境的适应能力比较低；阳虚的人，容易感受寒邪，形成各种痛证、痹证、水肿、不孕不育等；阴虚的人常内热上火，易感受热邪，常见咽喉疼痛、失眠、便秘、烦躁、泛酸等；瘀血的人容易罹患肿瘤、心脑血管疾病、各种痛证等。因此，养生要因人而异，有的放矢，体现个体差异，选择适合自身条件的方法进行养生保健。

体质应该是医生认识生命、认识人体、认识疾病、制定治疗原则和维护健康的一条思维主线。《素问·疏五过论》中提到："凡未诊病者，必问尝贵后贱……尝富后贫……凡欲诊病者，必问饮食居处，暴乐暴苦，始乐后苦……"医生所面对的每一个患者都是独立、独特的个体，这个人有着复杂的生活背景，有着独特的生活饮食习惯，有着与众不同的性格心理，先天及后天各种错综复杂的因素形成了不同的体质。作为医生，要关注患者生命的整个过程，不仅是疾病状态，还有病前状态；要关注人生的病，关注生病的人，关注人的体质。

【关键词】平和质；气虚质；阳虚质；阴虚质；痰湿质；血瘀质；湿热质；气郁质；特禀质；适度；顺应规律。

【参考文献】

[1] 马丽，戴铭，张璐砾. 国医大师班秀文的养生观 [J]. 中华中医药杂志，2014，29 (11)：3519–3521.

[2] 张璐砾，戴铭，员晓云. 国医大师班秀文食疗特色探析 [J]. 辽宁中医药大学学报，2012，14 (3)：70–71.

[3] 刘焕兰，曲卫玲. 邓铁涛教授养生学术思想探讨 [J]. 新中医，2010，42 (5)：5–6.

[4] 何任. 漫说养生 [J]. 浙江中医药大学学报，2011，35 (1)：1–2.

[5] 黄学阳，林洪国 . 陆广莘：生活养生顺应自然 [J]. 中国对外贸易，2014（4）：90.

[6] 王庆其 . 振叶寻根观澜索源 [N]. 中国中医药报，2011-06-02（004）.

[7] 王庆其 . 裘沛然先生学术思想鸿爪 [J]. 中医药文化，2018，03：76-79.

[8] 李振祥 . 国医大师颜德馨：进补必须识补 [J]. 健康生活，2015，2：35-37.

[9] 江海涛 . 李士懋：养生重在调神 [J]. 晚晴 .2015（5）：110-112.

[10] 刘朝圣，彭丽丽 . 刘尚义：胃喜为补适口者珍 [N]. 大众卫生报 .2017-11-2.

[11] 秦红松 . 尚德俊——淡泊明志以养生 [J]. 中医健康养生，2019，5（8）：22-24.

[12] 陈计智 . 尚德俊：清淡饮食最养生 [N]. 中国中医药报，2014-12-22（006）.

[13] 倪诚 . 王琦教授“体质学思想”应用研究 [C]. 中华中医药学会第八届中医体质研讨会暨中医健康状态认知与体质辨识研究论坛论文集，2010：10.

[14] 董建栋 . 气阴两虚夹瘀体质养生方案探讨 [J]. 中国临床研究，2015，28（9）：1237-1239.

[15] 吴梦玮，袁尚华，富斌 . 调理中医体质的几种药茶 [C]. 中华中医药学会中医体质分会第十一次全国中医体质学术年会论文汇编，2013：3.

[16] 谈勇，胡荣魁 . 夏桂成：起居有节恬淡虚无 [N]. 中国中医药报，2015-02-16（006）.

[17] 徐经世 .“一先五要”话益寿 [J]. 中医健康养生，2017，1：48-51.

[18] 刘小发，徐伟超 . 河北名医李佃贵谈中医养生 [J]. 现代养生 .2014（7）：15-17.

[5] [illegible] [J]. [illegible], 2014 (4): 90.

[6] [illegible] [N]. 中国中医药报, 2014-06-02 (004).

[7] 王庆其. 裘沛然先生学术思想[illegible] [J]. 中医药文化, 2018, 03: 76-79.

[8] [illegible] [J]. [illegible], 2015, 2: 35-37.

[9] [illegible] [J]. [illegible], 2015 (5): 110-112.

[10] [illegible] [N]. 大众卫生报, 2017-11-2.

[11] [illegible] [J]. [illegible], 2019, 5 (5): 22-24.

[12] [illegible] [N]. 中国中医药报, 2014-12-22 (006).

[13] [illegible] [C]. [illegible], 2010: 10.

[14] [illegible] [J]. 中国临床研究, 2015, 28 (9): 1237-1239.

[15] [illegible] [C]. [illegible], 2013: 3.

[16] [illegible] [N]. 中国中医药报, 2015-02-16 (006).

[17] [illegible] [J]. 中医健康养生, 2017, 1: 48-51.

[18] [illegible] [J]. 现代养生, 2014 (7): 15-17.